中国康复医学会"康复医学指南"丛书

烧伤康复指南

主 编 吴 军 朱家源
副主编 于家傲 张 逸 胡志成

人民卫生出版社
·北京·

图书在版编目（CIP）数据

烧伤康复指南 / 吴军，朱家源主编 . -- 北京 ： 人民卫生出版社，2025. 6. -- ISBN 978-7-117-37145-2

Ⅰ. R644.09-62

中国国家版本馆 CIP 数据核字第 2024BL4913 号

人卫智网	www.ipmph.com	医学教育、学术、考试、健康，购书智慧智能综合服务平台
人卫官网	www.pmph.com	人卫官方资讯发布平台

烧伤康复指南
Shaoshang Kangfu Zhinan

主　　编：吴　军　朱家源
出版发行：人民卫生出版社（中继线 010-59780011）
地　　址：北京市朝阳区潘家园南里 19 号
邮　　编：100021
E - mail：pmph @ pmph.com
购书热线：010-59787592　010-59787584　010-65264830
印　　刷：北京顶佳世纪印刷有限公司
经　　销：新华书店
开　　本：787×1092　1/16　　印张：14
字　　数：349 千字
版　　次：2025 年 6 月第 1 版
印　　次：2025 年 6 月第 1 次印刷
标准书号：ISBN 978-7-117-37145-2
定　　价：75.00 元

打击盗版举报电话：010-59787491　E-mail：WQ @ pmph.com
质量问题联系电话：010-59787234　E-mail：zhiliang @ pmph.com
数字融合服务电话：4001118166　E-mail：zengzhi @ pmph.com

编者（按姓氏笔画排序）

于家傲（吉林大学白求恩第一医院）

王　鹏（中山大学附属第一医院）

王一兵（山东第一医科大学第一附属医院）

王立菲（陆军军医大学西南医院）

申传安（中国人民解放军总医院第四医学中心）

朱世辉（上海交通大学医学院附属上海儿童医学中心）

朱家源（中山大学附属第一医院）

邬佳敏（贵州中医药大学第二附属医院）

刘　琰（上海交通大学医学院附属瑞金医院）

刘　毅（兰州大学第二医院）

刘文军（昆明医科大学第二附属医院）

李　超（解放军联勤保障部队940医院）

李孝建（广州市红十字会医院）

李舒婷（中山大学附属第一医院）

李瑾怡（陆军军医大学）

肖仕初（海军军医大学第一附属医院/上海长海医院）

吴　军（深圳大学第一附属医院）

何　梅（陆军军医大学西南医院）

沈卫民（南京市儿童医院）

张　逸（南通大学附属医院）

陈　蕾（中山大学附属第一医院）

陈晓东（佛山市第一人民医院）

易先锋（广东省工伤康复医院）

罗高兴（陆军军医大学西南医院）

季　易（南京市儿童医院）

官　浩（空军军医大学西京医院）

胡志成（中山大学附属第一医院）

袁福祥（新乡市第二人民医院）

贾赤宇（南华大学附属第一医院）

夏成德（郑州市第一人民医院）

徐盈斌（中山大学附属第一医院）

郭光华（南昌大学第一附属医院）

唐　冰（中山大学附属第一医院）

黄广涛（深圳大学第一附属医院）

章一新（上海交通大学医学院附属第九人民医院）

梁月英（中山大学附属第一医院）

韩春茂（浙江大学医学院附属第二医院）

舒　斌（中山大学附属第一医院）

谢卫国（武汉市第三医院）

谢肖霞（中山大学附属第一医院）

谢举临（中山大学附属第一医院）

赖　文（广东省人民医院）

虞乐华（重庆医科大学附属第二医院）

谭江琳（陆军军医大学西南医院）

黎　宁（陆军军医大学西南医院）

魏亚婷（深圳大学第一附属医院）

编写秘书

胡志成（中山大学附属第一医院）

温日妮（中山大学附属第一医院）

中国康复医学会"康复医学指南"丛书

序言

　　受国家卫生健康委员会委托,中国康复医学会组织编写了"康复医学指南"丛书(以下简称"指南")。

　　康复医学是卫生健康工作的重要组成部分,在维护人民群众健康工作中发挥着重要作用。康复医学以改善患者功能、提高生活质量、重塑生命尊严、覆盖生命全周期健康服务、体现社会公平为核心宗旨,康复医学水平直接体现了一个国家的民生事业发展水平和社会文明发达程度。国家高度重视康复医学工作,近年来相继制定出台了一系列政策文件,大大推动了我国康复医学工作发展,目前我国康复医学工作呈现出一派欣欣向荣的局面。康复医学快速发展迫切需要出台一套与工作相适应的"指南",为康复行业发展提供工作规范,为专业人员提供技术指导,为人民群众提供健康康复参考。

　　"指南"编写原则为,遵循大健康大康复理念,以服务人民群众健康为目的,以满足广大康复医学工作者需求为指向,以康复医学科技创新为主线,以康复医学技术方法为重点,以康复医学服务规范为准则,以康复循证医学为依据,坚持中西结合并重,既体现当今现代康复医学发展水平,又体现中国传统技术特色,是一套适合中国康复医学工作国情的"康复医学指南"丛书。

　　"指南"具有如下特点:一是科学性,以循证医学为依据,推荐内容均为公认的国内外最权威发展成果;二是先进性,全面系统检索文献,书中内容力求展现国内外最新研究进展;三是指导性,书中内容既有基础理论,又有技术方法,更有各位作者多年的实践经验和辩证思考;四是中西结合,推荐国外先进成果的同时,大量介绍国内开展且证明有效的治疗技术和方案,并吸纳中医传统康复技术和方法;五是涵盖全面,丛书内容涵盖康复医学各专科、各领域,首批计划推出 66 部指南,后续将继续推出,全面覆盖康复医学各方面工作。

　　"指南"丛书编写工作举学会全体之力。中国康复医学会设总编写委员会负总责,各专业委员会设专科编写委员会,各专业委员会主任委员为各专科指南主编,全面负责本专科指南编写工作。参与编写的作者均为我国当今康复医学领域的高水平专家、学者,作者数量达千余人之多。"指南"是全体参与编写的各位同仁辛勤劳动的成果。

　　"指南"的编写和出版是中国康复医学会各位同仁为广大康复界同道、

为人民群众健康奉献出的一份厚礼，我们真诚希望本书能够为大家提供工作中的实用指导和有益参考。由于"指南"涉及面广，信息量大，加之编撰时间较紧，书中的疏漏和不当之处在所难免，期望各位同仁积极参与探讨，敬请广大读者批评指正，以便再版时修正完善。

衷心感谢国家卫生健康委员会对中国康复医学会的高度信任并赋予如此重要任务，衷心感谢参与编写工作的各位专家、同仁的辛勤劳动和无私奉献，衷心感谢人民卫生出版社对于"指南"出版的高度重视和大力支持，衷心感谢广大读者对于"指南"的关心和厚爱！

百舸争流，奋楫者先。我们将与各位同道一起继续奋楫前行！

中国康复医学会会长

方国恩

2020 年 8 月 28 日

中国康复医学会"康复医学指南"丛书

编写委员会

顾　　问	邓开叔	于长隆	王茂斌	侯树勋	胡大一	励建安	王　辰
主任委员	方国恩	牛恩喜					
副主任委员	彭明强	李建军	陈立典	岳寿伟	黄晓琳	周谋望	燕铁斌
丛书主审	燕铁斌						

委　　员（按姓氏笔画排序）

于惠秋	于善良	万春晓	马迎春	王　辰	王　彤
王　俊	王于领	王正昕	王宁华	王发省	王振常
王健民	王雪强	王跃进	牛恩喜	方国恩	邓绍平
邓景贵	左　力	石秀娥	卢　奕	叶祥明	史春梦
付小兵	冯　珍	冯晓东	匡延平	邢　新	毕　胜
吕泽平	朱　霞	朱家源	刘　民	刘　博	刘　楠
刘宏亮	刘忠军	刘衍滨	刘晓光	闫彦宁	许光旭
许晓鸣	孙　锟	孙培春	牟　翔	杜　青	杜金刚
李　宁	李　玲	李　柏	李中实	李秀云	李建军
李奎成	李贵森	李宪伦	李晓捷	杨建荣	杨惠林
励建安	肖　农	吴　军	吴　毅	邱　勇	何成奇
何晓宏	余　茜	邹　燕	宋为群	张　俊	张　通
张　皓	张　频	张长杰	张志强	张建中	张晓玉
张继荣	张琳瑛	陈仁吉	陈文华	陈立典	陈作兵
陈健尔	邵　明	武继祥	岳寿伟	周江林	周明成
周谋望	周慧芳	郑洁皎	郑彩娥	郑鹏远	单守勤
单春雷	赵　斌	赵　焰	赵红梅	赵振彪	胡大一
侯　健	侯春林	恽晓萍	贺西京	敖丽娟	袁　霆
贾　杰	贾子善	贾福军	倪朝民	徐　林	徐　斌
徐永清	凌　锋	凌昌全	高　文	高希言	郭铁成
席家宁	唐　强	唐久来	唐国瑶	陶　静	黄东锋
黄国志	黄晓琳	黄殿龙	曹谊林	梁　英	彭明强
彭宝淦	喻洪流	程　京	程　洪	程　飚	曾小峰
谢欲晓	窦祖林	蔡郑东	蔡美琴	廖小平	潘树义
燕铁斌	魏　立				

秘书组　余红亚　高　楠

中国康复医学会"康复医学指南"丛书

目录

30. 精神疾病康复指南	主编	贾福军		
31. 生殖健康指南	主编	匡延平		
32. 产后康复指南	主编	邹 燕		
33. 疼痛康复指南	主编	毕 胜		
34. 手功能康复指南	主编	贾 杰		
35. 视觉康复指南	主编	卢 奕		
36. 眩晕康复指南	主编	刘 博		
37. 听力康复指南	主编	周慧芳		
38. 言语康复指南	主编	陈仁吉		
39. 吞咽障碍康复指南	主编	窦祖林		
40. 康复评定技术指南	主编	恽晓萍		
41. 康复电诊断指南	主编	郭铁成		
42. 康复影像学指南	主编	王振常	梁长虹	
43. 康复治疗指南	主编	燕铁斌	陈文华	
44. 物理治疗指南	主编	王于领	王雪强	
45. 运动疗法指南	主编	许光旭		
46. 作业治疗指南	主编	闫彦宁	李奎成	
47. 水治疗康复指南	主编	王 俊		
48. 神经调控康复指南	主编	单春雷		
49. 高压氧康复指南	主编	潘树义		
50. 浓缩血小板再生康复应用指南	主编	程 飚	袁 霆	
51. 推拿技术康复指南	主编	赵 焰		
52. 针灸康复技术指南	主编	高希言		
53. 康复器械临床应用指南	主编	喻洪流		
54. 康复辅助器具临床应用指南	主编	武继祥		
55. 社区康复指南	主编	余 茜		
56. 居家康复指南	主编	黄东锋		
57. 心理康复指南	主编	朱 霞		
58. 体育保健康复指南	主编	赵 斌		
59. 疗养康复指南	主编	单守勤	于善良	
60. 医养结合康复指南	主编	陈作兵		
61. 营养食疗康复指南	主编	蔡美琴		
62. 中西医结合康复指南	主编	陈立典	陶 静	
63. 康复护理指南	主编	李秀云	郑彩娥	
64. 康复机构管理指南	主编	席家宁	周明成	
65. 康复医学教育指南	主编	敖丽娟	陈健尔	黄国志
66. 康复质量控制工作指南	主编	周谋望		

前言

烧伤康复学是研究烧伤残疾预防、功能和外形评定与治疗的一门学问,以预防残疾或最大限度减少残疾影响、最大限度提高患者功能并回归社会为目标,是烧伤外科学与康复医学的交叉学科。

中国的烧伤康复目前大概经历了三个阶段。萌芽期始于 20 世纪 70 年代末,与中国康复专业出现的时间基本一致,但后续发展滞后于其他学科的康复治疗。1989 年,卫生部规定二级以上医院必须设立康复医学科。1991 年,我国颁布首部《中华人民共和国残疾人保障法》。随后,烧伤康复进入了起步期,从文献报道看,国内最早提出并实施烧伤后康复治疗的单位是解放军总医院第四医学中心(原解放军 304 医院)。1996 年,卫生部颁发了《综合医院康复医学科管理规范》。2000 年前后,在中国出现了一个开展烧伤康复治疗的小热潮,包括压力治疗、低温热塑板材支具的应用、肢体主被动运动等。2002 年,河南商丘市第一人民医院烧伤科报道了中国第一份较大样本量的烧伤后患者精神分析报告,涉及 560 例烧伤患者的精神分析。2008 年,武汉市第三医院举办了首次国际烧伤康复研讨会。此后,烧伤康复进入了蓬勃发展期。2011 年,在吴军教授带领下,陆军军医大学西南医院(第一附属医院)建立系统全面的烧伤康复治疗体系。2012 年,中华医学会烧伤外科学分会成立康复与护理学组。同年,大陆首个烧伤儿童夏令营在陆军军医大学西南医院开营。2013 年,吴军教授等牵头制定了中国第一部烧伤康复治疗指南。2014 年,中国康复医学会烧伤治疗与康复专业委员会成立。2015 年,中国第一部烧伤康复领域专著《烧伤康复治疗学》出版。2020 年,吴军教授、朱家源教授共同主编《创面的康复》,提出创面康复的新理念:预防和重获(修复,再生)因损伤、疾病和老化而引起的皮肤、软组织结构和 / 或功能受损或丧失,而造成组织器官、肢体功能及心理障碍所采取的治疗或处理措施。该理念的提出,进一步丰富了烧伤、创面康复的内涵。2021 年,中国康复医学会确定并授牌建立了第一批烧伤康复培训基地。

随着社会的发展,科学的进步,目前已经意识到烧伤康复不能狭义理解为烧伤恢复期和预后的传统康复作业治疗,实际意义上的烧伤康复应当包括早期创面封闭和后期功能康复及外形满意,康复应自始至终贯穿于烧伤治疗的整个过程,最终实现"无伤预防,伤者不残,残者不废"的目标。

近年来,在"健康中国"的大背景下,国家高度重视发展康复服务。习近平总书记在 2016 年全国卫生与健康大会上就提出:"让广大人民群众享有公平可及、系统连续的预防、治疗、康复、健康促进等健康服务"。2018 年,中国康复医学会受国家卫生健康委员会医政医管局委托,启动了"康复医学指南"系列丛书编著工作。中国康复医学会烧伤治疗与康复专业委员会认真学习理解学会领导有关指示精神以及总会相关文件要求，及时组建编委会，于 2018 年 4 月在重庆召开第一次编委会，广泛征求意见、充分讨论，决定在前一版《烧伤康复治疗指南（2013 版）》《烧伤康复治疗学》和吴军教授主译的《烧伤康复指南》（戴尔·埃德加主编）的基础上，结合目前烧伤康复治疗的新进展，修订的烧伤康复治疗指南，确定了 11 章指南编写的内容，并对指南编写工作提出了具体方案和推进时间节点。在各章指南大纲完成后，于 2018 年 9 月在深圳召开第二次编委会，完成对指南大纲的讨论，随后分配各章指南具体编写任务。初稿完成后，按时间节点、逐级完成审定稿工作。于 2019 年 3 月在广州召开第三次专家讨论会，完成对指南内容的审阅修改。同年 6 月在南通市召开定稿会，最终确定书稿。

本次指南在既往指南的基础上，通过临床实践和国内外在该领域的进展，修订和完善最新版本的指南。希望通过各位专家专业、适时的知识，为指南带来最新的知识和进展，达到内容更加完善、指引更加清晰的目的，使烧伤康复治疗更为标准化，同时也在今后实践中，有助于烧伤康复治疗的认证和检验。同时，科技发展日新月异，各种新的烧伤康复治疗技术方法与产品不断出现，本指南推荐的建议不一定全面，也可能在临床实践中随着认识的加深而有所改变，因此可能存在局限性与遗漏之处，有待在今后的修订中加以改进，不断提高。

感谢为指南编写作出贡献的各位专家；感谢中国康复医学会及相关工作人员为此付出的辛勤劳动，希望本指南能为烧伤康复治疗带来帮助。

吴　军　朱家源
2024 年 9 月

目录

第一章

烧伤认知的现代实践

第一节　烧伤流行病学

烧伤是最具毁灭性的创伤之一，也是全球主要的公共健康危机之一。

烧伤是全球第四大创伤类型，仅次于交通事故、跌落及暴力伤害。本节通过介绍我国以及美国烧伤流行病学数据，概述烧伤发生的人口学、病因学及伤情分布特点，从而为制订个性化康复治疗方案提供重要参考文献。

中华医学会烧伤外科学分会（CBA）与医院质量监测系统（Hospital Quality Monitoring System，HQMS）通过收集总结 2010—2016 年全国 47.1% 三级医院的 1.3 亿病案首页数据，于 2017 年发布了《中国烧伤年度报告（2010—2016）》。同年，美国烧伤协会（American Burn Association，ABA）与美国国家烧伤数据库（National Burn Repository，NBR）发布了 2017 年美国年度烧伤报告，汇总了 2008—2017 年的急诊入院的烧伤统计数据。通过 CBA 及 ABA 发布的统计报告，烧伤的人口学、病因学及伤情分布特点总结如下：

一、住院例数

2010—2016 年 HQMS 烧伤患者住院病例数 286 064，占所有入库住院患者的 0.22%；2008—2017 年 NBR 烧伤患者急诊烧伤住院病例数 212 820。性别及年龄分布：2013—2016 年 HQMS 烧伤住院患者中，男性烧伤患者是女性的 2 倍，男性烧伤患者的占比呈现逐年下降趋势，≤5 岁患儿占比 32.7%，而所有患者平均年龄 28 岁；2008—2017 年 NBR 烧伤患者中，男性患者多于女性患者（年龄 <80 岁），烧伤患者年龄呈双峰分布，1~15 岁的儿童患者占比 23.5%，20~59 岁的成年患者占比 55%，>60 岁的患者占比 15%。

二、季节分布

2013—2016 年 HQMS 烧伤住院患者中，夏季烧伤患者占比最多，冬季最少；NBR 烧伤患者未统计此项数据。

三、致伤原因分布

2013—2016 年 HQMS 烧伤住院患者中，烫伤占比 >50%，火焰烧伤 >20%，化学烧伤 >7%，其余致伤原因包括热接触、电烧伤、爆炸伤、辐射伤、冻伤及复合伤因等；2008—2017 年 NBR 烧伤患者中，火灾、火焰烧伤及烫伤占比 76%，其中烫伤是 <5 岁儿童的主要致伤原因，其余年龄段主要致伤原因则是火灾或火焰烧伤。

四、总烧伤体表面积分布

2013—2016 年 HQMS 烧伤住院患者中，60% 的烧伤患者面积 <10% 总体表面积（TBSA），90% 的烧伤患者面积 <40%TBSA；2008—2017 年 NBR 烧伤患者中，67% 的烧伤患

者面积 <10%TBSA。

五、体表烧伤面积的年龄分布

2013—2016 年 HQMS 烧伤住院患者中,儿童烧伤以小面积为主,大面积烧伤主要是工作年龄成人,老年人容易发生大面积烧伤;NBR 烧伤患者未统计此项数据。

六、烧伤部位及烧伤部位的年龄分布

2013—2016 年 HQMS 烧伤住院患者中,各部位发生概率排序:下肢 > 头颈部 > 上肢 > 躯干 > 眼 > 手 > 足 > 呼吸道 > 臀及会阴部。眼烧伤比例下降,而足烧伤上升趋势明显,臀及会阴部、躯干部烧伤主要发生在儿童患者,眼及呼吸道烧伤以工作成人为主,老年人易烧伤部位是下肢和足;NBR 烧伤患者未统计此项数据。

（于家傲）

第二节　烧 伤 预 防

一、烧伤的风险因素

（一）概述

2015 年,全球需要于门诊或住院部治疗的烧伤患者总数约为 3 100 万人,其中约 90% 的烧伤患者来源于中低收入水平国家,这些地区一般缺少必要的基础设施来降低烧伤的发生率和减轻烧伤的严重程度,对于损伤风险因素的认识及防范措施不足是导致烧伤发生率及严重程度增加的重要原因,也直接影响着烧伤死亡率及住院时间。

（二）指南

1. 社会经济因素　低收入家庭,贫困地区居民,租房居住。

（1）成人:成人烧伤的首要原因是吸烟或做饭。

（2）儿童:儿童烧伤原因主要与环境有关,并且可以预防。包括:①看护度不足;②赤足行走;③家中贮存易燃物品;④烹饪器具放在可触及的地方;⑤单亲家庭;⑥居住环境拥挤;⑦监护人教育水平低。

2. 疾病因素

（1）躯体疾病:包括关节炎、卒中、弱视、听力异常。

（2）系统性疾病:如糖尿病导致的周围神经感觉较弱或消失,阿尔茨海默病导致的健忘或判断力下降。

（3）精神疾病:如抑郁或自杀。

（4）饮酒,精神类药物:如催眠药、镇静剂、麻醉剂、麻黄碱。

二、烧伤预防的干预措施

（一）概述

所有的烧伤都应该被视作是可预防的,烧伤是主要的公共健康危机之一。公共健康需要全社会的力量进行保护,促进和恢复,需要一系列的损伤防控措施。

（二）指南

烧伤预防的干预措施可以总结为 4E 原则。主要包括：

1. 工程技术（engineering） 安全的物理环境设计及组成，包括防火的室内装潢材料及床上用品，防止儿童使用的各种形式的点火器（包括香烟），绝缘的电线。

2. 经济措施（economic） 制定经济鼓励政策，奖励按规安装相关监控及防火设备的家庭，如适当降低缴纳保险的费率。

3. 强制措施（enforcement） 用相关法律及法规规范防火行为，如要求大中小型宾馆及酒店，私人住宅设立防火通道，烟雾探测器及喷淋装置。

4. 教育（education） 传播知识和说服教育。制作宣传册，电视节目等多媒体宣传途径。

（三）根据 UpToDate 2017 年总结发表的烧伤预防的具体措施如下

1. 家庭安全

（1）家中配备可以正常工作的灭火器，并学会如何正确地使用它；

（2）安装并维护烟雾警报器，每年更换两次电池；

（3）安装并维护喷淋系统；

（4）设计好家庭紧急出口，并进行消防演习；

（5）将热水器设定为低温或中温（32.2~48.9℃）；

（6）使用防烫伤方法检测自来水的水温；

（7）确保易燃液体储存在原装容器中，并确保其远离住宅；

（8）将家庭清洗剂置于儿童接触不到的地方，保存于带有原始标签的原装容器中；

（9）阅读并遵循易燃液体、家居用品和浸有溶解剂的抹布的储存说明；

（10）保证火花、点燃的香烟及明火远离易燃物和易燃材料；

（11）用儿童安全电源插座保护盖覆盖电源插座；

（12）弃用已损坏的电线；

（13）维护电源插座，用合适的装置取代裸线；

（14）在壁炉、烤箱、加热器和辐热器周围使用防护屏和护栏；

（15）不要离开正在加热的锅；

（16）移除家庭周围的易燃杂物；

（17）不能将明火灯具（如，蜡烛或防风灯）靠近窗帘、寝具或易燃材料；

（18）不能将易燃液体倾倒在热煤上；

（19）不能将床、婴儿床或易燃家具靠近辐热器；

（20）不要让电气设备靠近水（如，浴缸）。

2. 个人安全

（1）始终看护年幼儿童，尤其是在浴室和厨房中；

（2）烹饪时，让儿童远离厨房；

（3）监护患病的老年人，尤其是在浴室和厨房中；

（4）穿由阻燃性纤维织物制成的睡衣；

（5）在将儿童放入洗澡水前，先检查水温；

（6）不要将盛有热液体的锅、杯子或碗放在餐桌、柜台或炉灶边缘，手柄旋转到远离边缘一侧，使用隔热手套和锅垫；

（7）不要使已加热的烤箱门持续打开或无人看管；

（8）不要直接将婴儿奶瓶放在微波炉中加热，在喂食婴儿或儿童前先检查食物或液体的温度；

（9）不要将热液直接递给儿童；

（10）将卷发器、熨斗及其他加热设备放在儿童接触不到的地方；

（11）将点烟器、火柴、汽油及易燃材料放在儿童接触不到的地方；

（12）不允许儿童玩爆竹或烟火；

（13）让儿童远离电线和电源插座；

（14）不能在床上吸烟。

（于家傲）

第三节　烧　伤　急　救

（一）概述

烧伤后首个发现伤情的人在疾病发展过程中起着关键作用，甚至可以改变疾病的结局，控制疾病进展及预防创面加深。院前管理的主要目标是减缓疾病进程，防止由于烧伤休克导致的并发症及二次损伤出现，从而降低死亡率。

（二）指南

迅速转移患者，使其远离致伤源头，终止烧伤过程。

转移患者过程中，施救者须注意安全，避免在施救过程中受伤。

有可能接触患者的血液或其他体液时，需提前穿戴手套、隔离服、口罩及护目镜。

及时去除烫伤时伤者的衣物，可以降低烧伤后并发症。

移除所有的戒指、手表、珠宝和腰带，因其可能造成环形压力增加，导致肢体缺血。

烧伤区域使用冷水冲洗，早期冲洗可以缓解疼痛及避免创面进一步加深；冲洗过程中需注意预防低体温出现，尤其是大面积烧伤时的冷疗更易导致低体温的出现，低体温可能导致室颤或心搏骤停；不允许使用冰块或冰袋，可能会导致皮肤的进一步损伤或低体温。

化学烧伤时须及时去除化学物品浸透的衣物，并尽量尽快明确化学物品的性质。急救时应刷掉皮肤上残留的化学粉末，使用大量清水冲洗；冲洗过程中注意保护邻近的未烧伤区域，冲洗过程应该持续到到达医疗机构时；注意不要利用中和作用的化学物品去除致伤物，因为中和过程产生的热量会导致创面加深；施救者需注意穿戴好防护装备。

电击伤时施救者须使用绝缘物体使导电物与伤者分离。

吸入性损伤的伤员，应首先评估患者是否有上呼吸道的梗阻，并连续监测呼吸状态及有无进行性加重的声音嘶哑，必要时需给予呼吸机辅助通气。

创面应使用消毒敷料包扎或清洁被单等包裹保护创面，如创面有水疱，应注意保护疱皮。避免使用有颜色或油脂敷料覆盖创面，以避免影响创面深度的评估。

（于家傲）

第四节　烧　伤　评　估

（一）概述

烧伤伤情评估应该包括致伤原因的评估、烧伤严重程度的评估以及是否有合并损伤的评估。首先应明确患者是否有特殊原因导致的烧伤。对于特殊原因导致的烧伤的评估，诸如化学烧伤、电烧伤、放射性烧伤等，应选择使用针对性的治疗措施。烧伤严重程度和是否合并其他损伤的评估，对于医生尽早发现威胁患者生命的问题有重要的意义。

烧伤患者的初步评估应该根据高级生命支持要求和严重烧伤治疗的要求进行。烧伤评估应该包括初步评估和二次评估，其中初步评估要第一时间系统评估并发现威胁生命的问题。

烧伤患者的早期评估与其他创伤患者所遵循的原则一致，评估及处理应按照A、B、C、D、E的顺序进行：

A：（airway maintenance with cervical spineprotection）维持气道通畅及保护颈椎；

B：（breathing and ventilation）呼吸及通气支持；

C：（circulation with hemorr hagecontrol）循环支持及出血的控制；

D：（disability, access neur ologic deficit）意识障碍（神经系统损伤的评估）；

E：（exposure, completely undressthe patient, butmain taintemperature）暴露（完全脱去患者衣服，但注意保温）。

二次评估主要针对非烧伤相关威胁生命的损伤。二次评估要优于烧伤的处理。二次评估前应完成影像学检查、实验室检查，辅助治疗观察措施，如：导尿、胃管等，在做这些处理时，就可以开始二次评估。其中，利弊是平衡二次评估的主要内容。烧伤面积和深度的评估应开始于初次评估之前。

（二）指南

1. 初次评估

（1）检查患者气道，维护受损气道的功能：托起下巴，打开下颌。对于无意识的患者插入口咽通气道，评估是否需要气管插管。在做任何屈、伸颈部动作之前，注意保护颈椎。

（2）评估患者肺部、胸壁及膈肌情况：听诊患者胸部，明确两侧肺部呼吸音，充分评估呼吸深度和频率。优先为患者应用氧气面罩进行高流量吸氧（氧流量15L/min）。躯干部环形的Ⅲ度烧伤易影响通气，须密切监测。

（3）评估患者的血压、脉搏及未烧伤部位皮肤的颜色：进行静脉置管，如有可能建立两条大口径管路进行输液。四肢环形烧伤可用多普勒超声仪判断是否存在循环障碍，循环障碍的表现为感觉麻木、末梢脉搏减弱、毛细血管返流减慢。

（4）烧伤患者早期一般意识清楚并具有良好的定向功能。如意识有改变，应怀疑是否存在合并伤、一氧化碳中毒、虐待、乏氧或存在伤前疾病，应用AVPU的方法判断意识水平。A（alert）思维敏捷；V（responds to verbal stimuli）对语言刺激有反应；P（respond sonly to painful stimuli）仅对疼痛刺激有反应；U（unresponsive）对刺激无反应。

（5）暴露及为患者保温：彻底脱去患者衣服和首饰进行评估，期间注意患者体温。病房应温暖，评估结束后应用干燥的床单和被子覆盖患者，以避免低体温。应用37~40℃的液体进行静脉滴注有助于复苏。

2. 再次评估 利弊平衡最初是在创伤患者的初步评估和治疗中提出的。它包括:①鼓励采用简化和系统的方法来识别那些在烧伤后 24 小时内最有可能导致死亡的损伤。这种方法强调了快速和准确诊断潜在威胁生命的问题的过程,从而降低低效的时间和资源消耗。例如,更重要的是发现和处理患者有吸入性损伤,尽快插管,而不是等待血气分析的结果。②采取尽可能和伤情匹配的治疗措施。比如一些患者单纯插管没有采取气道保护和机械通气;一些 30%TBSA 以下面积的患者完全可以采用口服补液,而不需要静脉复苏。

烧伤面积和深度的评估应该应用一个标准化的评估办法进行。烧伤面积和深度的评估对于循环支持有重要意义,所以应该在初次评估同时完成。对于老年和小儿患者,应该特别注意其烧伤深度,因为这个年龄的人群,皮肤更容易被热力损伤。

烧伤面积的评估一般使用 9 分法。对于不便使用 9 分法的部位,可以采用手掌法评估,患者一个并拢的手掌的面积约等于 1%TBSA。12 岁以下小儿应根据公式调整头和四肢的面积后再评估。计算机辅助的办法进行面积评估已经使用在远程医疗上。

合理的复苏应该建立在患者基本评估参数之上。要避免过度复苏和复苏不足。过度复苏和复苏不足对于烧伤患者都有生理损害。过度复苏可以导致肢体或者腹腔的筋膜间室综合征,以及由此导致的呼吸窘迫。所有的复苏共识都不应该拘泥于各种复苏公式,公式只是参考量,维持一定尿量水平是复苏平稳的最重要指标。

破伤风免疫状态的评估。美国疾控中心建议破伤风接种情况不明或免疫状态不明确的烧伤患者应该使用破伤风抗毒素或者破伤风免疫球蛋白。

（三）机制

烧伤评估是烧伤救治的基础,也是早期发现和避免患者出现严重并发症的重要一环。初次评估尽早发现威胁生命的因素,可以最大限度的避免患者非烧伤因素导致的死亡;评估中尽早发现可能导致循环问题的危险因素,可以避免由于循环障碍导致的筋膜间室综合征等并发症,从而避免由于肌红蛋白堵塞导致的肾衰竭;面积和深度的评估对于伤情判断、创面处理、输液量的预估以及后期转归预判都有重要的意义;吸入性损伤的判读是呼吸道烧伤决策是否行气管切开术的重要一环,由于错误判断导致的窒息,严重导致的死亡并不少见。

（官 浩）

第五节 烧 伤 转 运

一、转运的原则

（一）概述

烧伤患者,尤其是成批烧伤患者经过现场急救之后,均应该迅速将其转运至就近的烧伤中心进行治疗。因此,一定半径的区域内都应该设置烧伤救治中心,这个系统包括救治体系和转运体系。转运主要针对当地没有条件或者条件不够的区域将患者转运至有条件救治的中心救治。转运的决定不但要考虑到患者的病情还要充分估计转运距离、转运工具等条件。转运工作主要包括转运前准备和转运中注意事项。

（二）指南

1. 转运对象

（1）小于30%面积的受伤患者，尽可能选择在当地医院治疗。

（2）对于面积30%~49%的烧伤病人应该转8小时内运至具有烧伤专科的医院治疗。

（3）面积50%~60%的烧伤病人应该转4小时内运至具有烧伤专科的医院治疗。

（4）面积70%~100%的烧伤病人应该转1~2小时内运至具有烧伤专科的医院治疗，否则应该在原单位进行抗休克治疗，待休克控制后，于伤后48小时后再后送。

以上有关转运时机的选择仅就烧伤总面积一项而言，在实际工作中还必须综合考虑伤员其他伤情，如烧伤深度、吸入性损伤、复合伤、中毒等以及转运条件。

经过几十年的发展，目前我国严重烧伤伤员的转运在医疗技术力量和转运工具方面都有了很大变化与进步，特别是伤员的远距离航空转运逐步成为常规救护方式。如能进行飞机转运，只要烧伤伤员血压、中心静脉压、心率等血流动力学指标平稳且呼吸道通畅，同时途中有较好的保障设施，应尽早将伤员转运到条件较好的烧伤治疗中心，不应机械地遵守"特重度烧伤伤员休克期就地抗休克、休克期过后再转运"的原则。但是若烧伤伤员已发生休克，则无论其面积和深度如何，均应待休克基本得到控制后再转运。此外，小儿和老年烧伤伤员的转运时机与青壮年伤员不同，应充分考虑其病情的特殊性。

2. 转运前准备

（1）迅速建立救治团队：救治团队包括专家组、治疗组、护理组和后勤保障组。专家组由经验丰富的专家（人数根据任务而定）组成，1名专家组组长（首席医疗专家）负责，统一指挥，制订紧急救治及转运方案；治疗组设组长1名、组员3~5名，收治烧伤伤员3~5例，执行专家组的治疗方案，指导护理工作；护理组的人数根据任务而定，由护理部领导、护士长具体负责，对危重伤员实行"一对一"护理；后勤保障组人数根据任务而定，负责药品、器材、血液制品和烧伤敷料的供应。

（2）伤员处置：

1）伤情采集：快速登记伤员的姓名、年龄、性别、致伤原因、烧伤面积和深度、有无吸入性损伤等合并伤、创面处理情况和生命体征（体温、心率、呼吸频率、血压等）。每位转运伤员佩戴相应的手腕带，标记伤员姓名、年龄、性别、本人及家属联系方式、初步诊断等。

2）静脉补液：严重烧伤伤员极可能发生休克，应尽快建立良好稳固的静脉补液通道，以补液公式为基础实行"个体化"补液，并根据病情调节补液速度和补液种类。

3）建立人工气道：头面颈烧伤伴面颈部明显肿胀或中重度吸入性损伤者应积极行预防性气管切开或插管，避免转运途中发生气道梗阻，确保转运安全。飞机转运伤员时，气管导管的气囊勿充气，改用充水，避免气体膨胀后压迫气管。

4）留置尿管：便于观察尿量，了解休克情况。

5）创面处理：预防性焦痂切开减张，改善肢体血液循环功能；用消毒敷料包扎烧伤创面，禁用不透气的敷料包扎或覆盖创面，否则会发生浸渍而加速创面感染；创面忌涂抹有色药物（如甲紫等），以免对深度判断造成影响。

6）防治感染：根据伤情经验性静脉应用抗菌药物。

7）镇痛镇静：镇痛可选用曲马多或氟比洛芬酯；镇静可选用地西泮或咪达唑仑，在监护条件下才可选用右美托咪定。颅脑外伤或吸入性损伤伤员避免使用哌替啶、吗啡镇痛。芬太尼为麻醉药品，限麻醉医师用于镇痛。

8）处理合并伤：固定骨折部位，减轻疼痛，避免继发二次损伤；对于爆震伤伤员，充分考虑其病情的特殊性，加强呼吸支持；配合专科医师，积极处理颅脑、胸腹严重创伤的伤员。

（3）确定接收医院：转运前，应迅速与卫生行政部门取得联系，确定接收伤员的医院，并通过烧伤医疗救护网或者其他通信途径将伤情通报给接收医院。各级医院承接烧伤伤员人数可参考文献。

（4）确定转运工具：应根据当时当地的条件，尽可能选用速度快、颠簸少，途中有治疗和紧急处理设施的转运工具。路途近且路况好，2小时内能到达者，多选用救护车转运，须确保道路畅通和车辆状况良好，必要时应配备多辆救护车，以防车辆故障。路途远且路况差，2小时内不能到达者，有条件时首选空运，其次为高速动车、轮船或汽车。距离在400km以内多用直升机，超过400km且就近又有机场者则多用固定翼飞机。

（5）确定转运伤员：伤员血流动力学（血压、中心静脉压、心率等）平稳、呼吸道通畅，且途中有较好的保障设施，应尽早将伤员转运到条件较好的烧伤治疗中心，而不应机械地遵守"特重度烧伤患者休克期就地抗休克、待休克期平稳度过后再转运"的原则。但若伤员已发生休克，则无论其烧伤面积和深度如何，均应待休克基本得到控制后再转运。

（6）确定护送人员：转运途中根据伤情确定护送人员的人数，至少应确保"一对一"治疗与护理，即1名医师和1名护士负责1例伤员。

（7）准备急救器材和药品：充分准备好转运途中必需的急救器材、药品及监护设施，如气管插管、气管切开包、负压吸引器、呼吸机、监护仪、氧气瓶/袋、烧伤敷料、各种急救药品及静脉输注的液体等。除了和接收单位良好的沟通外，应准备好抢救药品与器械，建立可靠的静脉通道；留置导尿管，观察并记录尿量；保持呼吸道通畅，对于需要气管切开的患者应该尽早采用气管切开。创面除了头面部外，其他部位应该选用包扎，以便在转运过程中防止创面感染和再感染。

3. 转运中注意事项

（1）生命体征监护：仔细观察病情，记录伤员的意识状况、反应能力、皮肤或黏膜颜色、呼吸频率、血氧饱和度、心率、血压、尿量、补液量和补液成分，以便到达后及时将病情记录单转交接收伤员医院的医护人员。

（2）保持"三管"通畅："三管"即气管导管、输液管和尿管。转运途中随时注意伤员呼吸情况，给予吸氧，转运前未行气管切开的伤员紧急情况下可行气管插管，以缓解气道梗阻。已行气管切开或插管者，应注意及时吸痰，保持气道通畅，并将导管固定好。转运途中，保持静脉补液通道畅通，固定好输液的肢体、管道、接头等，并密切观察，防止输液胶管扭曲和输液针头脱落。为避免转运途中因颠簸使滴管内充满液体，妨碍观察滴数，简单的做法是将滴管上方输液胶管盘一小圈。对留置导尿管的伤员，应按时观察尿量及尿管是否通畅，妥善固定尿管，防止滑脱。

（3）体位摆放：用飞机转运时，应将伤员横放，避免由于飞机加速或减速运行时，伤员血液涌向下肢，发生脑缺血性晕厥；开放性气胸伤员采取半坐位，有助于缓解呼吸困难；腹部外伤者应取仰卧屈曲下肢位，以缓解疼痛；骨盆骨折者采取仰卧位，双膝下垫高使髋部屈曲，以减少疼痛。

（4）防止创面污染：注意保护创面，防止污染和再损伤。

（5）通信联系：转运途中与拟接收伤员医院的医护人员保持联系，通报伤员病情，了解接收医院的准备情况。

（三）机制

2016版转运方案指南和共识与1977年制定的转运方案相比，放宽了转运对象的条件，细化和修订了转运前准备和转运途中的注意事项（表1-1）。

表1-1　成批严重烧伤伤员的转运流程表

转运前准备	1	迅速建立应急医疗队 ①专家组：统一指挥，制订紧急救治及转运方案。②治疗组：组长1名、组员3~5名，收治烧伤伤员3~5例。③护理组：对危重伤员实行"一对一"护理。④后勤保障组：负责药品、器材、血液制品和烧伤敷料的供应。
	2	伤员处置 ①伤情采集：快速登记伤员的姓名、年龄、性别、致伤原因、烧伤面积和深度、有无吸入性损伤、合并伤、创面处理情况和生命体征（体温、心率、呼吸频率、血压等）每例伤员佩戴相应的手腕带，标记伤员姓名、年龄、性别、本人及家属联系方式，初步诊断等。②静脉补液：尽快建立良好稳固的静脉补液通道，并根据病情调节补液速度和补液种类。③建立人工气道：头面颈烧伤伴面颈部明显肿胀或中重度吸入性损伤者应积极预防性气管切开或插管。④留置尿管：便于观察尿量，了解休克情况。⑤创面处理：预防性焦痂切开减张，消毒敷料包扎烧伤创面，忌涂抹有色药物。⑥防治感染：根据伤情经验性静脉应用抗菌药物。⑦镇痛镇静：镇痛选用曲马多或氟比洛芬酯，镇静选用地西泮或咪达唑仑，在监护条件下才可选用右美托咪定，颅脑外伤或吸入性损伤伤员避免使用派替啶、吗啡镇痛，芬太尼为麻醉药品，限麻醉医师用于镇痛。⑧处理合并伤：固定骨折部位；对于爆震伤伤员，加强呼吸支持；配合专科医师，积极处理颅脑、胸腹严重创伤的伤员。
	3	确定接收医院 联系卫生行政部门，确定接收伤员的医院，并通过烧伤医疗救护网或者其他通信途径将伤情通报给接收医院。
	4	确定转运工具 路途近且路况好，2h内能到达者，多选用救护车转运；路途远且路况差，2h内不能到达者，有条件时首选空运，其次为高速铁路（动车）轮船或汽车，距离在400km以内多用直升机，超过400km且就近又有机场者则多用固定翼飞机。
	5	确定转运伤员 确定伤员血液动力学（血压、中心静脉压、心率等）平稳、呼吸道通畅，且途中有较好的保障设施，应尽早将伤员转运到条件较好的烧伤治疗中心；若已发生休克，则无论其烧伤面积和深度如何，均应待休克基本得到控制后再转运。
	6	确定护送人员 转运途中根据伤情确定护送人员的人数，至少应确保"一对一"治疗与护理，即1名医师和1名护士负责1例伤员。
	7	准备急救器材和药品 准备好转运途中必需的急救器材、药品及监护设施，如气管插管、气管切开包、负压吸引器、呼吸机、监护仪、氧气瓶/袋、烧伤敷料、各种急救药品及静脉输注的液体等。

续表

转运途中注意事项	1	生命体征监护 观察记录伤员的意识状况、反应能力、皮肤或黏膜颜色、呼吸频率、血氧饱和度、心率、血压、尿量、补液量和补液成分。
	2	保持"三管"通畅及防止创面污染 保持静脉补液通道畅通，防止输液胶管扭曲、针头脱落、保持气管导管和尿管通畅，保护创面，防止污染和再损伤。
	3	体位摆放 飞机转运时，伤员应横放；开放性气胸伤员采取半坐位；腹部外伤者取仰卧屈曲下肢位；骨盆骨折者采取仰卧位，双膝下垫高使腿部屈曲。
	4	通信联系 转运途中与拟接收伤员医院的医护人员保持联系，通报伤员病情，了解接收医院的准备情况。

1. 在转运对象方面，提出了只要伤员血流动力学平稳、呼吸道通畅，且途中有较好的保障措施，就应尽早地将伤员转运到条件较好的烧伤治疗中心。转运前准备主要有以下改动：

（1）强调了组建应急医疗队组织构架建设和人员职责；

（2）重视伤情采集；

（3）静脉补液强调基于补液公式为基础的个体化补液；

（4）镇痛、镇静药物的选择。

2. 将确定转运工具归类为转运前准备，同时交通工具选择提出了高铁、空运的具体指标。转运途中注意事项主要有以下改动：

（1）强调生命体征的监护；

（2）归纳出"三管"通畅；

（3）体位摆放，增加了开放性气胸、腹部外伤以及骨盆骨折患者航空转运时体位的摆放要领。

二、烧伤治疗

（一）概述

烧伤中心应该拥有足够质量和数量的专门烧伤护理设备。这包括目前在外科手术室、重症监护病房和标准护理病房配置的仪器，以及专用的取皮刀和取皮机。患者的良好康复靠的是团队的力量，团队人员组成应该包括：烧伤外科医师、康复医师、心理医师（或心理治疗师）、运动治疗师、作业治疗师、物理因子治疗师、义肢矫形器制作师、职业康复治疗师、社会康复治疗师、营养师、护士、创面处理专业人员等。有时志愿者、义工、社会工作者也会加入这个团队协助烧伤患者的康复。

（二）指南

烧伤中心人员应包括中心主任、专科医生、专科护士、康复团队、心理工作团队、营养团队，和其他支持团队。

1. 烧伤外科医师　在烧伤康复治疗中，烧伤外科医师除了履行烧伤急救，手术治疗等医疗任务外,同时指导康复治疗的开展。因此,需要具备一定的康复知识,既要从康复的角度制定临床的治疗方案,又要特别注意康复治疗中的临床问题。对康复介入的时机进行准确判断,对康复的手段和措施合理的应用。

2. 烧伤科康复医师　从患者入院第一天开始,从烧伤科康复医师首选具有烧伤外科治疗经验、熟悉创面处理及瘢痕增生规律、经过康复治疗培训的临床医师担任,也可选经过烧伤外科培训的康复医师担任。从康复角度提出康复治疗方案,并负责患者总体康复计划的制定与实施指导、患者全身情况的监察与对症处理。

3. 康复治疗师　康复治疗师遵烧伤外科医师和康复医师的医嘱参与患者康复治疗,负责对接诊患者的功能状况进行全面评估,出具评估报告,根据评估内容制定具体康复治疗目标及实施方案,并定期进行再评估、修订康复治疗目标及方案。

4. 物理治疗师(physical therapist, PT)　主要是对烧伤患者进行体位摆放的实施与指导;关节活动度训练;肌力、耐力、平衡能力、协调能力训练;呼吸功能训练;肢体活动、身体转移、行走和步态训练;物理因子治疗等,以达到预防、消除或减轻患者的躯体功能障碍,提高个人的活动能力,增强社会参与的适应性。

5. 作业治疗师(occupational therapist, OT)　通过设计烧伤患者主动参与各种作业或任务来维持和改善关节(特别是小关节)的活动度,改善肢体活动的灵活性、协调性。同时,辅助使用矫形器、瘢痕治疗等手段,以恢复病人日常生活活动能力为中心,提高患者生存质量。

6. 心理咨询师　负责对烧伤患者伤后心理状态进行评测,并根据评测结果决定是否需要进行药物或心理咨询等治疗干预,帮助患者克服伤后焦虑、抑郁、悲观等心理变化,树立战胜疾病的信心,帮助患者为重返社会建立良好的心理适应。

7. 营养治疗师　评估烧伤病人营养状况,制定患者所需要营养治疗方案。

8. 假肢矫形师　通过支具、矫形器假肢或利用康复工程的手段矫正烧伤患者的畸形,弥补或代偿他们有障碍的肢体功能。

9. 社会工作者　通过与政府或有关部门之间协调,为烧伤患者解决上学、就业或福利的困难,维护他们的权利。

10. 烧伤康复护士　烧伤康复护士是指同时具有烧伤医学又有康复医学知识和经验的护理人员。主要工作是配合康复治疗师和康复医师对患者进行康复知识的宣教、指导并监督患者体位摆放、日常生活活动能力锻炼,督促患者按时完成康复治疗,指导和监督压力衣、矫形器的佩戴情况,指导患者在病房作康复延伸锻炼,了解患者心理变化,发现问题及时与治疗师、康复医师、外科医师、心理治疗师沟通,是联系患者及其家属、医师、康复师之间不可缺少的沟通纽带,是患者在日常生活中贯彻康复治疗的监督者、指导者。有时,病人在进行包括手术方面的临床治疗时,烧伤康复护士同时承担起临床护理的任务。

11. 烧伤病房　大型烧伤中心烧伤病房能够为成人、儿童各种程度烧伤患者提供治疗;应该有质控系统;区域性中心病房应该能每年接受一定数量的重度烧伤患者(欧洲烧伤学会推荐每年70人,或者3年平均每年能收70人);区域性烧伤中心应该常规有3位急性烧伤患者在院。区域性烧伤中心每年能做50例烧伤后整形手术。

欧洲指南建议每100万~300万人应该拥有一个大型的烧伤中心。

（三）机制

接诊烧伤患者后，在组长的领导下，全体成员分别对患者进行检查评定，共同制定治疗方案，在治疗方案的制定中各抒己见，讨论烧伤患者功能障碍的性质、部位、严重程度、发展趋势、预后、转归，提出各自对策（包括近期、中期、远期），然后由烧伤专科康复医师归纳总结为一个完整的、分阶段性的治疗计划，再由各专业人员分头付诸实施。治疗中期，再召开治疗组会，对计划的执行结果进行评价、修改、补充。治疗结束时，再召开治疗组会对康复效果进行总结，并为下阶段治疗或出院后的康复提出意见。

烧伤患者的良好康复靠的是团队的力量，烧伤后的康复治疗要求多种治疗分工协作。这种协作要求统筹兼顾，不能片面强调某一方面。提倡在各烧伤治疗单位逐渐建立多学科合作的团队治疗模式，既分工明确又相互协作，共同完成患者的治疗过程。

（官　浩）

第六节　现代烧伤康复理念演变

一、康复治疗及早介入

（一）概述

烧伤患者，尤其是大面积烧伤患者伤后会由于瘢痕增生，长期敷料包扎导致肢体及关节活动障碍，创伤后的打击会造成患者的心理障碍，上述因素均对患者的生活质量造成了严重影响，使患者难以回归社会，所以现代烧伤康复理念应该推崇在烧伤早期积极挽救生命，修复创面的同时，应及早介入康复治疗，尽可能缓解患者愈合后的肢体运动障碍及心理障碍。

（二）指南

在烧伤早期，尤其是大面积烧伤患者，生命体征可能尚未平稳，此时期康复治疗应尽量减少对患者的扰动，可以通过以下方式：

1. 通过体位摆放，改善肢体及头面部肿胀；
2. 使用矫形器或者体位垫进行抗挛缩体位的摆放，以减少肌腱、侧副韧带、关节囊的挛缩；
3. 辅助患者进行关节活动度训练，训练过程中严密观察患者生命体征的变化，治疗持续时间、活动幅度及训练强度应个体化，以不引起生命体征明显变化为前提；
4. 早期进行心理干预，进行心理疏导，树立患者的治疗信心，让患者了解烧伤治疗与康复的知识，选择适合患者的康复锻炼方式，培养患者的自我锻炼意识，加强其对功能锻炼的配合度。

二、康复与治疗一体化

（一）概述

传统的烧伤治疗往往只聚焦于创面的封闭，常常把康复治疗作为患者创面愈合之后再开始的后期补充治疗，所以常常错过康复治疗的最佳时期，遗留难以修复的瘢痕及功能障碍。为了达到理想的治疗效果，现代烧伤康复治疗应贯穿于烧伤治疗的全过程，需要持续数月，甚至数年。

（二）指南

康复治疗项目及强度应根据患者的全身状态，创面封闭情况及患者对康复的反应进行个性化调整。在创面尚未封闭之前，主要通过矫形器及体位垫协助患者摆放体位，以预防和延缓关节囊挛缩及跨关节的肌腱及肌肉的短缩，适度的进行关节活动度的训练，以维持关节功能，此阶段的康复需注意严密观察患者生命体征的变化。在创面基本愈合后，患者身体机能明显恢复，可以进行积极的抑制瘢痕治疗，增加康复治疗的强度，进行对抗阻力的关节活动度训练，如等长肌力训练、主动力量训练、步态训练等，同时加强日常生活能力（ADL）的训练（具体内容可参见本书第七章第二节的"日常生活能力评定"部分）。

三、心身康复

（一）概述

在烧伤治疗的不同阶段，患者存在的主要心理问题特点也不同，烧伤治疗团队的每位成员都应该重视患者的心理状态，对患者进行心理疏导，患者的态度和动机是影响康复治疗效果的重要因素。

（二）指南

1. 患者在受伤初期，会由于生理及心理上突然遭受的打击，出现焦虑、恐惧、幻觉、谵妄及睡眠障碍，需要参与治疗的医护人员进行积极的心理疏导，必要时辅助镇静药物治疗；

2. 在病情平稳之后，患者往往表现出对伤情预后的担心，常常表现为抑郁的状态，敏感而脆弱，这个时期需要进行心理咨询，由专业的心理治疗师进行必要的心理疏导和药物辅助治疗；

3. 在患者出院之后的1~2年内，往往因为身体机能尚未完全恢复而无法适应家庭及工作环境，会再次出现情绪低落甚至抑郁的状态，所以患者需要与心理治疗师保持长期的治疗联系，并应成立患者康复治疗群，进行团体治疗，让大家彼此鼓励，建立治疗信心。

四、先进技术在康复中的应用

（一）概述

常用于烧伤康复治疗的技术手段主要利用光、电、声波、磁场、水、蜡、温度、压力等物理特性，减轻炎症及疼痛，缓解肌肉痉挛，预防及减轻瘢痕增生，改善局部血液循环。具体措施包括：蜡疗、水疗、冷疗、中频或低频电刺激、微波、短波、激光、超声。近年来，虚拟现实（VR）技术也被证实可以增强康复治疗效果。

（二）指南

1. 蜡疗及水疗可以通过缓解肌肉及胶原组织的痉挛，降低功能锻炼中的阻力，减轻康复过程的疼痛，同时蜡疗通过温度调节蜡的硬度，进而达到缓慢缓解痉挛的目的，降低了副损伤的发生风险；

2. 中频及低频电刺激、微波、短波及超声可以通过改善局部血液循环及神经传导，达到减轻炎症及疼痛的目的；

3. 激光治疗可以有效抑制瘢痕的增生，缓解瘢痕挛缩，可以作为瘢痕及色素沉着的主要治疗手段，也可以作为与手术相结合的辅助治疗手段，通过不同治疗模式的选择，针对性治疗不同类型的瘢痕；

4. 患者在治疗过程中佩戴 VR 可以减轻疼痛等不适的感觉,是有效的非药物镇痛方式。同时 VR 可以辅助患者进行主动活动,这种治疗性的运动可以有效预防瘢痕挛缩引起的肢体功能障碍。

(于家傲)

参 考 文 献

1. Forjuoh SN. Burns in low-and middle-income countries: a review of available literature on descriptive epidemiology, risk factors, treatment, and prevention[J]. Burns, 2006, 32: 529.

2. Peck MD, Kruger GE, van der Merwe AE, et al. Burns and fires from non-electric domestic appliances in low and middle income countries Part I[J]. The scope of the problem. Burns, 2008, 34: 303.

3. World Health Organization. The Global Burden of Disease: 2004 Update. Geneva: World Health Organization, 2008.

4. Balaban DJ. Epidemiology and prevention of selected chronic illnesses. In: Cassens BJ, ed. Preventive medicine and public health, 2nd ed. Malvern, Pennsylvania: Harwal Publishing Company, 1992.

5. Michael D Peck, MD, ScD, FACS. Epidemiology of burn injuries globally[R/OL]. https://www.uptodate.com/contents/epidemiology-of-burn-injuries-globally.

6. Barss P, Smith GS, Barker S, et al. Injury prevention. Epidemiology, surveillance, and policy[M]. New York: Oxford University Press, 1998.

7. 夏照帆. 基于医院质量监测系统(HQMS)数据库的中国烧伤现状 2017 年报告[C]. 中华医学会烧伤外科学分会 2017 年学术年会.

8. Shai D, Lupinacci P. Fire fatalities among children: an analysis across Philadelphia's census tracts[R]. Public Health Reports, 2003.

9. US Fire Administration. National Fire Data Center. Fire risk. The risk to older adults[J]. Topical Fire Research Series, 2004, 4(9).

10. JL Hunt, BD Arnoldo, GF Purdue. Prevention of burn injuries// Total Burn Care. 3rd ed. Herndon DN: Saunders Elsevier, 2007.

11. Michael D Peck, MD, ScD, FACS. Epidemiology of burn injuries globally. UpToDate[R/OL]. (2022-11-02). https://www.uptodate.com/contents/epidemiology-of-burn-injuries-globally.

12. Edgar DW, Homer L, Phillips M, et al. The influence of advancing age on quality of life and rate of recovery after treatment for burn[J]. Burns, 2013, 39: 1067.

13. Edelman LS. Social and economic factors associated with the risk of burn injury[J]. Burns, 2007, 33: 958.

14. Ortiz-Prado E, Armijos L, Iturralde AL. A population-based study of the epidemiology of acute adult burns in Ecuador from 2005 to 2014[J]. Burns, 2015, 41: 582.

15. Marsden NJ, Battle CE, Combellack EJ, et al. The impact of socio-economic deprivation on burn injury: A nine-year retrospective study of 6441 patients[J]. Burns, 2016, 42: 446.

第二章

烧伤治疗敷料使用康复指南

第一节 烧伤治疗敷料概述

一、烧伤治疗敷料选择对于康复的重要性

（一）概述

皮肤是维持机体内环境稳态和阻止外源微生物、化学物质等侵入的第一道生理屏障。烧伤特别是大面积深度烧伤会引发局部和全身的组织病理损伤，造成感染、创面修复困难、预后遗留瘢痕畸形等问题。这些并发症导致烧伤患者的康复治疗异常艰难。因此，采用合适的烧伤治疗敷料加速创面愈合和减少瘢痕增生对于挽救烧伤患者生命和功能重建康复都具有重要意义。

（二）指南

烧伤治疗敷料选择的主要目的，是根据不同治疗阶段，以促进愈合、减少瘢痕、改善肢体活动度、最终回归社会，尽可能回归伤前生活状态为目的：①拥有独立完成日常生活能力和相应的学习、工作能力；②更好的外观；③良好的创伤后心理适应。这对烧伤患者康复具有重大意义。

（三）机制

烧伤创面的不同深度、范围、部位以及愈合阶段都影响着烧伤治疗敷料的选择，因为各个敷料治疗机制不同。比如生长因子其作用机制是通过与烧伤新鲜创面相关细胞的生长因子受体结合，激活细胞内蛋白激酶，实现对细胞生长的调控。生长因子在局部炎性反应、形成肉芽组织、组织重建等3个阶段均能发挥显著促进作用。此外，负压吸引技术对浅Ⅱ度烧伤无用，但是对深Ⅱ度、Ⅲ度烧伤创面具有明显的促进愈合作用。其机制主要为封闭创面、控制感染、增加创面血流量、促进肉芽组织形成等。

二、理想烧伤治疗敷料的标准

（一）概述

一个性能优良的烧伤治疗敷料可暂时起到皮肤屏障功能的部分作用，为创面愈合创造一个有利的微环境，促进创面上皮化或过渡到重建永久性皮肤屏障。对深度烧伤已去除坏死组织的裸露创面，若不能一次完成自体皮肤移植达到永久性覆盖创面，则需应用暂时性烧伤敷料。

（二）指南

在烧伤创面的不同深度、范围、部位以及愈合阶段，选择烧伤治疗敷料的标准不尽相同，比如在早期炎症期，能否控制感染、封闭创面、吸收（或排出）渗液的烧伤治疗敷料是首先选择的标准；在瘢痕形成期，抑制瘢痕增生、软化已形成瘢痕的烧伤治疗敷料是首先选择的标准，可见合理选择和应用治疗敷料是非常重要的。因此，目前可供临床选用的烧伤治

疗敷料虽然品种不少,但尚无一种烧伤治疗敷料可以适用于各种类型的烧伤创面。我们认为通过合理应用烧伤治疗敷料可以取得满意的愈合效果。

(三) 机制

目前多种各具特点的烧伤治疗敷料不断面世,丰富了治疗烧伤创面的手段。同时,通过广泛的临床实践,对于一种理想的烧伤治疗敷料应当具备哪些性能取得了一定的共识:

1. 一定的黏附性 牢固地与创面黏附,活动时不易脱落。烧伤治疗敷料与创面良好的黏附将减轻疼痛,防止感染并可能促进愈合。可靠的黏附是防止敷料与创面间积液的重要条件。

2. 通透性 具有半通透性质,不透水而能控制水分蒸发,即具有与正常皮肤相似的水分蒸发率。

3. 减轻疼痛 因为烧伤程度不同、部位不同,烧伤患者换药及活动时,难免会因为敷料拉扯创面而产生疼痛,因此可以减轻因为换药及活动时的疼痛也是目前烧伤治疗敷料的一个新方向。

4. 屏障功能 具有阻止细菌在创面上定植和入侵。

5. 安全性 安全、无菌、无毒。

6. 不干扰创面愈合过程 不阻碍上皮化,无占位性。

7. 具有良好的弹性柔韧性 可随体形覆盖创面,适合于人体不同解剖部位。

8. 方便耐用 价格合理。

(郭光华)

第二节 烧伤治疗敷料的分类

一、敷料简介

(一) 概述

"敷" 通常指"外置"的意思,而"料" 指东西,可以是有形固体、粉剂、凝胶、液体、气溶胶。当今敷料的含义非常广。在一般定义上敷料是可以揭除的,但有的敷料是看不见且不可揭除的,即融合于组织上的(如液体、气溶胶或组织工程皮肤),同时创面敷料需在烧伤治疗及康复全程中使用,并且尽可能不影响康复训练。目前,国家有关部门将敷料按医疗器械来进行管理。

(二) 指南

烧伤敷料没有明确统一的分类。目前主要是根据产品出现的时间和作用性质进行分类。如传统敷料、现代敷料、抗菌敷料等。不同的创面其适用的敷料也是不同的,需要掌握不用敷料的原理去选择不同敷料。理想的敷料需要具备的条件:应用简便,外形良好,成本适中,储存方便,致敏性低;可保持湿性愈合条件,保护创面边缘,保持局部温度,透气性好,便于气体交换;清除坏死组织,吸收渗出液,隔离外部污染。

(三) 机制

传统敷料作用机制主要是吸收渗液、隔绝外界病原微生物。现代敷料作用机制主要是提供创面愈合所需的湿性环境、同时能隔绝外界病原微生物。抗菌敷料是能提供抑制或杀灭创面病原微生物的敷料。创面敷料应该为愈合提供理想环境,减轻疼痛、坏死组织清创、保持创面理想温度、促进细胞增生迁移覆盖创面、提供抗感染屏障、控制分泌物渗出、必要时保证各受伤关节移动范围、减少更换敷料的次数。

二、传统敷料

(一)概述

"传统敷料"又称"惰性敷料",具体包括天然纱布、棉垫、合成纤维等。因其材料经济且容易获取,并能覆盖伤口和被动吸收渗出物,为伤口提供有限的保护作用而命名。目前,在纱布中加入油脂、硅酮聚合物(如凡士林油纱)等防止粘连,或将含抗生素(如磺胺嘧啶银软膏)、石炭酸、氯化汞等的油膏应用到纱布敷料中以防止感染,拓展了传统敷料的一些功能。

(二)指南

传统敷料包括常规的以纱布、棉花为主制成的无菌敷料和在此基础上改良的敷料,主要通过快速的吸收渗液的能力和隔离外界病原微生物的入侵。通过改良黏附,可以使得内层敷料有防粘连的作用,减轻更换敷料时疼痛。通过改良吸收性,可以增加吸收渗液的能力,甚至保持内层敷料相对干燥。通过改良抗菌,还可以使得内层敷料具有一定的抗感染能力。

传统敷料通常用于封闭性手术切口,以吸收渗液,并轻度隔离环境中的细菌。

传统敷料通常用作辅助敷料,以固定主(烧伤治疗)敷料,并起到隔绝细菌的作用。

(三)机制

由于传统敷料多来源于天然材料,病人愿意接受。价格相对低廉,可以用于各种创面。尤其是浅度创面或者渗出不多的创面。也可以作为二级敷料和其他现代敷料配合使用。例如,纱布等是多功能材料,它被广泛用于吸收血液和渗液。同时,它可用于压迫止血、创面填塞、保湿、维持干燥,或作为辅助敷料来固定一级敷料。尽管纱布得以广泛应用,但它可导致创面干燥和粘连。因缺乏对照试验,目前关于纱布的研究极为有限。编织的纯棉纱布较非编织的合成纱布更易黏附于组织,而且其纤维会脱落,对于被剪切的纱布而言尤为如此。这些微小异物会延长炎症的消除,还会形成肉芽肿。

三、现代敷料

(一)概述

现代敷料按其功能可分为薄膜型、泡沫型、水凝胶型、水胶体型等不种类,以通过良好覆盖、充分引流、抗感染等达到促进创面愈合速度、提高创面修复质量、为手术准备好创面床等目的。

(二)指南

现代敷料是以提供创面愈合所需的湿性环境为特点的一类敷料,通常是以化学合成的高分子材料为主所制成。根据吸收创面渗液能力的不同,主要分泡沫敷料、水胶体敷料、水凝胶敷料和薄膜敷料。也就是说,渗出多的创面应该用吸收渗液能力强的诸如泡沫敷料。渗出少的创面应该使用水胶体敷料,干燥的创面应该给予水分,使用水凝胶类的敷料。有些敷料有良好的保湿功能,如亲水纤维、藻酸盐敷料等能吸收大量的创面渗液并将渗液保存在敷料中,但是如果外层只覆盖纱布类敷料的话,由于水蒸气的蒸发,一定时间后仍然会出现创面干燥的状态。现代敷料主要从防粘、保湿、引流、抗感染、促愈合等几个方面达到促进创面愈合的目的。

局部创面的管理根据创面的特点各有不同。这些特点包括渗液量、创面的面积、是否存在感染以及周边皮肤的特点。

水凝胶相较于传统敷料对于浅表性溃疡、烧伤等创面的修复能力更强,并且水凝胶由于其特殊的理化性质,可以混合各种药物一起使用。

（三）机制

这类敷料一个显著的特点是能够为创面提供一个相对保湿和微酸的愈合环境,这种环境不仅有利于坏死组织的溶解及多种与创面愈合有关的生长因子的释放,同时又不会增加感染率。严格意义上来说,最好的现代敷料外层应该是有一层透气不透水的聚氨酯或硅胶组成,即这层外膜具有能透过氧气和二氧化碳的功能,同时又不能透过水蒸气。一般用 24 小时水蒸气的透过率来表示这层外膜的性质。考虑到人的皮肤水蒸气透过率是 800g/$(m^2 \cdot 24h)$左右,一般希望外层膜的水蒸气透过率能与正常皮肤相似。临床应用证明,这些敷料的应用显著减轻了患者的痛苦,而且节约了医疗成本和劳动力的消耗。到目前为止,各种以保湿、抗菌和促进创面坏死组织溶解及损伤组织修复与再生的先进敷料已经普遍用于各种急性和慢性创面的治疗。创面治疗敷料的功能从单纯的以纱布覆盖创面,以"隔绝"创面与外界的联系,避免创面再次受到污染等传统理念,发展到以先进敷料促进创面"主动"修复和愈合的理念。

四、功能性敷料

（一）概述

创面功能性敷料的发展非常迅速,产品与理论不断更新。传统敷料和新型敷料各有优劣,产品的成本、储藏、使用,材料的稳定性、组织相容性、可降解性、强度、耐久度,对创面细胞的黏附迁徙、抗感染能力、愈合能力的影响等因素都需要综合评估。目前功能性敷料可以分为:人工合成敷料、抗菌类敷料、组织工程敷料、新技术型敷料及纳米颗粒技术。

（二）指南

功能性敷料是我国医保规定的部分具有止痛、防治瘢痕、促进创面愈合的敷料。因为传统敷料有干燥后创面疼痛和换药时疼痛,以及创面干燥带来的可能创面愈合延缓甚至出现瘢痕增生。因此,功能性敷料是相对于传统敷料不同的具有更强促进创面愈合功能的敷料。这种所谓的功能性敷料既可以是具备一种功能,也可以是具备多种功能。创面敷料是伤口处理不可缺少的重要环节。根据患者创面病情变化,选择合适的敷料对患者直接治疗及长期康复过程至关重要。

（三）机制

现代敷料具有保持湿性环境,减轻了疼痛并促进愈合。因此,可以说,现代敷料是一类功能性敷料。同样其他敷料,如抗菌敷料、生物敷料、新型活性敷料都有促进愈合的功能,所以也是功能性敷料。在密封、湿润环境中创面的愈合速度增快,同时在这种微环境下会导致局部低氧,而低氧会促进细胞因子的释放并刺激细胞外基质的生成,同时促进血管新生。在湿润环境中,渗液可激活多种酶及酶的活化因子,加速溶解创面中的纤维蛋白和坏死组织,发挥酶学清创功能。再者,低氧环境也可以减少巨噬细胞产生的花生四烯酸代谢物,从而减轻创面局部疼痛。

（郭光华）

第三节　烧伤治疗敷料

一、抗菌敷料

（一）概述

急性和慢性创面微生物的存在一直是影响创面愈合的因素，尤其是细菌数量超过机体免疫系统处理能力时。目前常见的银、碘和聚已亚甲基盐酸（polyhexamethylene biguanide，PHMB）已经被导入到无细胞毒敷料中，亚甲蓝/龙胆紫敷料2008年被批准。医用级蜂蜜在澳大利亚、新西兰和欧洲国家已使用多年。

（二）指南

高浓度银的敷料适用于临床感染创面，而低银浓度的敷料适用于创面不愈合的或者怀疑细菌定植或临界定植或免疫抑制的患者。

在大量渗出时，乙烯吡咯烷酮碘（polyvinyl pyrrolidoneiodine，PVP-I）是低细胞毒的，表明当创面有坏死组织或感染时应用是安全的。但当创面是清洁或肉芽时应该停用。

PHMB是广谱杀菌剂，包括对革兰氏阳性菌（G+）、革兰氏阴性菌（G−）和真菌，如耐甲氧西林金黄色葡萄球菌（methicillin resistant Staphylococcus aureus，MRSA）、耐万古霉素肠球菌、曲霉菌和酵母菌有效。

医用蜂蜜（以管内黏性液体、藻酸盐渗透的垫片或水胶体片形式）推荐用于对其他防腐敷料疗效不好的创面和有异味的创面。

（三）机制

抗菌敷料的主要作用是控制或阻止患处条件致病菌和外来致病菌的定植。

银以银元素或银离子形式作为抗菌成分加入敷料，银离子能结合细菌细胞壁的多个部位导致膜损伤和细胞质流出从而杀菌。另外，银离子还结合细胞蛋白导致细胞死亡和结合细胞DNA干扰细胞复制。银以银盐复合物或者纳米晶体金属银的形式掺入多种敷料。

碘通过杀菌和抑菌机制减少细菌。它变性蛋白质使得酶、磷脂失活和改变细胞膜结构，导致细菌立即死亡。碘对于各种微生物包括铜绿假单胞菌、MRSA（抗甲氧西林金黄色葡萄）有效，并可能抑制生物膜形成。

亚甲蓝/龙胆紫敷料在聚乙烯醇亲水海绵中含有光激活抗菌剂亚甲蓝和龙胆紫。海绵吸收含有细菌的渗液而亚甲蓝产生单线态氧和自由基直接攻击细胞膜导致细菌溶解。

正电荷的PHMB附着负电荷的细菌细胞壁，从而置换细胞外膜连接完整性所需的金属阳离子。如果细胞壁膜破裂，蛋白质功能丢失，膜通透性增加导致快速K^+离子和大分子内容物释放和细菌死亡。PHMB不影响创面渗液中内源性基质金属蛋白酶活性，因而不影响真皮结缔组织成分如胶原蛋白和弹性蛋白。PHMB可用于棉混纱布、生物合成纤维素和非纺织的引流海绵。不像其他防腐敷料依赖渗液释放成分到组织中，生物合成纤维素释放含在敷料中与无菌水一起的PHMB，敷料中的水成分或水化干性创面或吸收渗液，维持创面基底的湿度平衡有利于自溶和愈合。

蜂蜜中的葡萄糖氧化酶抑制剂分解成过氧化氢（一种温柔的消毒剂）和葡萄糖内酯（一种温柔的抗菌剂）。另外，蜂蜜产生酸性环境（pH 3.2~4.5）能抑制细菌生长。

二、生物敷料

（一）概述

生物敷料是料是一种接近于理想要求的敷料，主要分为两类：天然生物敷料和人造生物敷料，具体包括尸体皮、动物皮、胶原蛋白、壳聚糖、透明质酸、明胶海绵、异体皮、异种皮、蚕丝蛋白敷料、富血小板血浆（platelet-rich plasma，PRP）、纤维蛋白胶、人羊膜、甲壳素敷料等，主要以动物的皮、骨、肌腱等组织及衍生物经过化学加工后形成的外用敷料。

（二）指南

凡是敷料中含有生物成分的都可以称为生物敷料。早年在烧伤创面治疗中，最常见的是模拟人皮的敷料，如猪皮、异体皮等作为生物敷料。但是国外早就有羊皮、鱼皮，甚至香蕉叶、马铃薯皮等生物敷料。

同种自体皮避免了排异反应的发生，大面积烧伤患者（>50%体表面积）因皮源不足，可能需要皮肤培养。

异种皮（猪皮）与人皮有较高的同源性，且来源广泛、价格低廉，本身具有抗细菌和促进结痂的作用。

从创面愈合的外部微环境和内部微环境来看待，目前还没有理想敷料。所有的敷料都有一定的局限性，要根据创面的状态和现实的经济状态选择和调整外用敷料。

（三）机制

目前，各类与皮肤细胞外基质相同或相似的成分如胶原、透明质酸、壳聚糖、藻酸盐、多糖等都有被加入到各种创面敷料，形成生物敷料。它的最大特点就是仿生，模拟细胞外基质成分，从而可能促进细胞黏附、移行、生长，促进创面愈合。有些生物敷料如全层猪皮还是具有相当好的保湿性能，也有的生物敷料含有的糖类成分能够抑制慢性创面常见的基质金属蛋白酶增高问题，从而促进创面愈合。

猪皮来源充足，工艺成熟，采用猪内脏膜制成的新型生物敷料可加速皮肤创面上皮化过程，使伤口愈合时间提前，提高皮肤创面愈合质量，促进胶原生成。猪源性生物敷料几乎具备同种异体皮肤所具有的所有生物学特性，但难以解决排斥反应、血运重建和抗菌性差，无法抵御细菌感染。

壳聚糖能提高机体免疫活性，对体液免疫和细胞免疫都有促进作用；壳聚糖同时对多种细菌的生长具有抑制作用，表现出类似抗生素的特征，甚至对一般抗生素难以抑制的白念珠菌也有抑制作用；壳聚糖能促进皮肤组织愈合和修复，可促进上皮细胞的再生，纤维细胞迁移和肉芽组织的形成，并通过温和的急性炎性反应吸引大量的多核细胞和巨噬细胞以清除组织碎片和血凝块，从而促进创面修复和愈合。而且，壳聚糖还具有明显的膜形成作用，可以加速伤口愈合和防止大出血。

羊膜的外层为疏松结缔组织，内层为上皮细胞组织，无血管、无神经、无淋巴的半透明薄膜，含胶原、糖蛋白、蛋白多糖等多种成分，并表达多种生长因子 mRNA 及相关蛋白，有利于细胞的生长繁殖，是细胞的良好载体。

三、新型活性敷料

（一）概述

"新型敷料"是基于 Winter 博士湿性愈合的理论于 80 年代工业、材料等专业技术迅速发展的基础上制造出来用于创面覆盖以保湿敷料为代表的各种新型敷料,这一大类敷料一个显著的特点是能够为创面提供一个相对保湿和微酸的愈合环境,这种环境不仅有利于坏死组织的溶解及多种与创面愈合有关的生长因子的释放,同时又不会增加感染率。此外,由于采用半透膜的形式,既有利于创面与外部环境进行气体交换,又不会影响患者日常工作和劳动,甚至不影响洗澡。而且,还可每周仅更换,从而大量节约了人力和财力。

（二）指南

新型活性敷料指在现代敷料基础上增加某种功能的敷料。现代敷料主要是具有保湿功能,同时有一定的微酸环境可以抑制细菌或其他病原微生物的生长。但是,创面愈合的外部微环境中最主要影响因素是病原微生物。感染一直并且在今后相当长一段时间内是创面愈合的最大敌人。因此,早在传统敷料出现前就有各种抗菌敷料的原型,如创面外敷酱油、糖等能抑菌的成分。暴露干燥的目的也是减少细菌感染的风险。由于现代敷料不具备明显的抗菌功能,所以所谓新型活性敷料更多的是在现代敷料中加入各种抗菌成分,如银、碘等。另外,新型活性敷料也可以是在现代敷料中加入止痛成分、多糖、抗炎甚至生长因子等。临床上主要根据创面不同情况选择使用不同的新型活性敷料。在敷料的抗菌能力这个话题上,有两个问题需要目前重视。一个是,抗菌成分绝大多数都是会或多或少地影响创面的成纤维细胞和角质形成细胞活性的。所以如何选择既能杀灭病原微生物又更少地影响创面愈合的所需的成纤维细胞和角质形成细胞是我们现在需要重点考虑得问题。另一个是,对于多数慢性创面都有细菌生物膜的存在,不是所有的抗菌药物或成分能穿透生物膜而杀菌的。

纳米抗菌材料有可能用于提高敷料的抗菌能力。水凝胶或水胶体敷料为创面提供湿润、密闭不透气的环境,可减轻疼痛,促进伤口愈合。

（三）机制

闭合性敷料利用密封与保湿原理为创面提供一个微湿、微酸和低氧的环境。在充分隔离外界细菌对创面再污染条件下,加速创面坏死组织自溶性清创,同时促进肉芽生长与再上皮化。在低氧环境中毛细血管生成速度增快、血流灌注明显增加。潮湿、微酸环境有利于中性粒细胞发挥作用,增强局部杀菌能力,降低感染发生率。

薄膜型敷料是一种透明的自黏性聚乙烯、聚四氟乙烯、聚氨酯制品,具有透气性并可以隔离液体和病原菌。优点是透明、轻薄有弹性,便于观察,可以覆盖贴合不规则创面。但也存在不能吸收渗液、对创面边缘有浸渍软化作用等问题,渗液积聚或者漏出,会增加感染概率影响创面愈合,因而不适用于渗出过多的创面。

水胶体是由凝胶、果胶及羧甲基纤维素组成的封闭性半封闭性敷料。创面接触层的组成可能大有不同。这些敷料提供了一个湿性愈合的环境,能使清洁的创面形成肉芽组织,而使坏死的创面自溶清创。有些水胶体可能会遗留部分在创面上,也有些可能黏附在创面周围的皮肤。这些敷料在形状、大小、黏附性、形式上各有不同。

水凝胶型敷料是在可渗透的聚合物衬垫上交联了高分子水凝胶材料制成,水凝胶与创面接触后可发生反复的水合作用,持续地吸收创面渗出物,同时因为此敷料温度较低,可以减轻局部的疼痛。

等离子处理技术:材料表面的等离子处理已经被证明是一种影响湿性黏附、气体和液体渗透性、材料抗菌性的有效措施,其在对材料表面进行处理的同时,还会对创面的细胞及分子水平上造成有利影响,促进创面的愈合。此项技术对于细胞的附着与增殖有帮助,并可以抑制细菌的生长。在敷料表面结合特定蛋白对于创面的修复有很大帮助,而等离子处理技术可以为蛋白与材料表面的共价结合提供可能,为创面敷料的发展提供一种新的方向。

纳米技术敷料:通过纳米技术制作的可吸收静电纺丝材料,兼具了生物材料和人工材料的优点,既有与细胞外基质相似的结构,利于细胞的迁徙增殖,同时也具备了良好的生物相容性、可降解性及耐久性,将来可能成为理想的材料。

四、组织工程敷料

(一)概述

组织工程敷料是将表皮细胞或成纤维细胞等种子细胞种植到高分子聚合材料上所形成的一种生物材料,在创伤愈合过程中它能作为基质支架参与组织修复的过程,能够在一定程度上替代功能性的组织而不是仅仅促进创面的愈合,是使受创组织达到解剖重建与功能修复的"完美愈合"的一类敷料。现有多种组织工程敷料:表皮的替代物、真皮的替代物、复层的皮肤替代物等,分为自体材料、同种异体材料和异种材料。

(二)指南

组织工程敷料泛指人工合成的类似皮肤功能的材料,如果不是植入性并永久存在的,严格意义上来讲,都是创面敷料。可以是短暂性的或长久性的。从皮肤分层不同来区分可以是人工表皮、人工真皮和双层人工皮肤。目前真正能在创面上永久覆盖的人工双层皮肤还没有,主要是受制于角质形成细胞免疫原性。但是有在植入创面后永久存在的人工真皮。

组织工程敷料成本高昂,储存不便,部分产品需要自体组织,会对患者造成二次创伤。

(三)机制

表皮的替代物、真皮的替代物、复层的皮肤替代物等,分为自体材料、同种异体材料和异种材料。自体材料一般取自自体皮肤,同种异体材料取自人包皮或尸体皮,异体材料一般为猪、牛等的皮肤胶原,通过不同的方法,制成单层或多层的组织工程皮肤结构。

这种人工真皮的最大好处是减少瘢痕的形成,从而愈合后皮肤外形和功能有了较大程度的改善。但是有些人工真皮也称为敷料,这样创面应用是可以重复使用。具有其他角质形成细胞或表皮细胞的所谓双层人工皮肤因为有活细胞的存在,能分泌各种生长因子等促进创面愈合的成分,因此,可以用于创面促进愈合。但是由于免疫排斥或被机体胶原酶等降解而脱落,只能称为长久性的人工皮肤敷料。所有的人工皮肤价格都比较昂贵,抗感染能力较差,需要谨慎选择。

(韩春茂)

第四节 敷料、创面愈合与康复

一、敷料与创面愈合

(一)概述

烧伤患者在做好前面清洁清创引流、防治创面感染等工作基础上,应用一些促进创面愈合的药物及敷料可以使创面愈合速度加快,减少感染风险及后期瘢痕增生带来的关节挛缩。经过简单清洁后,创面内层应用含抗菌药物如磺胺嘧啶银霜、银离子制剂、乙烯吡咯烷酮碘(PVP)处理石蜡油纱布覆盖或生长因子类,如碱性成纤维细胞生长因子、酸性成纤维细胞因子、表皮细胞生长因子、血小板源性生长因子等。非细胞因子类,如粒细胞巨噬细胞集落刺激因子等,然后外用无菌敷料包扎。清洁后的创面也可直接应用生物敷料或其他现代创面敷料覆盖,达到保护创面、促进创面愈合的目的。随着对创面愈合的不断深入研究,人们认识到创面敷料不仅应具有覆盖创面的作用,更重要的是具有促进创面愈合的功能。

（二）指南

在烧伤患者早期,为了减少创面损伤后带来的皮肤功能缺失,目前仍常规使用传统辅料覆盖为主,而后再根据局部创面的不同情况添加或更改辅料。如创面渗出较多时改用泡沫辅料;创面渗出较少的创面给予水胶体辅料覆盖;创面感染时增加使用抗菌辅料;需要植皮手术的创面则可以采用生物辅料、人工皮肤等。

治疗团队需要交流合作的良好氛围,使所有临床工作人员发挥作用,更换辅料时要考虑到减轻疼痛以适应康复治疗的实施。

（三）机制

烧伤依据组织破坏的深度而分类,有助于估计创面的渗出量及使用创面敷料来控制分泌物渗出的必要性,而在创面损伤后愈合全过程中,使用恰当的敷料对创面的愈合非常重要。同时创面敷料需要在烧伤治疗全程中使用,并且尽可能不妨碍物理治疗及患者的搬运,在达到要求的康复训练过程中,敷料的使用为烧伤创面愈合提供理想微环境,通过减轻疼痛、清除坏死组织、维持创面理想温度、促进细胞增生迁移覆盖创面、提供抗感染屏障,控制分泌物渗出、必要时还需要能保证关节活动度不受影响、减少频繁更换敷料等需求。

烧伤创面的愈合时间、是否感染也同样影响着烧伤后期瘢痕的形成严重与否,因此也影响预后功能和整复手术。

（韩春茂）

二、创面愈合与康复

（一）概述

封闭、消灭创面是创面治疗的最基本要求,但是烧伤患者在创面愈合前不进行必要的康复训练会严重影响其后期的功能恢复。患处功能及外形两方面的恢复才是我们治疗的终极目标。因此在患者入院起就有计划有目的地进行患肢的功能锻炼与训练,在防治可能出现并发症的同时,尽可能恢复患者功能。

（二）指南

在烧伤患者康复过程中,会出现传统辅料过厚的包扎不利于康复治疗的进行,同时康复治疗中的关节活动训练也可能会对创面修复产生一定的妨碍,如引起移植皮片或皮瓣移动而影响手术效果等。当创面愈合与康复治疗发生矛盾时,需要协调好两者之间的关系。

如烧伤累及四肢关节部位,损伤早期或关节处植皮早期康复训练应保持关节功能位并制动为主,可增加肌肉力量的训练。当损伤关节处植皮已基本存活,应使用功能性辅料并减少覆盖辅料的厚度,循序渐进的增加关节活动度的训练。

（三）机制

烧伤创面愈合期间的康复治疗主要包括功能体位的维持、尽早进行功能锻炼两个方面的内容。

　　功能体位的维持是指无论应用何种方法进行创面治疗时，尽可能地将肢体维持于功能位，以利于关节功能的保留与维持。创面治疗的最终目的也是为了保留患肢的功能。

　　创面愈合中后期在原有关节功能保留的基础上，增加关节活动度训练及肌肉力量训练，可以进一步减少瘢痕挛缩对局部关节僵硬的影响。

（韩春茂）

三、创面处理的敷料应用

（一）概述

　　敷料选择的依据是患者的适应证和并发症。在烧伤不同阶段患者出现的适应证和并发症不完全相同，因此选择的敷料也不尽相同。

　　烧伤重症期，由于皮肤大面积缺失，体液大量渗出，感染风险极大，因此使用敷料的目的首先是防止创面感染和过度渗出，其次是促进创面愈合。而创面感染又是导致创面瘢痕形成的重要因素，因此重症期选择合适的敷料将有助于患者脱离生命危险和预防瘢痕的形成。

　　烧伤稳定期时，患者已脱离体液渗出导致的休克风险，感染成为患者创面愈合的最主要的危险因素。切痂或削痂手术多在此期进行，因此运用敷料的主要目的就是抗感染和促进创面愈合。

　　烧伤离院前期时，患者体液回收，创面开始收缩，肉芽组织生长，上皮形成。此期敷料应用的重点在于促进创面愈合，由于组织增生过程也是瘢痕形成的阶段，因此预防瘢痕增生也需要重视。

　　烧伤离院后期时，患者创面已经完成上皮化。因此需要做的是创面愈合后的防瘢痕形成工作。对于烧伤后瘢痕的干预治疗，积极的预防比瘢痕形成后被动的治疗效果要好得多。此期需要进行运动康复治疗措施和矫形治疗，选择适合的敷料有助于预防畸形和关节活动受限。

（二）指南

　　从重症期到稳定期到离院前期和出院后并发症主要有：创面渗出坏死；周围皮肤浸渍；创面感染；创面延迟愈合；供皮区创面渗液过多；植皮区创面感染；植皮失败；创面疼痛；瘢痕；压力性损伤；周围皮肤浸渍；畸形和关节活动受限。针对这些并发症，敷料推荐如下：

　　创面感染、渗出坏死及延迟愈合方面，推荐使用不粘连创面并且含有银离子的敷料，如泡沫类、水胶体类银离子敷料等，它可降低整个换药过程中的疼痛和损伤，并且具有抗感染作用。对于浅Ⅱ度烧伤创面，推荐使用自泡沫敷料、水胶体敷料等，不粘连创面，促进创面上皮化。对于深Ⅱ度烧伤创面，选用泡沫类或水胶体类含有银离子的敷料，可以吸收中等到大量渗液，同时保持创面适宜的湿性愈合环境，还具有抗感染作用。而对于烧伤深度达到骨骼与肌肉等Ⅲ度及以上的病人，植皮手术后选择水胶体类创面接触敷料，不但可以固定皮片、引流渗液，还可以减少敷料更换时的疼痛。对于深部窦道洞状创面，需要应用藻酸盐含银敷料进行填塞治疗。藻酸盐含银敷料吸收渗液形成水凝胶，可以保护神经末梢减少创面疼痛，同时促进创面上皮化的愈合。

　　创面疼痛和植皮区感染方面，水胶体类含银离子敷料为首选。水胶体类含银离子敷料透气性好,提供湿性愈合环境,银离子有效控制生物负荷,良好的渗液吸收管理能力,无痛无创揭除,有利于减轻患者疼痛。如果创面基底形状深浅不一,中大量水平渗液量,有较高的感染风险,则敷料选择方案为局部窦道状创面用藻酸盐银敷料填塞后,用硅酮类或泡沫类创面接触敷料覆盖。

供皮区的渗液量多,无感染或轻度感染,敷料选择方案为联合藻酸盐敷料和硅酮类泡沫敷料吸收贮留渗液,提供屏障保护。当渗液量中等水平时,选择硅酮类泡沫敷料。为了预防植皮失败,植皮区无局部深腔时选用硅酮类创面接触敷料固定皮片,引流渗液。

压力性损伤方面,对于皮肤完整的骨隆突处,应选用符合解剖结构的泡沫类或硅酮类有边泡沫预防压力性损伤。对于皮肤缺损部位的骨隆突部位,选用泡沫类硅酮类银离子敷料。重症期患者需要卧床,有一定厚度的硅酮类泡沫类银离子敷料具有分散压力的作用,可以缓解制动导致的组织受压损伤。同时,硅酮类泡沫类敷料贴敷温柔,不粘连创面,不会造成二次损伤。

预防畸形和关节活动受限的矫形方面,硅酮类创面接触层敷料联合矫形器使用,贴敷矫形器置放部位,具有防止瘢痕增生和组织损伤的效果。柔软富有弹性的硅酮敷料黏附于热塑性塑料膜片下方,可以通过对热塑性材料进行塑形来增加深层硅酮对体表组织的压力,从而预防瘢痕形成,这对于在矫形同时预防瘢痕形成具有重要意义。硅酮敷贴置于矫形器下方,可通过塑性在比如手、腘窝、腋窝、锁骨、颈部及面部等不平整部位产生平均压力,用于烧伤后增生性瘢痕的治疗。

预防瘢痕方面,上皮化完成前,从抗感染和预防瘢痕形成的角度,推荐硅酮类含银离子敷料,有强力的杀菌作用和管理渗液的能力。一旦创面完成上皮化建议尽早使用硅酮敷贴,以边缘超过瘢痕边缘 5mm 为佳,可以在愈合创面表面起防护屏障作用。敷料背衬接近肤色,可反复粘贴,美观且实用,具有防紫外线作用。压力治疗和弹力绷带可配合于固定硅酮胶贴预防治疗瘢痕。瘢痕预防方面除了避免感染,还应该按照瘢痕增生危险程度使用不同的敷料。对于高风险患者,我们应该采用配合硅凝胶膜的压迫疗法,中度风险者单纯应用硅凝胶膜或低敏胶带固定,低度危险患者,可不用硅凝胶膜。

（三）机制

烧伤患者敷料的选择通常需要以五方面的治疗手段为依据。首先最重要是创面愈合,因为重症期的创面渗出和感染是危及患者生命的主要因素,因此选用硅酮类泡沫类水胶体类银离子敷料这类同时具有高效的渗液管理和强力的抗菌效能的敷料,适用于烧伤重症期的患者。其次是体位,重症期患者生命体征平稳后,进行矫形器治疗时,患者需要配合矫形器用敷料进行创面保护,此时选择敷料既要考虑保护创面和提供良好湿性愈合环境,同时需要注意影响压力治疗的分压。运动方面,敷料应不影响患者的正常运动训练,硅酮类泡沫银离子敷料良好的延展性和贴敷性正好解决了这个问题。制动导致的组织压力性损伤方面,需要对于组织受压损伤的部位用硅酮类泡沫敷料进行预防。最后对于瘢痕的预防,此期的感染是影响瘢痕形成的最主要的因素。

整个烧伤治疗过程中,疼痛、渗出和感染是最常见的三个挑战。含有硅酮类或泡沫类或水胶体类内层的敷料具有最佳的柔韧性,能与皮肤表面以浇模方式粘合,温和黏附不平的皮肤表面,在创造创面湿性愈合环境的同时敷料与皮肤接触面积更大,受力更加均匀,更换敷料时对创面周围正常皮肤的损伤减小。

运用银敷料抑菌效果显著。其作用在于:提供创面愈合的最佳环境,加速表皮细胞再生；创面无损伤，无疼痛，操作便捷，减少换药频率，减轻工作量；减少了患者的创伤痛苦。硅酮敷料可以从以下方面预防烧伤瘢痕：首先可以缓解烧伤后的疼痛与瘙痒症状，其次减轻瘢痕的厚度、充血、疼痛和瘙痒，最后可以增加组织柔韧性。硅酮膜抑制瘢痕的物理原理：增加温度→促进胶原酶活性；水合作用→减少毛细血管活性和胶原沉积；增加氧张力→减少血管增生，促进瘢痕萎缩；硅酮的直接作用→附着于皮肤角质层，减少水分蒸发；硅酮引起的负电荷→瘢痕产生极性，趋于萎缩。硅酮类敷料预防和治疗瘢痕已获得欧洲 CE 认证和美国 FDA 认可，在全球五十多个国家和地区使用已经得到国际权威机构认可。

（张　逸　袁福祥　申传安　夏成德　李舒婷）

参 考 文 献

1. 谢闪亮,郭光华,闵定宏. 封闭负压引流技术在创面愈合中的应用及机制研究进展[J]. 中华烧伤杂志,2017,33(06):397.

2. Hoeller M, Schintler M V, Pfurtscheller K, et al. A retrospective analysis of securing autologous split-thickness skin grafts with negative pressure wound therapy in paediatric burn patients[J]. Burns, 2014,40(6):1116-1120.

3. Gurtner Geoffrey C, WernerSabine, Barrandon Yann et al. Wound repair and regeneration. [J]. Nature, 2008, 453:314-321.

4. Broussard Karen C, Gloeckner P J. Wound dressings:selecting the most appropriate type[J]. Am J Clin Dermatol, 2013, 14:449-459.

5. Payam Z, Abolfazl S M, Saeed M, et al. Can regenerative medicine and nanotechnology combine to heal wounds? The search for the ideal wound dressing[J]. Nanomedicine, 2017, 12(19).

6. Lemone P. Medical-surgical nursing : critical thinking for person-centred care // Medical-surgical nursing : critical thinking in client care[M]. 1rd ed. Boston:Addison-Wesley Nursing, 2014.

7. Dhivya S, Padma V V, Santhini E. Wound dressings-a review[J]. Biomedicine, 2015,5(4):22.

8. 赵琳,宋建星. 创面敷料的研究现状与进展[J]. 中国组织工程研究,2007,11(9):1724-1726.

9. Ovington L G. Advances in wound dressings[J]. Clinics in Dermatology, 2007,25(1):33-38.

10. Harries R L, Bosanquet D C, Harding K G. Wound bed preparation:TIME for an update[J]. International Wound Journal, 2016,13(S3):8-14.

11. Boateng J, Catanzano O. Advanced therapeutic dressings for effective wound healing—A review[J]. J Pharm Sci, 2015, 104(11):3653-3680.

12. Kirschner CM, Anseth KS. Hydrogels in healthcare:from static to dynamic material microenvironments[J]. Acta Materialia, 2013,61(3):931-944.

13. Dumville JC, O'Meara S, Deshpande S, et al. Hydrogel dressings for healing diabetic foot ulcers[J]. Cochrane Database Syst Rev, 2011,(9):CD009101.

14. Wasiak J, Cleland H, Campbell F, et al. Dressings for superficial and partial thickness burns[J]. Cochrane Database Syst Rev, 2013,(3):CD002106.

15. Lin JJ, Lin WC, Li SD, et al. Evaluation of the Antibacterial activity and biocompatibility for silver nanoparticles immobilized on nano silicate platelets[J]. ACS Appl Mater Interfaces, 2013,5(2):433-443.

16. Morissette Martin P, Maux A, Laterreur V, et al. Enhancing repair of full-thickness excisional wounds in a murine model: Impact of tissue-engineered biological dressings featuring human differentiated adipocytes[J]. Acta Biomater, 2015, 22: 39-49.

17. Michael S, Sorg H, Peckc T, et al. The mouse dorsal skin fold chamber as a means for the analysis of tissue engineered skin[J]. Burns, 2013, 39(1): 82-88.

18. Jin G, Prabhakaran MP, Kai D, et al. Tissue engineered plant extracts as nanofibrous wound dressing[J]. Biomaterials, 2013, 34(3): 724-734.

第三章 烧伤手术治疗康复指南

第一节 烧伤手术的操作

一、术前准备

（一）概述

严谨而充分地术前准备是手术顺利进行、提高手术疗效的关键因素之一。其与病人的烧伤面积、深度、部位、心理、全身代谢情况及有无合并慢性基础性疾病等因素密切相关。临床上要根据病人的实际情况，进行综合评估，制定周全的术前准备计划并实施，是手术顺利进行的第一步。

（二）指南

1. 外科疾病的确诊是术前必须完成的。

2. 常规检查　择期手术的患者应完成下列检查：

（1）三大常规检查：血常规、尿常规、便常规，特别是血小板计数、血红蛋白浓度或血细胞比容。

（2）凝血指标检查：血浆凝血酶原时间、活化的部分凝血时间、凝血酶时间、纤维蛋白浓度、D-二聚体。

（3）血型检查。

（4）生化系列检查：肝功能、肾功能、血糖、血脂、血清电解质测定。

（5）肝炎病毒系列、艾滋病和梅毒检查。

（6）心电图检查。

（7）胸部影像学检查：一般胸片检查即可，必要时查胸部CT检查。

3. 手术方案　手术方案的选择根据外科疾病及患者的整体情况，选择适宜的手术方案。原则是既能达到治疗外科疾病的目的，又要对患者的伤害尽可能的最小。

4. 血液制品的准备　大手术、凝血功能异常的患者；特殊血型患者的手术；特殊患者需准备血小板、冷沉淀等。

5. 治疗和调整伴随疾病　使机体功能尽可能达到最合适的状态和最佳手术时机。

6. 制定最适合患者的个体化手术方案。

（三）机制

手术对机体而言具有创伤性，直接或间接影响患者生理功能的稳定性，而外科疾病和伴随的内科疾病有各自不同的病理生理改变。这些因素共同作用给机体的生理功能和内环境稳定产生极大影响。为减轻机体各种问题对手术的影响，提高围手术期安全性，在术前需对患者的一般情况和重要脏器功能做出充分评估。

完善前文提及的常规检验检查，发现问题做出及时处置，确保术前各项体征平稳。

术前讨论小组，应着重于讨论手术指征、时机、方案、术中意外处置、替代方案等，对手术的具体实施及可能存在的风险进行细致的分析和评估。对于复杂疑难病例,进行多学科协作讨论,制定完善手术方案。确定手术后要向患者、家属及相关人员说明手术的必要性、目的及术中术后可能出现的问题、处理措施,征求其意见。同意后签署手术知情同意书。手术治疗的风险较大,手术知情同意书的填写和签署,明确表达医患双方的意愿和责任,一旦发生问题,由于有所预见,容易相互理解,共同担负责任,有助于减少分歧,化解矛盾,避免纠纷。在签署手术知情同意书时应避免轻描淡写、不负责任流于形式。

患者对手术及术后问题总会有一些顾虑,难免会有紧张、焦虑、恐惧等情绪,术后疼痛,这些情况会导致一系列的不良反应,影响手术的顺利进行和术后的顺利恢复。因此医务人员应该对患者心理进行必要的疏导,消除患者过度的恐惧焦虑情绪,提高依从性。必要时请精神科医师会诊,以提高病人的正确认知,积极配合手术,提高疗效。

手术前应对患者进行周全的评估、讨论,包括完善的常规检查、术前小组讨论、签订知情同意书、创面处理、病人的心理准备、是否需要多学科协作等进行综合考虑。在诸多因素考虑完善后,进行手术。

二、生理准备

(一)全身准备

全身情况差,严重营养不良,有严重贫血和低蛋白血症的患者需要首先输血,加强全身支持治疗,改善全身状况后再植皮。对大面积烧伤和皮肤撕脱伤的患者应该在生命体征和全身情况相对稳定的情况下植皮。

1. 概述　维持生命体征的平稳、合理的抗生素的应用、营养支持、水电解质紊乱的纠正及良好的体位摆放,会为患者的手术提供一个相对平稳的术前全身情况,是手术方案得以执行的前提。

2. 指南　生理准备主要是调节器官的生理功能,使患者在最佳的生理状态下完成手术,顺利度过围手术期。

(1)纠正贫血、低蛋白血症、体液代谢紊乱和高血糖,原则上血红蛋白至少纠正至80g/L,老年人、儿童需要达到100g/L以上;血蛋白至少至30g/L,老年人、儿童需要达到35g/L;其他指标皆应纠正至正常水平,最好是正常平均水平。

(2)给予足够的热量、蛋白质、维生素及电解质,以满足机体应对创伤和组织修复的需要。

(3)戒烟至少两周,最好达到八周以上。

(4)适应性锻炼:主要有呼吸锻炼、咳嗽训练、体力锻炼、床上训练排大小便等。对肺功能减退患者、老年患者要注意强调呼吸锻炼、咳嗽训练,包括腹式呼吸、缩唇呼气,呼吸肌力量训练。

指导患者床上训练非固定肢体的主、被动屈伸锻炼,预防术后长时间卧床血栓并发症等。

(5)预防呼吸道感染:注意预防感冒或肺部感染,一旦发生应该延迟手术。

(6)适当镇静:对于焦虑、恐惧患者手术前给予镇静剂以保证良好的睡眠休息质量。

(7)术前照相:烧伤整形科治疗的主要特点之一是功能与形态并重。拍摄医学照片是整形外科临床研究的一种原始资料。拍摄医学照片可以翔实记录病变,是医疗行为的一部分,拍摄时应严肃认真,不能有任何修饰,该暴露的必须暴露。术前、术中、术后以及后期随访的照片,都应该按第一次要求条件进行拍摄,使前后的照片具有对比性。

(8)预防性抗生素的使用:病人体质较差、手术操作复杂、手术时可较长、手术区域如口腔、会阴部等无法做到无菌消毒以及有炎症存在者,术前均宜适当应用抗生素并使病人体液内能保持一定的药物有效浓度。预防性应用抗菌药物根据手术特点选择,主要是用于Ⅲ、Ⅳ类手术,具体有:①涉及感染病灶或切口接近感染灶的手术;②开放性损伤、创面严重污染的手术;③肠道手术;④需要植入人工制品的手术;⑤器官移植手术;⑥操作时间长、创伤大的手术。

(9)术前特殊准备:伴随疾病的诊断和治疗多数伴随疾病平时诊断明确,并已进行相应的治疗;但也有相当部分疾病可能被忽视,需及早根据病史、体格检查、实验室检查、辅助检查结果进行综合分析,明确诊断。就诊后(包括住院前)就应进行合理治疗,使脏器功能在术前尽可能达到最佳状态;治疗后需再次进行术前评估。必要时请有经验的专科医师会诊,共同制定检查和诊治方案。

对患有糖尿病以及心、肝、肾、肺等主要脏器疾病的病人,烧伤整形外科治疗前均应进行适当的治疗。术前还须根据病人的具体情况,给予相关的药物处理,防止其复发,影响手术效果。一般而言,治疗慢性疾病的药物在围手术期需继续应用,最好请有经验的专科医师帮助,共同制订围手术期的应用方案,应特别注意口服药物剂型与注射剂型的转换,并注意治疗药物与麻醉药物之间的相互作用。如治疗高血压的口服降压药最好改用含服药或静脉用药;若控制血压较好,也可暂时停药,但术后需根据情况及早静脉用药;若平时应用耗竭儿茶酚胺的降压药,如利血平则需及早改用其他类型的降压药,否则容易发生术中顽固性低血压。对糖尿病患者的口服降糖药则需改为胰岛素。

改善营养状况若准备手术时,患者的贫血、低蛋白血症、内环境紊乱仍未纠正,需继续纠正,并尽可能达到上述目标。若患者入院后即正规治疗,绝大多数在1~3天内纠正好并不困难。若为急诊手术,上述问题则可能存在,需术前流质饮食、禁食和麻醉准备时进一步纠正。

手术风险评估根据外科疾病和手术类型、伴随疾病和重要脏器功能等情况进行麻醉、手术风险评估,也需对术后并发症的发生概率和恢复情况进行评估。

术前用药:如上述,对于焦虑患者适当应用镇静药,主要是苯二氮䓬类药物痛;进行创伤性操作的患者适当应用镇痛药,主要是阿片类药物,非甾体抗炎药需慎重应用,特别是可能有凝血功能障碍的患者;适当应用调节胃肠道蠕动的药物,如甲氧氯普胺(胃复安)、多潘立酮;适当应用止酸药,如西咪替丁、奥美拉唑。

深静脉血栓的预防深静脉血栓患者容易发生肺栓塞,而术后立即进行抗凝治疗多数有较多问题,故需对高危患者进行术前和术后预防。

围手术期发生深静脉血栓的高危因素:年龄大于40岁,吸烟,静脉曲张,有血栓形成史,有血液病史,骨关节手术,流产或引产手术,创伤较大的手术,长时间全身麻醉的手术,估计术后需要较长时间卧床的手术。

预防措施:①术前或手术清醒后应经常进行有节奏的肢体运动,术后尽可能早下床进行有节奏的行走,避免长时间不活动和缺乏有节奏的活动;若患者神志不清醒或肢体活动障碍,则应进行有节奏的被动运动,以改善静脉回流。②避免脱水。③必要时适当应用肝素,可用小剂量的普通肝素或低分子肝素。④必要时应用加压长筒袜或间歇性加压装置,以促进下肢静脉的回流。

术前1天晚可给口服催眠药,使病人有充足的睡眠。

对局部浸润麻醉和神经阻滞麻醉病人,术前1小时应给予适量的镇痛药和镇静药。全麻或椎管内麻醉病人,麻醉前用药应尊重麻醉师意见。

中厚皮片移植,多用于功能和暴露部位的整复,要求皮片尽可能全部成活,术前准备尤应充分和严格。

在施行瘢痕或体表肿瘤切除植皮术时,如果成人植皮面积超过$200cm^2$、小儿超过$100cm^2$,要做好输血准备。

3. 机制　纠正贫血、低蛋白血症、体液代谢紊乱和高血糖。这些因素直接或间接影响术中和术后氧的运输和利用,对术后并发症的发生有重要影响。

术前常规实验室检查凝血常规、心、肺、肝、肾等功能,能对患者的凝血功能、重要脏器功能作出初步评估,对异常情况及时处理。为预防手术造成病原菌扩散和入侵,应根据创面细菌培养和药敏试验结果,预防性使用敏感抗生素。为维持血流动力学稳定,危重患者,成人尿量维持在$50mL/h$以上,心率110次/min以下;婴幼儿尿量维持在每小时每千克体重$1mL$以上,心率130次/min以下。氧饱和度应在95%以上及维持和调整电解质、酸碱平衡。上述措施均能提高患者的手术耐受性和安全性,有利于术后顺利恢复。

良好的体位摆放及适度的关节活动度训练,可缓解或减轻水肿,预防关节挛缩与僵硬。在重度烧伤中,夹板的早期应用可维持关节于功能位或保持临床治疗所需的体位,预防关节、肌腱、韧带、神经等进一步的损害,并对术前的畸形、关节脱位等有一定的矫正作用。

(二)局部准备

1. 概述　局部准备包括创面的准备及供皮区的准备。

2. 指南　无菌创面或新鲜创面只要病变组织切除干净、止血彻底,即可植皮。因此,按照一般外科手术准备即可。

鉴于暴露疗法的诸多弊端及深度烧伤住院后多需早期手术治疗,因此除面部、会阴部等无法包扎的创面采取暴露疗法外,其余创面均行包扎疗法,创面涂抹磺胺嘧啶银或其他抗菌软膏,外用含银敷料包扎,术前及时换药,再次确定需要手术治疗的烧伤部位。疑有痂下感染的创面,可用5%~10%磺胺米隆溶液湿敷,以控制感染。

肉芽创面的术前准备至关重要。适合皮片生长的健康肉芽创面的标准是:颜色鲜红、质地致密、水肿轻、易出血、无过度增生,分泌物少,创面周围无急性炎症。准备适合植皮的肉芽创面的措施有:①及早彻底清除创面的坏死腐烂组织。②清洁和消毒处理创面周围的正常皮肤。③清洗、浸浴和湿敷创面,术前2~3天,每日湿敷创面2或3次。将纱布用生理盐水或含有抗生素或其他抑制细菌生长的药物浸湿后拧干,内层平铺一层敷料,外用多层湿敷料散乱的置于创面之上后加压包扎,通过敷料的虹吸作用,可以将创面上的分泌物吸除,使创面清洁,减少肉芽组织中的细菌含量,有利于移植后皮片成活。④术前对创面分泌物进行细菌培养和药敏试验,以便指导术前和术后用药。

供皮区的准备:术前剃去供皮区的毛发,如果是头皮供皮,最好于手术前晚剃头,过早剃头可以导致术中头发太长而影响取皮效果和取皮后皮片上毛发的去除。避免用刺激性强的消毒剂消毒供皮区。供皮区必须无感染灶。

颜面部手术的皮肤准备范围应包括全面部、颈部及锁骨上部皮肤,并剪短鼻毛,洗净鼻孔,但不剃眉毛。男性病人应术前1天理发,剃去胡须。女性病人术前先用肥皂或其他洗头剂洗发后,再用1:2 000苯扎溴铵(新洁尔灭)液泡洗头发30分钟。如为除皱病人,则术前

3天,每天如此法洗头。

　　四肢手术应剪短指(趾)甲,清除甲下积垢。手部手术皮肤准备范围应达到肘关节,足部应达膝关节。如果手术涉及上臂或大腿,则须剃去腋毛或阴毛。如以大腿为供皮区,则剃毛范围应上起小腹,下达小腿上1/3并剃去阴毛。

　　如为暴露疗法,要妥善保护准备切除的焦痂。

　　3. 机制　术前1天应用水剂外用药实施创面换药,有利于术中处理,术前一天及手术当日清晨,应对烧伤部位进行浸浴,以清除坏死渗出组织及减少细菌数量。焦痂部分采用暴露疗法,可促使焦痂干燥,疑有痂下感染者,局部湿敷,有利于控制局部感染。供皮区应在术前1天进行备皮,将毛发剃净并清洁,避免损伤批发,尤其是头皮的准备临床医师要在术前做好把关,以便手术中取皮顺利进行。

　　(三)物品准备

　　1. 概述　根据手术的难易程度、部位等,应提前做好手术所需的特殊药品、生物敷料、烧伤专业敷料、负压引流装置、术中冲洗液体、特殊手术器械、止血耗材、预制矫形器的材料等,这样可以避免手术中因准备不充分而影响手术进度及质量。

　　2. 指南　术前应根据手术的范围大小、难易程度、部位等,估计术中的失血量及备血,建立两条静脉通路,准备充足的备用敷料,估计手术中可能应用的负压材料及数量,需要便携式负压装置时,应提前备好负压引流设备,保证设备正常运行。严重烧伤或者有面颈部烧伤的患者,需要行气管插管。需要矫形器固定的,应根据手术部位及使用目的,严格设计并选择合适的板材、附件。根据药敏试验及临床工作者的个人经验,制定合理的抗生素使用计划及选择经济、实惠、疗效确切的外用药物。

　　3. 机制　早期负压材料及装置的准备,可避免术中因材料不足或仪器故障而延误手术,合适的负压压力及材料,将有助于皮片的成活或灌洗清除坏死组织。合理的抗生素应用能预防创面感染,促进创面愈合,若抗生素应用指征不明确或滥用,会造成肠道菌群紊乱及真菌感染等其他并发症。提前准备质量可靠、合适的创面覆盖物,保证术后创面的有效覆盖。根据烧伤程度及面积,估计出血量,并备血。一般肉芽创面等出血量较少,约50mL/1%TBSA 以下。其他部位约 100mL/1%TBSA 左右。留置导尿管,观察尿量,作为估计血容量和决定输液量的依据。建立两条静脉通道,一条供输血,以保证术中血容量;另一条供麻醉医生输注药物。评估气道情况,利于插管,必要时请耳鼻喉科会诊。对于术中或术后需要固定的部位,应根据固定部位的解剖特点及固定目的选择夹板或支具材料进行设计,达到强度合适、易于穿脱,符合手术要求。合理的矫形器应用能够促进组织修复,防止损害性应力作用造成手术失败。后期可用于预防瘢痕挛缩及畸形。

三、手术时机

　　(一)早期手术

　　1. 概述　"早期手术"最广泛的定义是烧伤后第一周内,平稳渡过休克期之后,能够尽早清除坏死组织游离皮肤移植修复创面(切、削痂,自体皮肤游离移植术)。

　　(1)适应证

　　1)烧伤病人早期切、削痂后非功能部位的大片创面。

　　2)烧伤病人脱痂后的非功能部位大面积肉芽创面。

　　3)大面积皮肤撕脱伤后皮肤缺损或皮肤坏死后遗留的肉芽创面。

4）大范围的体表肿瘤切除后创面。

5）坏死性筋膜炎等感染造成的大面积肉芽创面。

6）慢性溃疡和凿除骨皮质的骨面等血运比较差的创面。

7）大面积全厚皮或中厚皮切取之后供区创面的覆盖。

8）口腔、鼻腔、眼窝、阴道等黏膜缺损的修补。

9）整形外科手术中需要短期覆盖的创面如皮瓣蒂部创面。

（2）禁忌证

1）全身情况差,严重营养不良,严重贫血和低蛋白血症。

2）无血运的创面,如骨面和肌腱外露的创面。

3）感染严重的创面,特别是溶血性链球菌感染未控制前。

4）手掌、足跖功能部位或颜面部少用、慎用或不用。

2. 指南　中小面积深度烧伤,技术设备、条件良好的可施行急诊手术。在保证患者生命安全的前提下,注意把整形科的理念贯穿到小面积烧创伤的救治过程中,争取获得最大程度的功能与外观恢复。功能部位的移植大张自体皮肤或皮瓣修复,非功能部位以米克植皮术(Meek grafting)覆盖封闭创面,争取一次手术解决所有创面覆盖,缩短住院时间,尽早开始功能康复训练。

大面积深度烧伤,力争在回吸收阶段一次完成切削痂手术治疗,起码应该完成首次切削、痂手术,以便在伤后一周之内能够进行第 2 次手术,凡属特大面积深度烧伤的早期手术,要力争尽早以利于在一定时间内完成 3 次或更多次的手术治疗,由于手术次数计划时间跨度较大,天数较多,首次手术技术设备条件良好的单位选择理想的病例可以适当实行。休克及手术治疗条件不具备病例不适合不得强行休克期手术。

除了感染明确的创面脓毒症需要抢切创面外,一般应在血流动力学、主要器官功能指标相对稳定的状态下尽早手术。长期实践证明伤后 3~5 天是大面积深度烧伤,尤其是深度烧伤面积超过 70%TBSA 的首次切除的适宜时机,因为此时病情相对稳定,体能储备相对充足,手术切除面积应适当的扩大,以控制在 35%~40%TBSA(基本相当于双下肢或双下肢加一个上肢能够切除的体表面积)以内为宜。待术后病情相对稳定及时实行二次切除,同时检查处理首次手术创面,间隔时间为 3~7 天。休克期及二次手术期间加强全身及创面非手术治疗,力争在伤后 10~14 天以内完成切除植皮,但每次切除面积控制在 20%~25%TBSA以内。

对于不伴有吸入性损伤或伴有轻度吸入性损伤的Ⅲ度烧伤的年轻患者,推荐早期完全切除,有利于严重烧伤患者的预后。对于医疗条件有限或患者承受手术能力较差时,推荐分次去除烧伤组织和延迟植皮。

3. 机制　对烧伤创面深度的准确评估和对方面演变过程的深刻理解是实施创面处理的病理生理学基础,关于热烧伤组织自由浅及深,自中心向外周为凝固坏死带、淤滞水肿带、炎症充血带。

烧伤创面是烧伤的根病原。烧伤后由于毛血管通透性增加造成组织,尤其是痂下组织急剧水肿;组织交界区域炎症反应坏死,组织蛋白质凝固,血管缺乏极易导致创面感染,随着伤后时间的推移,创面表面定植并生长繁殖的细菌不断向痂下组织侵袭,产生内毒素,吸引多形核白细胞并释放大量蛋白水解酶和炎症介质,痂下水肿液中含有高水平的内毒素、炎症介质和细胞因子,可吸收进入血液循环诱发或加重脓毒症及高代谢反应甚至多器官功能衰竭综合征。深度烧伤的面积越大，坏死组织的量及由此产生的细菌和炎症介质量就越多，对机体的危害也就越大，因此大面积深度烧伤早期切除植皮的首要目的是减少创面坏死及炎症组织，减轻其危害并在挽救生命的同时兼顾外观及功能。深度烧伤后，焦痂与交界处组织的病理生理学变化有其基本规律及特点，深度烧伤后即刻至 7 天创面呈进行性收缩，焦痂干燥变硬，大面积深度烧伤后收缩坚硬的焦痂，加之痂下组织渐进性的水肿，尤其是进行液体复苏以后将持续而有力的压迫深部组织引发压迫综合征，随着休克期时间的推移痂下组织水肿逐渐减轻，至伤后 7~14 天，虽然焦痂仍比较完整的而中心变软，交界处组织已发生血管化，肉芽组织初步形成；伤后 14~21 天，蛋白水解酶加之感染因素的持续作用，溶解、破溃、分离造成大量的体液丢失，交界处肉芽组织形成；深度烧伤后，尽可能尽早切除并有效封闭创面，但大面积深度烧伤早期阶段病情危重，自身代偿调节能力较差，首次切除实际面积的确定及手术成功与否在很大程度上决定着患者其后病情是否稳定及预后；休克期是严重烧伤特有的一个病理生理阶段，并且其变化与烧伤的严重程度成正比，由体液渗出所致的组织水肿一般于伤后 12~24 小时达到高峰，期间发生着急剧的血液动力学变化。伤后 48 小时，尤其是 24 时以内，手术有加剧血流动力学紊乱之虞，对切除手术耐受有一定的限度；合并吸入性损伤，伤后延迟复苏，发生早期休克，以及诱发肠性感染者更使病情复杂化。在强调"早期""全部"切除深度烧伤有益效果的同时，应充分考虑手术创伤的有害影响，烧伤手术时间延长意味着手术创伤较大，住院时间也相应延长，大面积切除创面，失血与开放程度均远高于其他外科手术，可引发急性非特异性并与抗感染能力减弱有关的全身性免疫反应，对严重烧伤形成二次打击。近 20 多年来损伤控制性手术理念，逐步在外科领域推广和应用，已成为严重多发伤复合伤救治的重要原则。因此应全面评估患者的全身及局部病理生理状态，深度烧伤创面分布情况以及切除植皮后对机体的影响，以及团专业团队、麻醉、监护、血源、皮源等情况，确定适宜的切除时机和面积，在切除目标创面并有效封闭的同时，尽量避免或减少干扰内环境的因素，以维持机体自身代偿调节能力的相对平衡。

另有研究显示，对于深度烧伤（TBSA≤20%）的部位，如手足，早期手术联合康复治疗可取得满意的效果。对于儿童及年老体弱者，在充分评估后，早期切除亦可在儿童及年老体弱的患者实施，并可取得满意的效果。在医疗条件有限或患者对手术耐受比较差的情况，推荐分次切除和延迟植皮或皮瓣覆盖创面，可减轻病人手术压力及为移植物的成活提供良好的创基，然而这样可能会延长全身性炎症反应的时间，同样也增加了感染的风险。

（二）延迟手术

1. 概述　当患者伴有严重的全身炎症反应综合征（systemic inflammatory response syndrome，SIRS）或早期急性呼吸窘迫综合征（acute respiratory distress syndrome，ARDS），身体状况不能耐受手术时，选择延迟手术，采用强化换药的治疗方案。然而大面积手术延迟手术越晚，并发症的风险也就越大，增加了感染及死亡的风险。因此，延迟手术时机的选择应把握可靠的指征，让患者渡过危险期，保证最终康复。

2. 指南　生命体征不平稳，营养状态差，伴有严重的 SIRS 或早期 ARDS 时，均应选择延迟手术。为创造良好的移植条件，早期往往清创后，采用灌洗负压吸引或局部加强换药，待创基良好后实施手术治疗。但当创面出现感染危及生命安全时，必须优先切除感染创面。

3. 机制　在焦痂溶解脱落或侵袭性感染发生之前，应切除烧伤焦痂，一般在伤后 10 天到 3 周之间。大面积烧伤伴有严重吸入性损伤的病人，由于重度全身炎症反应及 ARDS，应延迟手术，保守治疗，加强换药，直到一般情况趋于稳定。延迟手术的时机应由有经验的烧伤外科医生来决定，以争取最佳的治疗"时间窗"。由于医疗条件限制或不宜早期切痂，应给予物理治疗、夹板固定、营养支持、加强换药、疼痛管理、维持体液平衡及合理的抗生素应用。随着液体复苏的结束，生命体征平稳后，亦可让患者出院门诊保守治疗，待创面良好后，再次入院手术治疗。同时，一些手术指征不明确的部位可能已有新生上皮覆盖，缩小了手术的范围，因此早期清创后加强换药延迟手术不失为一种安全有效的方法。

（贾赤宇）

第二节　烧伤手术方式

一、断层皮片移植

（一）概述

断层皮片移植是指将异体或异种或者自体的表皮和部分真皮一同移植到创面，这种移植方法最常用于烧伤创面和肉芽创面的覆盖。根据断层皮片的厚度，可分为刃厚皮片、中厚皮片、全厚皮片和带真皮血管网皮片。刃厚皮片的厚度为 0.15~0.30mm，含有表皮和部分真皮乳头层，取皮区一般不会形成瘢痕。中厚皮片的厚度为 0.30~0.60mm，依据所含真皮的厚度又可分为薄中厚皮片和厚中厚皮片，取皮区愈合后将形成瘢痕增生。全厚皮片包含全层皮肤组织，其厚度平均 1mm，由供皮区的天然厚度决定。该种皮片成活后外观、质地接近正常皮肤，挛缩程度较轻，能耐受一般程度的摩擦和负重，是理想的皮肤移植材料。但全厚皮片在感染创面上不易成活，移植前需谨慎评估创面床状态并做对应处理。

（二）指南

对于深度烧伤患者，早期切/削痂后创面，创面予以刃厚皮片移植，易于尽快覆盖创面。刃厚皮片由于易于成活和可反复获取的优点，目前仍然是大面积烧伤患者救治和慢性创面修复过程中重要的手段。目前，有临床医生通过对刃厚皮片扩增，达到在覆盖创面的同时，尽可能减少自体皮片获取的面积。但创面愈合后，由于皮片菲薄，易挛缩、色泽深暗、不耐磨、易起水疱，易造成肢体功能不全和外貌的缺陷仍然很难避免。

对于在肢体关节部位、身体承重部位的创面，以及部分增生性瘢痕挛缩松解手术后的创面，中厚皮片因其外观、质地较好，并能承受摩擦和压力而受到广泛应用。

全厚皮片在烧伤整形外科方向应用范围广，不仅适用于颜面部、功能及特殊部位、身体外露部位皮肤缺损的修复，还能用作人体腔道的衬里及器官再造（如尿道再造、外耳道成形等）。如待覆盖的创面存在感染情况，在彻底清创及审慎评估的下也可选用全厚皮片移植以达到较好的修复目标。

（三）机制

断层皮片由于包含有表皮和部分真皮层，运用滚轴取皮刀或电动取皮刀易于获取。又可依据所需移植部位的功能、外观、是否承重而有不同的应用，包括点状皮片移植、邮票状皮片移植、筛状植皮、大片皮移植、网状皮片移植、大张筛状植皮和微粒皮移植。一般在移植后 1~2 天，皮片依赖移植区域的含有各种营养因子的渗液供给，术后 18 小时开始通过血管提供部分营养，8 天时血管供给成为主要来源。另外，创面的正确处理和有效、恰当的固定是断层皮片存活的重要因素。

全厚皮片在植入创面后需紧贴于受区并制动,移植后 24~48 小时为决定皮片存活与否的关键期。如移植皮片能顺利渡过血浆营养期,进入血管再生血循环重建期,则皮片能够存活并较好的保留其内弹力纤维、腺体和毛细血管等结构。否则皮片将出现自溶、坏死及感染,使手术失败。

(舒　斌　陈　蕾　陈晓东)

二、皮瓣移植

(一)概述

随着修复理念的不断进步和革新,修复逐渐由最初的简单覆盖转变为基于亚单位、局部功能的修复重建。相较于皮片移植,皮瓣可以提供更生动和完善外观及功能重建。如何根据实际临床情况对不同的治疗手段进行选择和取舍是关键所在。

(二)指南

1. 鼻部　鼻位于面部正中,不仅为人类提供了呼吸和嗅觉功能,也是人体重要的美学器官。最早的鼻部重建技术可分为三类:印度法额部皮瓣、法国法颊部皮瓣和意大利法前臂皮瓣。随着整形外科技术的不断发展,各种局部、邻近及游离皮瓣技术被应用于鼻的修复重建中。亚单位概念的提出更进一步指导了鼻修复重建的手术治疗。

中、重度烧伤常引起不同程度的鼻部畸形。因为邻近组织常受累及,因此鼻重建对整复外科医师来说是一个巨大的挑战。对于不同烧伤面积及涉及亚单位数量的常用修复方法有以下几种:

(1)鼻尖的较小缺损可使用邻近局部皮瓣或岛状瓣(如鼻唇沟皮瓣等)。

(2)鼻翼缺损使用耳郭复合组织瓣游离移植修复。

(3)涉及 2 个或 2 个以上亚单位时,使用预扩张额部皮瓣行全鼻再造。

2. 耳　一直以来,烧伤耳的修复重建都是对整复外科医师的巨大挑战。烧伤所引起的外耳畸形多由软骨畸形造成,而到目前为止仍然没有材料可在形态、弹性方面完美替代自体耳软骨。严重烧伤引起的软骨畸形除烧伤直接毁损外,更多是由于烧伤后耳部皮肤瘢痕挛缩、软骨炎性损伤等继发病变造成,因此及时治疗耳部瘢痕、纠正软骨炎症对预防及改善外耳畸形有着重要的意义。对于严重烧伤引起的外耳缺损,需行全耳再造。1971 年,Tanzer首先报道了使用肋软骨作为骨性支撑行 4 期手术进行全耳再造,随后 Brent 和 Nagata 在其技术上做了大量的改进。除肋软骨外,也有报道使用硅胶假体、多孔高密度聚乙烯(porous high-density polyethylene,商品名 Medpor)及聚四氟乙烯(PTFE)材料作为支撑骨架行全耳再造,但对于这些材料发生感染并发症或引起皮肤破溃最终导致手术失败的缺点仍存在争议。

目前根据烧伤程度不同,耳修复重建的方法有以下:

(1)较小的缺损使用局部推进瓣进行修复。

(2)对于较大的缺损,可使用耳后皮瓣进行修复。

(3)使用肋软骨作为骨性支架,应用颞浅筋膜瓣覆盖软骨组织,表面行皮片移植的全耳再造。

(4)使用肋软骨作为骨性支架,扩张耳后皮肤行全耳再造。

3. 眼周区域　眼睑具有保护并润滑角膜和结膜表面的生理功能。眼睑闭合不全可导致眼球表面代谢异常及视觉缺失。烧伤后引起的眼周瘢痕如不及时处理,不仅会引起外观畸形,更会导致严重的继发损害。因此,眼周组织的修复不仅是简单的缺损覆盖,更需要在术后远期恢复过程中维持眼周各组织间的微妙平衡,以保持眼睑的正常解剖位置,防止挛缩的进一步发生。对于眼周区域的烧伤后手术治疗,必须分别对上下板层进行逐层修复重建。

前板层皮肤较薄,重建时需尽可能与正常组织厚度相似,使其具有较好的活动度,且没有毛发。后板层包括睑板和结膜,睑板为眼睑提供结构支撑并对眼睑稳定起到重要作用;结膜则为眼球提供一个光滑的接触面,防止角膜受到机械损伤。如瘢痕挛缩引起轻微的闭眼不全,可仅通过切开松解挛缩并使用局部皮瓣改善;如果存在严重眼睑闭合不全,对于结膜、睑板完整的患者来说,皮片移植是最好的解决办法。上睑可使用断层皮片,下睑需使用全厚皮片,目前可以使用全厚皮片供区常有:对侧眼睑皮肤;耳后皮肤;锁骨上皮肤。

完全性睑缺损的病例较少,但严重烧伤常导致中间部分睑结膜损伤,对于这样的患者需根据实际情况采取皮片、局部或游离皮瓣修复。

4. 口周区域 在严重烧伤患者中,累及颈部及下面部十分常见。口周瘢痕挛缩引起患者口角歪斜及张口受限,造成患者容貌畸形、进食困难和言语沟通障碍,严重影响了患者的日常生活及心理健康。口周烧伤的治疗应根据所涉及的亚单位数量及烧伤严重程度进行分类。

(1)烧伤引起口周瘢痕挛缩,对于较轻的瘢痕挛缩牵拉,可以应用局部瘢痕松解术或局部皮瓣(Z字成形,V-Y推进等)改善。

(2)对于不伴口角牵拉的较严重瘢痕挛缩,可依据不同的亚单位,进行全厚皮片移植。

(3)对发生严重的口角牵拉偏斜但瘢痕挛缩并不严重的患者,可结合使用局部皮瓣和皮片移植进行修复。

(4)对于发生严重的口角牵拉偏斜合并挛缩畸形的患者,需先予以彻底松解瘢痕挛缩,随后使用游离皮瓣或预构皮瓣进行修复覆盖。

(5)对于涉及多个亚单位的唇周烧伤修复,可使用股前外侧皮瓣或前臂皮瓣。对于男性患者来说,预扩张双蒂头皮瓣是一个十分理想的治疗选择。

5. 颊部 面颊部烧伤后瘢痕外观明显,过去常使用断层皮片移植进行修复。然而,皮片移植明显的色素沉着、逐渐加重的远期挛缩、不平整的表面质地和异常的毛发生长使面部受区呈现出"面具脸"。

颊部烧伤的手术治疗应始终遵循亚单位原则:

(1)如瘢痕仅累及部分颊部皮肤,则可在健康皮肤下方放置扩张器,通过单次或多次组织扩张进行修复。

(2)如瘢痕累及全颊部皮肤,则需使用预构颈部扩张皮瓣,对整个面颊部皮肤进行置换。

6. 关节挛缩 将挛缩关节处的瘢痕性皮肤牵拉区完全分开,并且避免术后关节再次发生瘢痕挛缩是手术的主要关注点。挛缩组织可涉及较深的组织,包括骨骼,软骨和关节囊。

手术治疗应遵循的原则为:

(1)完全解除瘢痕的线性挛缩带,可以使用Z字成形术切开瘢痕后覆盖创面。

(2)当瘢痕为片状或大面积瘢痕时,可使用全层皮肤移植行局部皮瓣重建。使用皮瓣覆盖的最大优势为优化关节功能,有效避免术后关节再次发生瘢痕挛缩。

(3)指关节的瘢痕挛缩可通过局部Z字成形术来松解重建范围较小的瘢痕挛缩,或者使用皮肤移植重建面积较大的挛缩。术后短时间内关节制动以及之后的关节活动、复健是必要的。

7. **手烧伤**　手部烧伤的早期治疗对于较好的远期结果,避免手部功能受损的并发症至关重要。全厚皮肤移植物优于断层皮肤移植物,负压伤口治疗装置有助于减少损伤组织范围。手掌侧烧伤多因皮肤较厚而愈合较好,手背侧部烧伤通常需要皮肤移植。

手部烧伤常见的重建问题包括伸肌腱的重建和关节挛缩。使用皮瓣重建有助于提高手部关节的活动度。在对手指进行操作时,尽量将术区置于手指的一侧,避免双侧指动脉损伤。

(三) 机制

1. **局部皮瓣**　当关节,颈部和腋窝等活动区域使用皮肤移植后,伤口会发生收缩并导致继发性挛缩。相对应的,局部皮瓣可在覆盖创面的同时减少活动区域的挛缩,最大限度维持功能。一般来说,局部皮瓣可分为推进皮瓣、旋转皮瓣和异位皮瓣。当烧伤面积较大,而传统局部皮瓣不能很好地覆盖创面时,可采用螺旋桨皮瓣。最初,螺旋桨皮瓣被设计为基于皮下筋膜蒂的皮瓣用于修复肘窝或腋窝的创面。目前,螺旋桨皮瓣被改良为穿支皮瓣,其血供更丰富、移动度高,更有利于皮瓣的成活和覆盖更大的创面。其他可用的局部皮瓣包括多叶螺旋桨皮瓣、瘢痕蒂旋转皮瓣、楔石皮瓣和菱形皮瓣。

2. **远位皮瓣**　远位皮瓣一般应用于修复活动性要求较高区域(如颈前,腋窝和关节)的大面积烧伤后挛缩性瘢痕,以防止皮片移植后再次挛缩。对于颈前区,胸大肌肌皮瓣、背阔肌皮瓣和斜方肌肌皮瓣可作为带蒂皮瓣进行修复。此外,很多穿支皮瓣也可供选择,比如面动脉、甲状腺上动脉、颈横动脉、锁骨上动脉、胸廓内动脉、肋间动脉和颈浅动脉穿支皮瓣。腋窝区域的修复可使用的传统远位皮瓣包括肩胛、肩胛旁皮瓣,以及背阔肌肌皮瓣。另外,胸背动脉穿支皮瓣和胸外侧动脉穿支皮瓣也可用于腋窝部位的重建。

根据泰勒和帕尔默所提出的血管体区理论可获取大面积的皮瓣,而皮瓣的选择是与穿支血管的大小以及皮瓣的面积相关。

3. **游离组织的转移**　一般来说,当存在骨骼、肌腱或软骨暴露,并且局部或远位皮瓣不足够时,可使用游离组织瓣行烧伤后重建。目前,随着伤口负压吸引等技术的不断进步,游离组织瓣被常规应用于烧伤后的重建。随着显微外科手术的不断成熟,游离皮瓣通常用于修复大面积或特殊部位的创面,这样不仅保留了缺损区域的功能,而且使其更为美观,并使供体部位发病率最小化。不过,游离组织瓣也存在其技术难点,包括厚度、纹理和颜色的匹配,以及供区的并发症,这些因素需要外科医生格外注意。

为了降低供区并发症的发生率可选用穿支皮瓣如股前外侧皮瓣、腹股沟皮瓣和肩胛皮瓣。若需较长的血管蒂,可选用股前外侧皮瓣、腹壁下深动脉穿支皮瓣,以及前臂桡侧皮瓣和背阔肌皮瓣。若考虑颜色和纹理的匹配,可选择从创面相邻区域获取游离组织瓣。

4. **超薄皮瓣**　Situ 等人于 1986 年首先报道了组织量较薄的皮瓣。这种皮瓣可基于血管蒂直接营养皮肤的解剖学特点进行获取,但远端组织常常出现坏死是其主要缺点。Hyakusoku 和 Gao 等人一直在开发这种皮瓣并且于 1994 年提出了一种更安全的技术——超薄皮瓣。超薄皮瓣泛指皮下血管网营养皮瓣,其主要特征是极其薄的组织形式:可去除皮下脂肪层并看到皮下血管网(皮下神经丛)层。一般来说,皮瓣修薄可有效减少血液灌注时在脂肪组织中的损失,增加皮瓣存活区域。在"外增压"技术的帮助下,可以获取成活面积较大的超薄皮瓣——穿支 - 外增压超薄皮瓣。这些皮瓣修复外形、轮廓要求较高的区域效果很好,如面部,颈部和手。

5. **预构皮瓣**　对于烧伤面积较大的创面,患者通常缺乏正常皮肤用于修复形态、功能要求较高的区域,如头部和颈部以及手部。预制皮瓣是指在皮肤下直接植入血管载体,随着时间的推移,血管载体与上方的皮肤组织之间形成血管连接,允许外科医生将任何目标区域的皮肤组织作为远位皮瓣或游离皮瓣用于修复烧伤区域。借助惰性生物材料包饶血管蒂近端(硅酮或聚四氟乙烯)可方便组织瓣的获取和转移。

(章一新)

三、复合组织移植

(一)概述

复合皮(composite skin)是一种永久性覆盖创面的替代物,是由自体表皮和异体真皮或人工真皮组成的创面覆盖物。复合皮移植具有以下优点:可获得类似于中厚皮移植的效果,节省自体皮源。也有其自身不足:复合皮无皮肤附属器,移植后血供不足,成本较高等。

(二)指南

脱细胞异体真皮联合自体刃厚皮移植适用于烧伤后功能性缺损的修复;可以促进创面管理,美容效果好,功能恢复良好,供皮区瘢痕增生少。

(三)机制

自体刃厚皮保留了表皮基底层,可以再生皮肤表皮结构。脱细胞异体真皮,即保留了构成细胞外基质的结构蛋白和功能蛋白的天然结构,如胶原蛋白、纤维连接蛋白、层粘连蛋白和波形蛋白等;又去除了真皮基质中具有较强免疫细胞组成的细胞成分,减少了排斥反应。两者联合在维护皮肤的耐用性、耐磨性、抗压性和抗剪切应力等方面起着重要的作用,极大减少了挛缩性瘢痕的形成。

(胡志成 唐 冰)

四、细胞治疗

(一)概述

传统的皮片移植和皮瓣移植普遍存在供区损伤大、适用范围窄以及皮片成活率低等缺陷,而通过细胞移植则能有效克服这些不足。细胞治疗,就是将种子细胞(常用表皮基底细胞)应用于创面治疗,以其仅需少许自体刃厚皮片即可获得大量自体表皮基底细胞的特点,达到节约皮源,促进创面愈合,减少治愈后瘢痕增生挛缩、改善外观和一定程度上提高生理功能的目的。目前已有相关临床研究证实其效果,但基础实验研究相对较少,其具体机理尚未完全阐明。

(二)指南

在烧伤创面植皮修复时,单纯应用自体表皮基底细胞治疗,可以节约皮源,促进创面愈合。

应用自体表皮基底细胞悬液联合皮片移植时,可更快促进创面愈合,提高植皮成活率,术后并发症血肿、感染、液化、坏死明显减少。

1. 应用范围

(1)治疗烧伤:尤其对大面积浅度及深Ⅱ度烧伤有良好疗效。

(2)治疗瘢痕:如痤疮瘢痕、创伤后瘢痕及医源性瘢痕等,能够显著改善原瘢痕区域的形态及功能,实现瘢痕最小化。

(3)治疗皮肤溃疡:如糖尿病性溃疡、血管性溃疡等慢性皮肤溃疡。

（4）治疗深层皮肤缺损：尽管表皮基底细胞悬液多用于修复浅层皮肤缺损，但有报道将其直接应用于皮瓣移植术供瓣区和恶性黑色素瘤局部扩大切除术术区（缺乏表皮、真皮及皮下组织），取得令人满意的良好效果。

（5）治疗皮肤色素异常：表皮基底细胞悬液中含有一定数量的黑色素细胞，有助于恢复正常肤色，对稳定期白癜风、黑色素细胞痣等皮肤色素异常有良好的治疗效果。

（6）联合应用：可作为种子细胞与其他技术联合应用。如与脱细胞异体真皮或双层人工真皮联合使用可治疗全层皮肤缺损；与生物敷料合用，可加速上皮细胞的修复；与刃厚皮移植联合应用，可显著提高皮片成活率。

2. 使用规范

（1）术中先将器械盒置于无菌工作台上，按要求分别配置消化酶溶液及乳酸钠试剂，加温试剂盒使消化酶溶液的温度达到37℃；

（2）根据治疗区面积取供皮区刃厚皮片（0.15~0.20mm），平均每 $1cm^2$ 供皮区最多对应 $80cm^2$ 治疗区；

（3）将皮片浸于消化酶溶液中消化 15~20min 使表皮层与真皮层分离，等待过程中对治疗区域进行清创、止血等处理；

（4）取出皮片并置于乳酸钠试剂中和消化酶，分离表皮和真皮；

（5）以无菌手术刀轻刮皮片基底膜两侧细胞，用乳酸钠试剂反复冲洗后以 $100\mu m$ 细胞滤网过滤，收集滤液，即为表皮基底细胞悬液，将其均匀喷洒于治疗区域；

（6）若有剩余滤液，可将其喷洒至供皮区；

（7）用保护敷料分别覆盖供皮区和治疗区。

3. 注意事项

（1）用于消化皮肤的消化酶使用前要求保存在 −20℃ 条件下，而 Typle 消化酶可常温保存，还有一些消化酶为冻干粉可常温保存，需按不同酶要求来保存。

（2）创面要求彻底清创，有较好的细胞移植条件。

（3）术后禁止在术区肢体输血、输液、测血压，密切观察创面敷料有无渗血、渗液及异味。

（4）每 2~3d 更换外层敷料，6~7d 后去除外层敷料，根据伤口愈合情况决定是否去除内层敷料。

（5）根据治疗目的决定是否防晒：白癜风等色素缺失患者不需防晒，其他患者应在半年内严格防晒，并涂抹防瘢痕药物，以减少色素沉着及瘢痕。

（三）机制

细胞治疗可以额外补充创面所损失的细胞成分，有利于创面修复，加快上皮爬行。同时，其分泌的细胞外成分也对创面修复具有一定的作用。

1. 为创面提供充足的角质形成细胞　当前分离细胞和制备细胞悬液共需 20~30min，细胞存活率为75.5%，存活细胞数为 $1.70 \times 10^6/cm^2$，其中角质形成细胞占64.3%。细胞悬液中的细胞在22℃环境下 4h 和 18h 后的存活率分别为98.8%和0，在4℃环境下 4h 和 24h 后的存活率分别为87.0%和86.3%；在经过装有喷嘴的注射器喷洒后，细胞悬液细胞存活率为69.5%，没有统计学意义上的明显下降。这说明注射器喷洒的使用方式、手术室的使用环境、短暂的冷藏都不会影响表皮基底细胞的活性。

2. 有效保持组织稳态　表皮基底细胞悬液含64.3%角质形成细胞、30.3%成纤维细胞、3.5%黑色素细胞，该比例与正常皮肤细胞比例相近，保证了细胞间数量上的平衡。

3. 对创面血运要求低　表皮基底细胞悬液均匀地喷洒于创面床,细胞与创面床直接接触,创面微弱的血液运行,就能供给表皮基底细胞充足的养分,从而促进创面的愈合。

4. 旁分泌作用　新进研究表明,角质形成细胞等细胞能够分泌细胞外囊泡传递生物学信号从而促进创面愈合。

(胡志成　王　鹏　朱家源)

五、大张异体皮打洞嵌自体皮移植

(一)概述

大张异体皮打洞嵌自体皮移植是指在大张异体皮上等间距做正方形的开窗,窗口中间移植自体小皮片,自体小皮片与周围的异体皮源不留间隙,自体皮片大小一般为0.3cm×0.3cm~0.5cm×0.5cm,皮片间距一般为1cm。这种方法具有以下优点:以小面积正常皮肤作为供皮区,反复取皮打洞嵌植自体皮片,以节省皮源;同时,自体皮扩展过程中创面不暴露,降低感染等一系列并发症的发生。

(二)指南

大张异体皮打洞嵌自体皮移植,是我国独创的一种修复大面积深度烧伤创面行之有效的方法,尤其适用于大面积Ⅲ度烧伤的临床治疗中,它不仅可以解决大面积烧伤患者自体皮源不足的问题,还可以使创面得到一次性永久闭合,提高了大面积烧伤的抢救成功率。

(三)机制

大张异体皮打洞嵌自体皮移植利用自体皮片增殖从皮片周缘开始的原理,将自体皮片剪切得很小以扩大其周长,再用大张异体皮覆盖创面,以手术刀和剪刀等距开孔,嵌入自体小皮片。自体皮增殖匍行于异体皮表皮与真皮之间,最后融合成片,异体表皮脱落,异体真皮保留于新生自体表皮之下,改善创面愈合质量。

(谢举临)

六、微粒植皮

(一)概述

微粒皮移植是将自体皮制成<1mm²的微粒,以大张覆盖物(如异体皮或异种皮)为载体,移植至创面。微粒皮移植具有以下优点:扩展面积大,能够最大限度地节省皮源,一次性覆盖创面,解决了自体皮源不足的难题。

(二)指南

对深度烧伤患者早期行切痂微粒皮移植能明显降低患者的病死率;适当的扩展比(5∶1~10∶1)具有良好的创面愈合效果;提高创面一期预后率,能有效改善患者的远期愈合质量。

应用异种脱细胞猪皮代替异体皮行自体微粒皮复合移植治疗大面积深度烧伤创面可减轻患者全身炎性反应,改善患者的营养状况,减少对异体皮的依赖,可作为同种异体皮的良好的替代材料。但较异体皮相比,微粒皮移植适宜分批次进行。

(三)机制

自体微粒皮移植能最大限度地利用自身皮源,有效地封闭大部分创面,使创面尽早愈合。异种脱细胞猪皮具有良好的组织相容性,但未及异体皮能在较短时间同机体建立血运,并很快达到内环境稳定状态。

（胡志成　朱家源）

七、米克植皮术

（一）概述

米克植皮术（Meek grafting），即 Meek 微型皮片移植技术，1958 年于美国问世。新一代的米克植皮术技术由荷兰的 Hermans 和 Kreis 研究改进，在 20 世纪 90 年代逐步完善，并很快普及推广。米克植皮术按临床应用程序主要包括三大步骤：①在选定合适的供皮区用取皮机切取刃厚皮片；②将所取皮片在特制的 Meek 切片机上加工成微型皮片；③通过特制的扩展和移植载体将预制的微型皮片进行预定倍数的扩张，然后进行移植。米克植皮术的优点集中体现在能够最大限度地利用皮源，有效地解决游离皮片移植的皮源短缺问题。和微粒皮移植一样，成为大面积深度烧伤创面修复的代表性术式。

（二）指南

大面积深度烧伤患者皮源严重短缺，需要尽早去除创面坏死组织，并进行植皮等有效创面覆盖，早已达成广泛共识。早期切削痂，结合应用米克植皮术，能够显著减少感染源、降低脓毒症的发生、迅速修复创面、提高救治成功率。不同比例的扩展比（1∶3、1∶4、1∶6 及 1∶9），为临床应用提供了更多的针对性选择，具有良好的创面愈合效果，并能有效改善患者的远期愈合质量。和通常需要异体皮作为载体的微粒皮移植术相比，米克植皮术不需要用到来源困难的异体皮，借助于特制的配套设备耗材（Meek 切片机、聚酰胺双皱纱、专用喷涂胶水等），技术规范、操作方便、安全有效，可以明显缩短手术时间，皮片扩展率大，成活率高，全面上皮化时间更快，加快了创面愈合，从而缩短治疗周期，减少总治疗费用。

（三）机制

米克植皮术技术可以利用小范围的供区皮肤，通过特制的切片机，将 $4.2cm^2$ 软木盘上承载的皮片进行纵横两次双向切割，使切割成 196 片 $0.3cm^2$ 的微型皮片。由于皮片越小，上皮化的基线总和就越长，其扩张速度就越快，从而能最大限度地利用自身皮源，快速有效地封闭创面，使创面尽早愈合。取皮厚度通常为 0.25~0.3mm，取皮区可以很快愈合并短期内再次应用。

（徐盈斌　黄广涛）

第三节　术后处理与随访

一、运动疗法在病理性瘢痕治疗中的应用

增生性瘢痕和挛缩不单影响美观，同时也会引起严重的功能障碍。运动疗法是物理治疗的核心，通过徒手或借助器械，利用力学原理来预防和治疗疾病，防治患者运动功能障碍的方法。尽早开始运动治疗可使瘢痕塑形，促进瘢痕软化，有效防止后期瘢痕挛缩及畸形的发生。对于已经出现严重挛缩畸形的部位，则需先进行手术矫正，再进行运动疗法，以维持手术效果并进一步提高功能水平。

（一）关节活动度训练

瘢痕组织增生、挛缩以及与周围组织的粘连往往会降低关节运动范围，影响关节的主动、被动运动。关节活动度训练就是利用各种方法以维持和恢复因瘢痕等因素导致的关节活动度受限。正常各关节各方向的活动均有一定的角度范围，此范围称为关节活动度。关节活动度的正常值有个体差异，患侧可参照健侧，双侧损伤可参照关节活动度正常值表（表3-1）。

表3-1 关节活动度正常值表

关节	方向	关节活动度
颈	屈曲	0°~45°
	伸展	0°~45°
	侧屈	0°~45°
	旋转	0°~45°
胸、腰	屈曲	0°~80°
	伸展	0°~30°
	侧屈	0°~40°
	旋转	0°~45°
肩	屈曲	0°~180°
	后伸	0°~50°
	外展	0°~180°
	内、外旋	各0°~90°
肘	屈伸	0°~150°
	旋前旋后	各0°~90°
腕	掌屈	0°~90°
	背伸	0°~70°
	桡偏	0°~25°
	尺偏	0°~55°
拇指	掌指关节屈曲	0°~50°
	指间关节屈曲	0°~80°/90°
	外展	0°~50°
手指	掌指关节屈曲	0°~90°
	掌指关节过伸	0°~15°/45°
	近端指间关节屈曲	0°~110°
	远端指间关节屈曲	0°~70°
	外展	0°~25°
髋	屈曲	0°~125°
	后伸	0°~30°
	内收、外展	各0°~45°
	内旋、外旋	各0°~45°

续表

关节	方向	关节活动度
膝	屈曲	0°~135°
踝	背屈	0°~20°
	跖屈	0°~45°
	内翻	0°~35°
	外翻	0°~20°

（二）训练方法

1. **体位保持** 良好体位的保持对预防瘢痕挛缩至关重要，应注意避免患者长期屈曲和内收的舒适体位。体位保持可采用毛巾垫、枕头、矫形器或牵引装置。正确的体位成"大"字，具体如下：头仰卧位并使头居中位。颈去枕后伸位，必要时热塑夹板固定。肩关节用枕头或夹板保持在外展90°和外旋位。肘一般情况下或肘屈侧烧伤均使肘保持伸直位。手部可用夹板保持虎口展开，掌指关节屈曲，指间关节伸直。如仅有掌侧瘢痕，必须处于对抗位。双下肢外展，双踝保持背屈位。必要时夹板固定，保持踝关节在0°，以防止足下垂。

2. **被动运动** 被动运动可由治疗师进行或是利用器械进行持续被动活动（continuous passive motion，CPM）（图3-1）。若无禁忌证，各关节的被动运动应尽早进行，被动运动的角度视耐受情况逐渐增加直至达到全范围的活动。被动运动时，患者体位置于舒适体位，固定关节近端，被动活动远端，动作宜缓慢、均匀，切忌暴力。在关节被动活动的最大幅度均应保持数秒，每个方向重复5~10次为一组，每天3~5组。

（1）颈部的被动运动

1）后伸：患者仰卧，肩部垫枕，保持头部充分后伸。治疗师一手置于胸骨，另一手托住下颌，相反用力，尽量使头后伸（图3-2）。

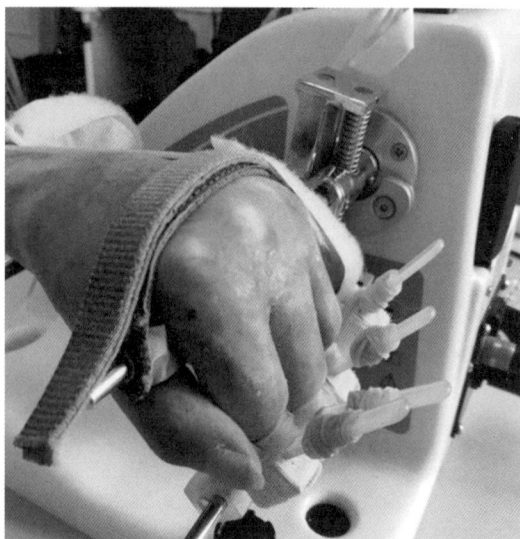

图3-1　手指CPM

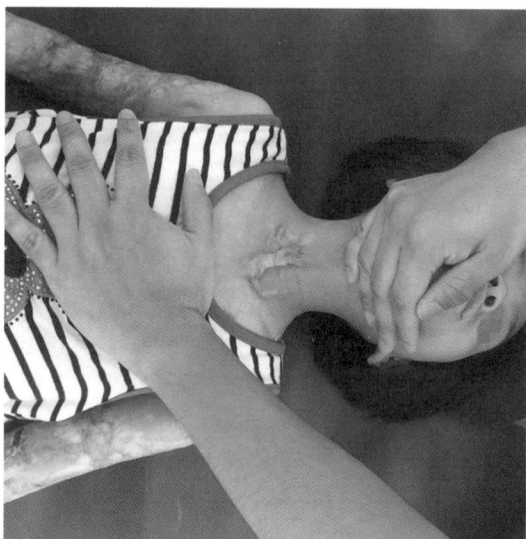

图3-2　颈后伸

2）旋转：患者仰卧，肩部垫枕，保持头部充分后伸。治疗师一手固定肩部，另一手托住一侧下颌及脸颊转向对侧（图3-3）。

3）侧屈：患者仰卧，肩部垫枕，保持头部充分后伸。治疗师一手固定肩部，另一手托住一侧头部向对侧侧屈（图3-4）。

（2）肩关节的被动运动

1）屈曲：患者仰卧，肩稍外展。治疗师一手握住前臂远端，一手握住上臂远端，沿矢状面上举到最大幅度完成屈曲（图3-5）。

2）后伸：患者俯卧。治疗师一手固定肩胛骨，一手拖住上臂远端沿矢状面后伸至最大幅度（图3-6）。

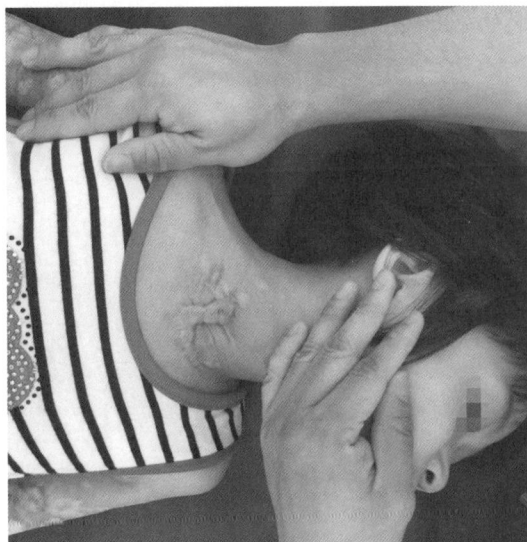

图3-3　颈旋转

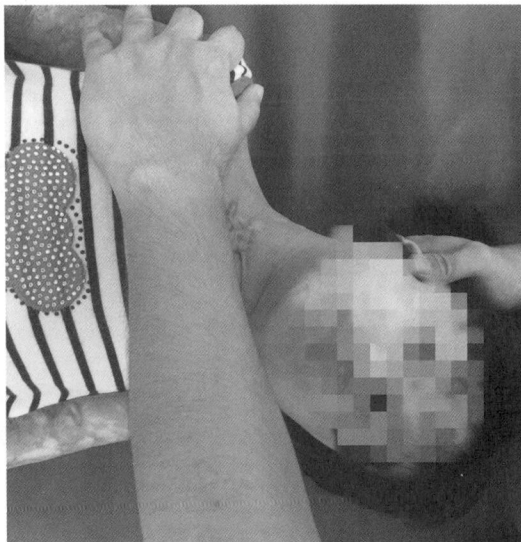

图3-4　颈侧屈

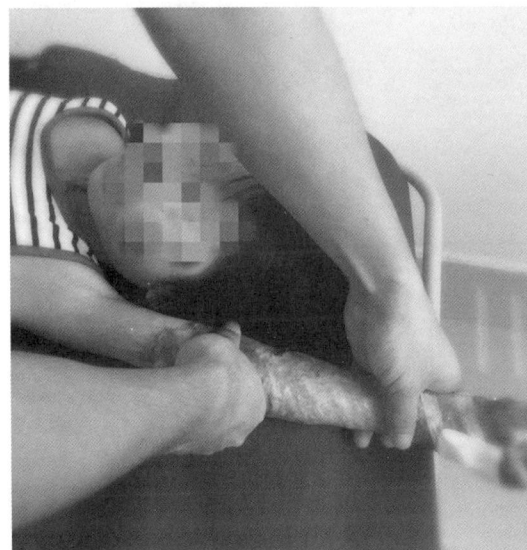

图3-5　肩关节屈曲

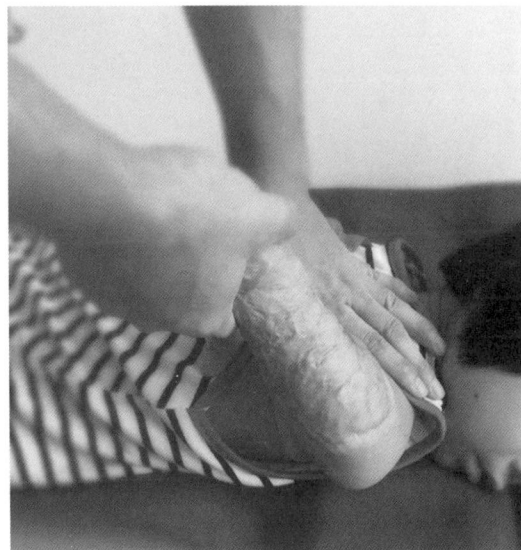

图3-6　肩关节后伸

　　3）外展：患者仰卧，肩稍外展。治疗师一手握住前臂远端，一手握住上臂远端，沿冠状面外展至最大幅度（图3-7）。

　　（3）肘关节及前臂的被动运动

　　1）屈伸：患者仰卧。治疗师一手固定上臂远端，另一手握住前臂远端，沿矢状面做屈伸运动至最大幅度（图3-8）。

　　2）前臂旋前、旋后：患者仰卧。治疗师一手固定上臂远端，另一手握住手掌，进行前臂旋前、旋后至最大幅度（图3-9、图3-10）。

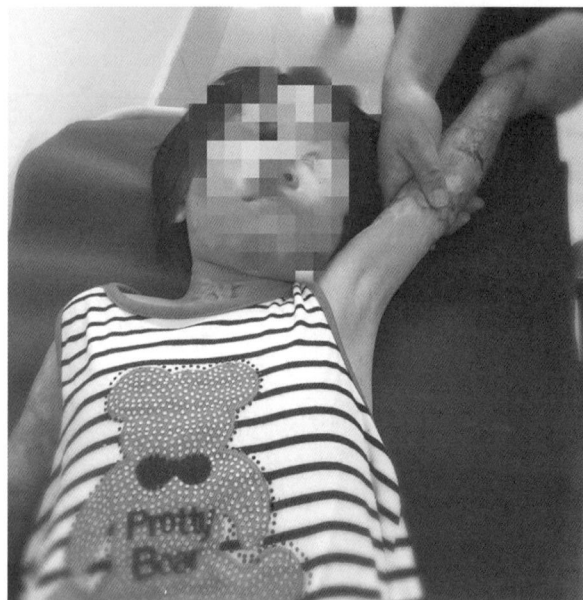

图3-7　肩关节外展

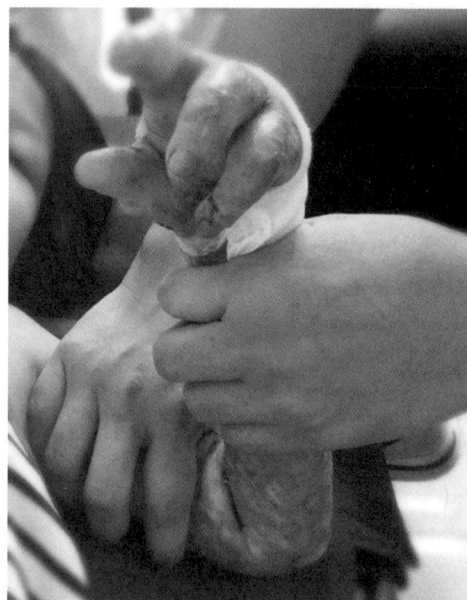

图3-8　肘关节屈曲

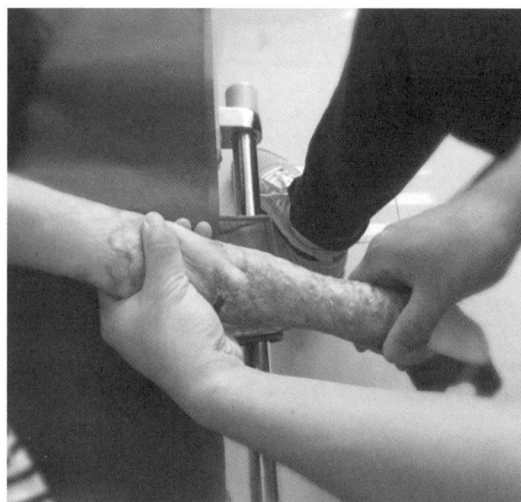

图3-9　前臂旋前

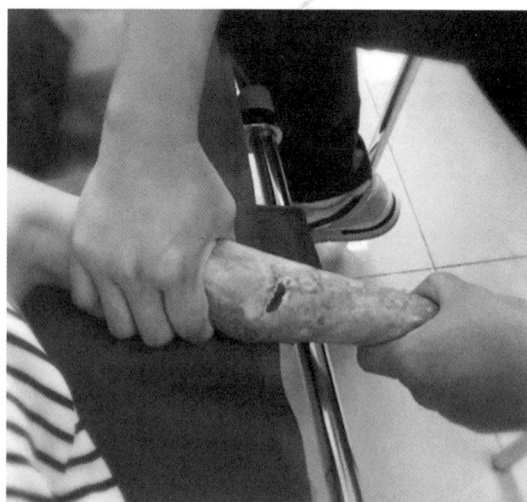

图3-10　前臂旋后

（4）腕关节的被动运动

腕关节屈、伸及尺、桡偏：前臂置于治疗床或治疗桌上。治疗师一手固定腕关节近端，另一手握住腕关节远端，作屈、伸及尺、桡偏运动至最大幅度（图3-11、图3-12）。

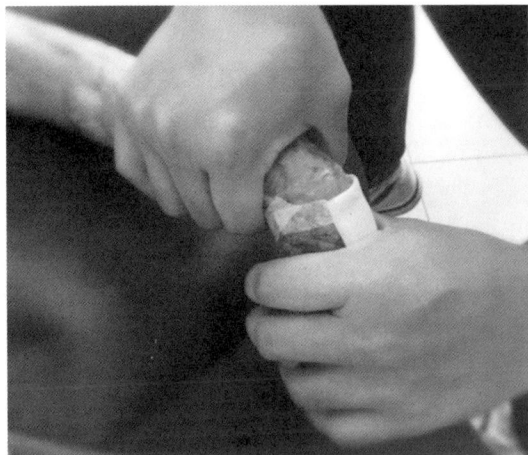

图 3-11　腕关节屈曲

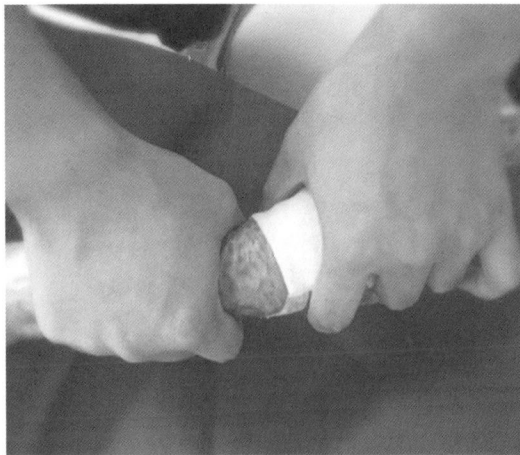

图 3-12　腕关节尺偏

（5）手的被动运动

1）拇指内收、外展：前臂置于治疗床或治疗桌上。治疗师一手固定除拇指外其余四掌骨，另一手活动拇指掌腕关节、掌指关节及指间关节往小指指根掌横纹方向运动，完成内收；握住拇指近节指骨进行外展，完成外展运动（图3-13、图3-14）。

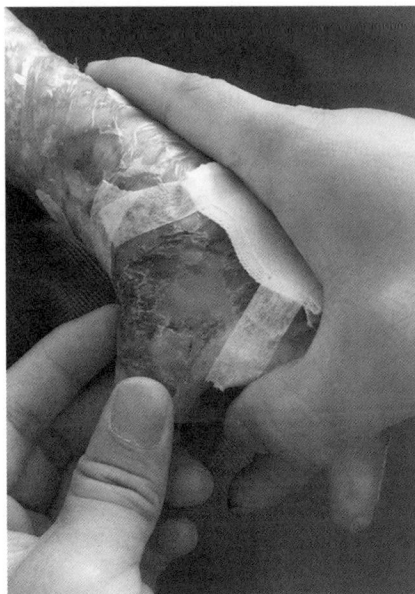

图 3-13　拇指外展

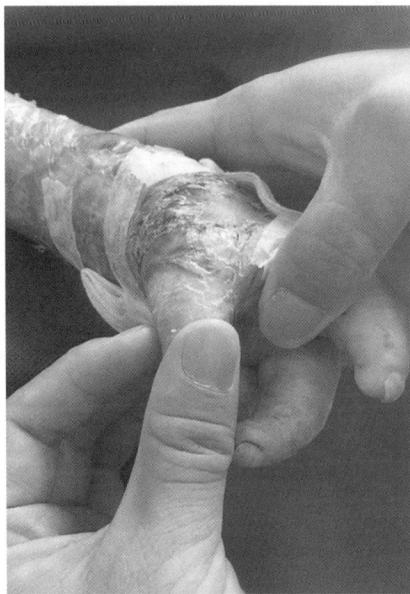

图 3-14　拇指内收

2）掌指关节、指间关节屈伸：前臂置于治疗床或治疗桌上。治疗师一手固定掌骨远端，另一手握住近节指骨，进行掌指关节屈伸运动至最大幅度（图3-15）。指间关节被动活动与掌指关节相似,固定关节近端指骨,活动关节远端指骨。

（6）髋关节的被动运动

1）屈曲:患者仰卧。治疗师一手握住胫骨远端,另一手固定膝关节,双手同时用力将膝关节及股骨推向腹部(图3-16)。

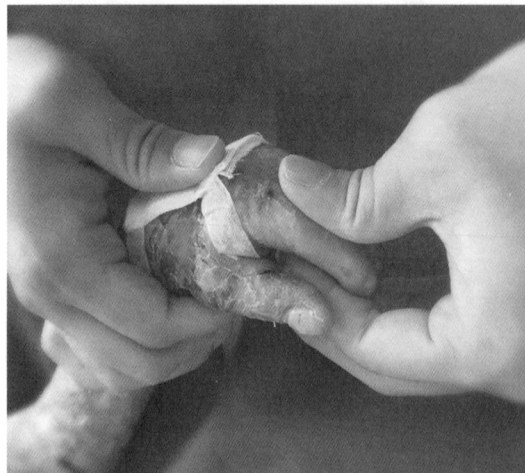

图3-15 示指掌指关节屈曲

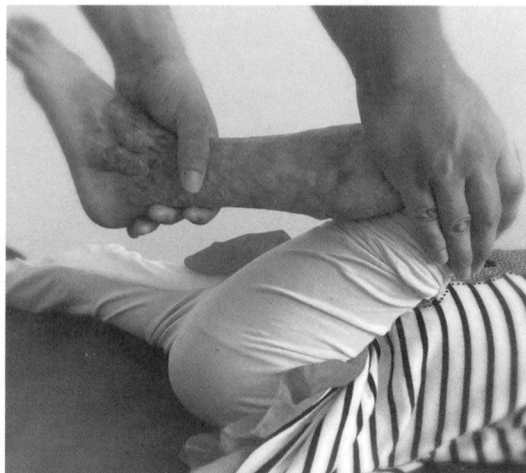

图3-16 髋关节屈曲

2）后伸:患者俯卧。治疗师一手拖住小腿,另一手拖住膝关节,双手同时用力向上抬起使髋关节后伸。

3）外展:患者仰卧。治疗师一手握住胫骨远端,另一手拖住膝关节内侧,双手同时用力沿冠状面向外移动至最大范围。

（7）膝关节的被动运动(膝关节屈、伸):患者俯卧或坐位。治疗师一手固定股骨远端,另一手握住胫骨远端,进行最大范围的屈伸活动(图3-17、图3-18)。

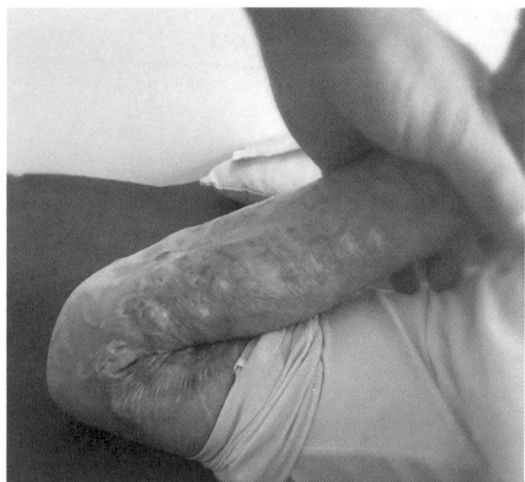

图3-17 膝关节俯卧位屈曲

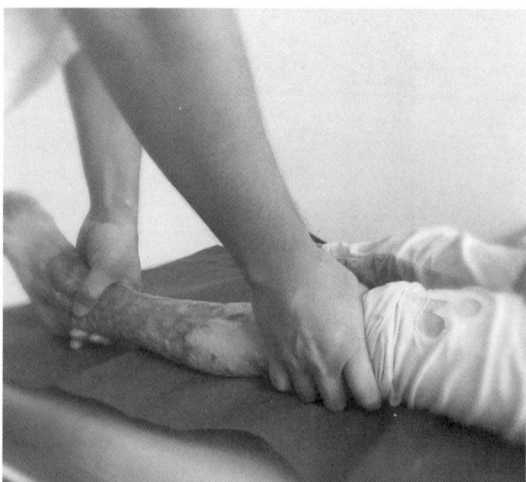

图3-18 膝关节伸直

（8）踝关节及足趾的被动运动

方法1（踝关节跖屈及内、外翻）：患者仰卧。治疗师一手固定胫骨远端，另一手握住足背，向下、向内，向外完成最大范围的跖屈、内翻、外翻活动（图3-19）。

方法2（踝关节背屈）：患者仰卧。治疗师一手固定胫骨远端，另一手掌心托于足跟，用前臂为支点牵拉踝关节，完成背屈活动（图3-20）。

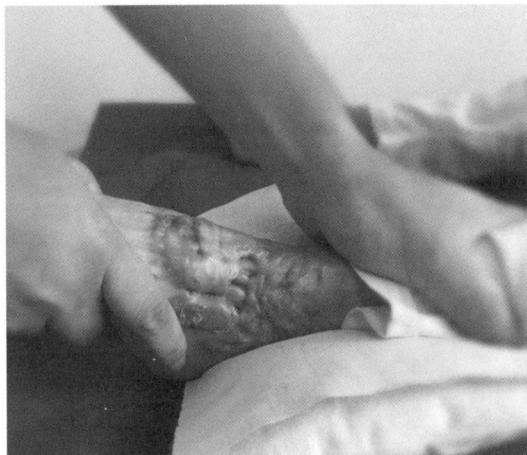

图3-19 踝关节跖屈

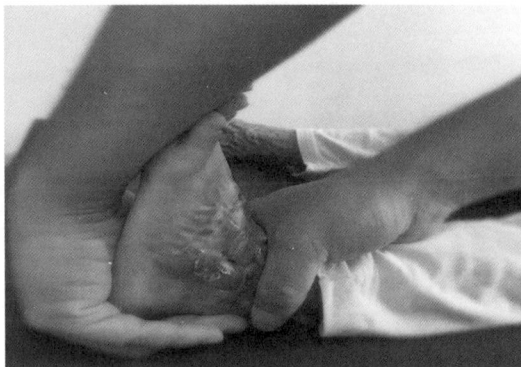

图3-20 踝关节背屈

方法3（足趾屈伸）：同手指关节。

3. 牵伸训练 牵伸训练是通过治疗师的手法、器械或是利用患者体重等方法对关节周围挛缩的软组织进行牵拉使之松弛从而维持和扩大关节活动度的方法。牵伸时间视患者耐受情况酌情增减。

常用的利用体位进行牵伸的训练方法：

（1）颈：颈前瘢痕牵伸。

方法：患者仰卧，去枕，头部悬于床沿之外（图3-21）。

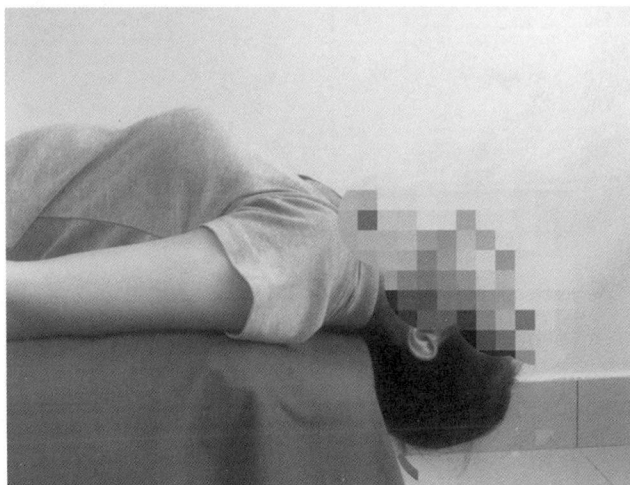

图3-21 颈部牵伸-后伸

（2）躯干：

1）后背及下肢后侧瘢痕的牵伸：患者立位，躯干前屈至最大幅度并保持（图3-22）。

2）胸腹部及下肢前侧瘢痕：患者立位，躯干后伸至最大幅度并保持（图3-23）。

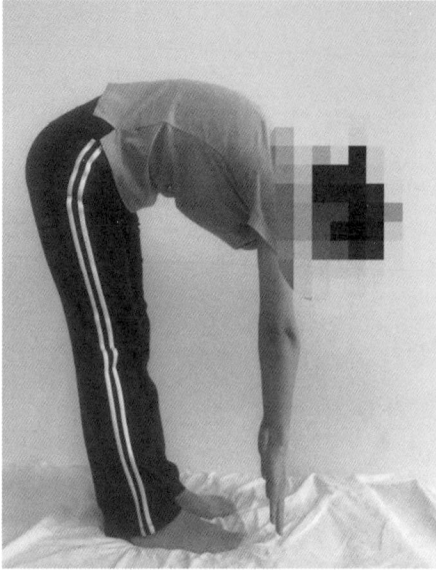

图 3-22 躯干牵伸 - 前屈

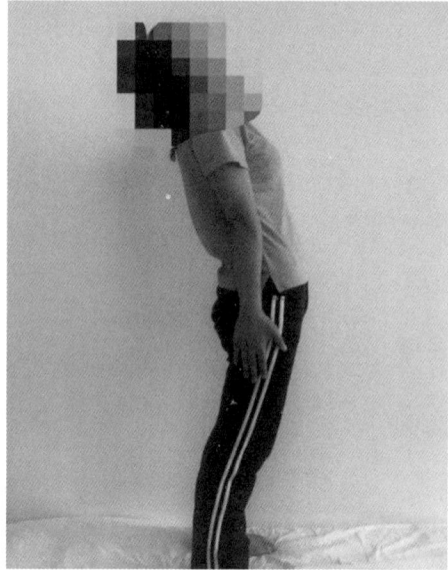

图 3-23 躯干牵伸 - 后伸

（3）下肢：

1）臀部及下肢前侧瘢痕牵伸：患者屈髋、屈膝、足跖屈至最大幅度并保持（图3-24）。

2）下肢内侧及前侧瘢痕牵伸：患者弓箭步，下蹲至最大幅度并保持（图3-25）。

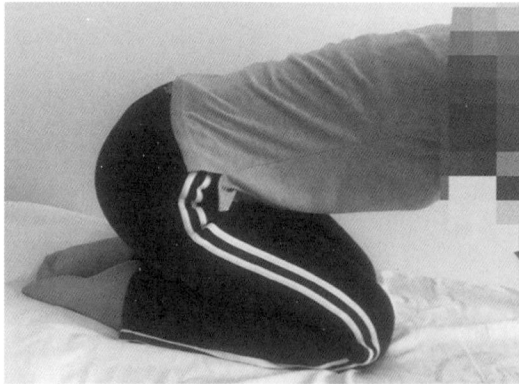

图 3-24 下肢牵伸 - 屈曲

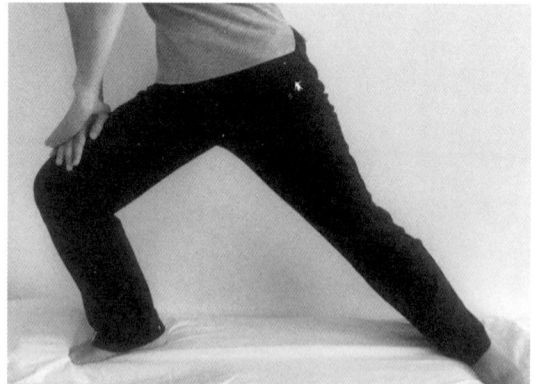

图 3-25 下肢牵伸 - 弓箭步

（4）腕关节：

1）腕掌侧瘢痕牵伸：患者手掌平放于治疗床或治疗桌上，通过控制前臂来增加腕关节背屈的角度至最大幅度并保持（图3-26）。

2）腕背侧瘢痕牵伸：患者前臂旋后使手背平放于治疗床或治疗桌上，通过控制前臂来增加腕关节屈曲的角度至最大幅度并保持（图3-27）。

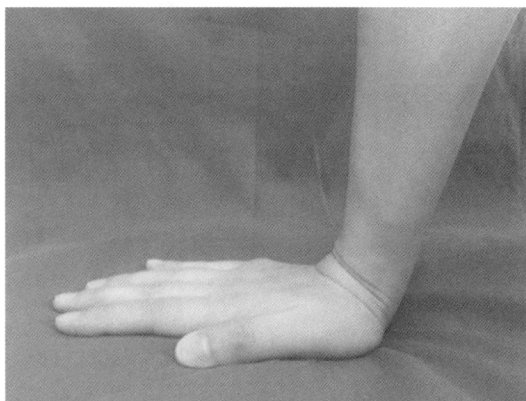

图 3-26 腕关节牵伸 - 背伸

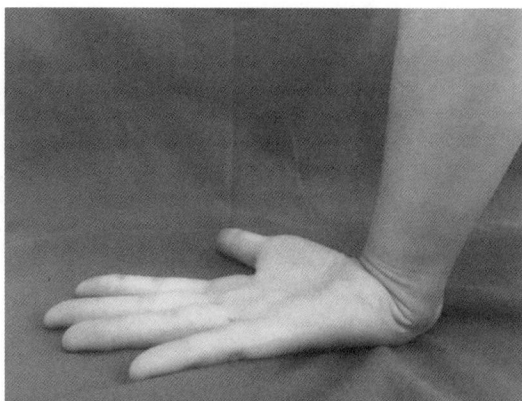

图 3-27 腕关节牵伸 - 屈曲

（5）手：

1）虎口及手掌瘢痕牵伸：患者腕关节背伸，同时各手指外展至最大幅度并保持（图 3-28）。

2）手背瘢痕牵伸：健手合抱患手使各手指关节屈曲至最大幅度并保持（图 3-29）。

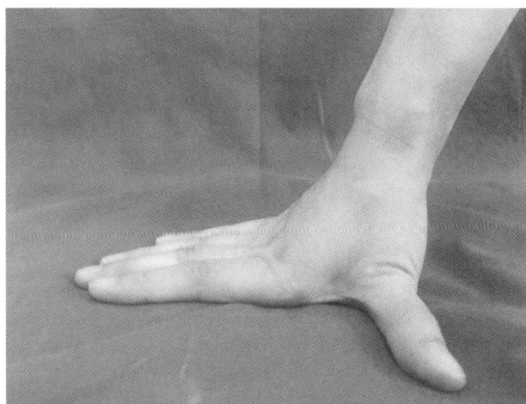

图 3-28 手部牵伸 - 外展

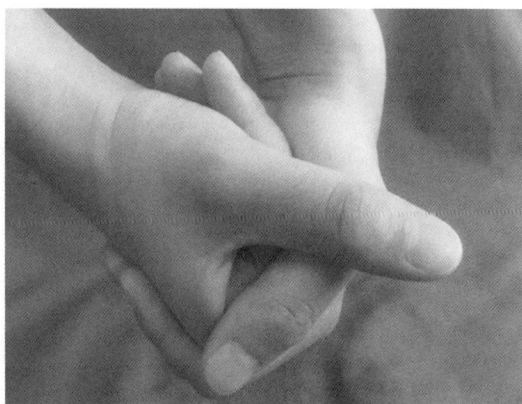

图 3-29 手部牵伸 - 屈曲

4. 关节松动术　通过徒手的被动运动，利用较大的振幅、低速度的手法，使活动受限的关节副运动恢复到正常生理状态从而改善关节运动障碍的治疗方法称为关节松动术。关节松动术是现代康复治疗技术中的基本技能之一，临床上用来治疗关节因力学因素导致的功能障碍如疼痛、活动受限或僵硬等，具有针对性强、见效快、患者痛苦小、容易接受等特点。瘢痕导致的关节活动受限往往伴随着关节周围软组织的挛缩。通过关节松动技术松动关节周围挛缩的组织，从而改善和恢复受限的关节活动度。

（1）分级标准及手法等级选择：手法分级是以关节活动的可动范围为标准，根据手法操作时活动关节所产生的范围的大小，将关节松动技术分为 4 级（图 3-30）。

Ⅰ级：治疗师在关节活动允许范围内的起始端，小范围、节律性地来回推动关节。

Ⅱ级：治疗师在关节活动允许的范围内，大范围、节律性地来回推动关节，但不接触关节活动的起始端和终末端。

Ⅲ级：治疗师在关节活动允许范围内，大范围、节律性地来回推动关节，每次均接触到关节活动的终末端，并能感觉到关节周围软组织的紧张。

Ⅳ级：治疗师在关节活动的终末端，小范围、节律性地来回推动关节，每次均接触到关节活动的终末端，并能感觉到关节周围软组织紧张。

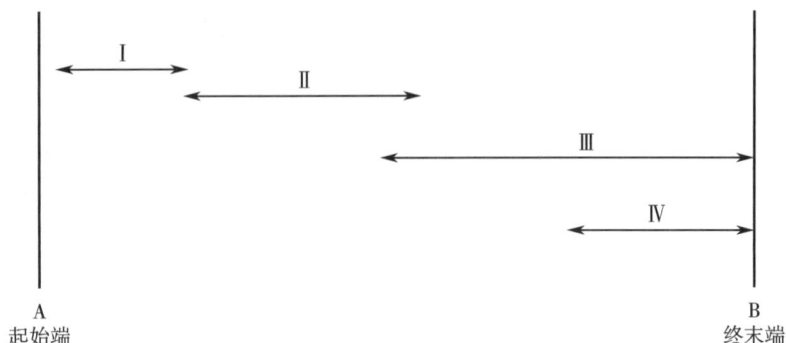

图 3-30　A—B 关节活动允许范围

Ⅰ、Ⅱ级：治疗因疼痛引起的关节活动受限；Ⅲ级：治疗关节疼痛并伴有僵硬；Ⅳ级：治疗关节因周围组织粘连、挛缩引起的关节活动受限。
手法分级范围随关节可动范围的大小而变化。

（2）手法分级范围随关节可动范围的大小而变化：治疗时，患者应处于一种舒适、放松、无疼痛的体位，通常为卧位或坐位，尽量暴露所治疗的关节并使其放松，以达到关节最大范围的松动。操作前，应先评估要治疗的关节，分清具体关节，找出存在的问题（疼痛、僵硬）及其程度。根据问题的主次，选择有针对性的手法。当疼痛和僵硬同时存在时，一般先用小级别手法缓解疼痛后，再用大级别手法改善活动。每次治疗一种手法可以重复 3~4 次，治疗的总时间在 15~20 分钟。根据患者对治疗的反应，每天或隔天治疗一次。

（3）瘢痕康复中常用的关节松动技术：

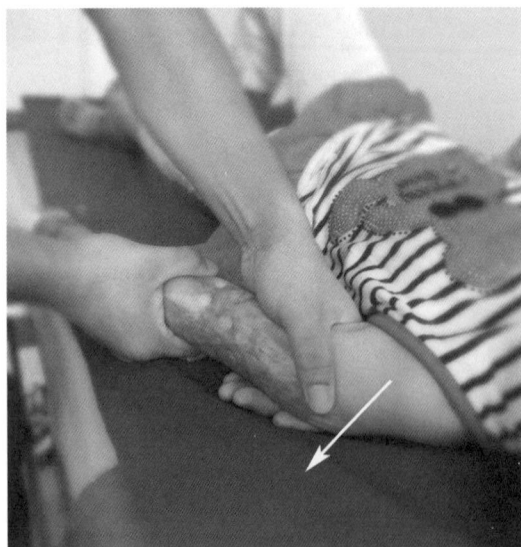

图 3-31　关节分离牵引

1）盂肱关节：

①关节牵引（治疗开始、控制疼痛、一般活动）：患者仰卧，肩稍外展，前臂中立位。治疗师一手握住上臂远端，另一手置于腋下将肱骨向外侧移动（图 3-31）。

②尾端滑动（改善肩关节外展角度）：患者仰卧，肩外展，前臂中立位。治疗师一手握住上臂远端，另一手置于肱骨近端向下滑动（图 3-32）。

③向后滑动（改善肩关节屈曲和内旋）：患者仰卧，肩稍外展，前臂中立位。治疗师一手握住上臂远端，另一手置于肱骨头上将肱骨由前向后滑动（图 3-33）。

2）肱尺关节：

①关节牵引（改善屈、伸活动度）：患

仰卧,前臂旋后,屈肘至最大幅度。治疗师一手握住前臂远端,另一手固定于尺骨近端掌面或双手交叉环抱于尺骨近端掌面向下推动尺骨。由于肱尺关节的特殊结构,其作用力方向始终与尺骨成45°角(图3-34)。

②远端滑动(改善屈曲活动度):体位同关节牵引。先以双手环抱作关节分离牵引,然后沿尺骨进行长轴牵引。

3)桡腕关节:

①关节牵引(治疗开始、控制疼痛、一般活动):上肢置于治疗床或治疗桌上,前臂远端下方垫枕。治疗师一手握住尺骨茎突,另一手握住远排腕骨向远端牵拉(图3-35)。

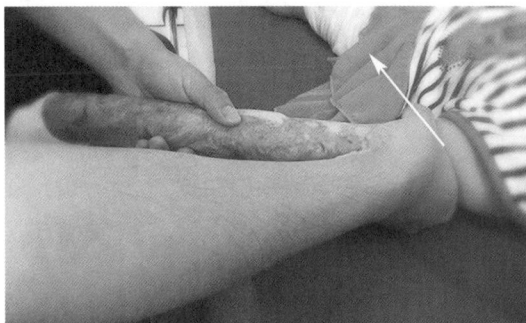

图 3-32 尾端滑动

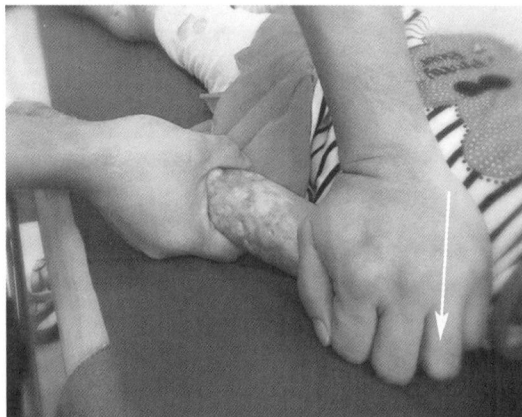

图 3-33 向后滑动

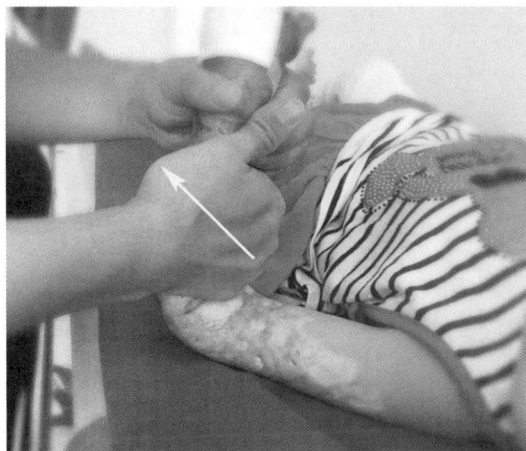

图 3-34 肱尺关节分离牵引

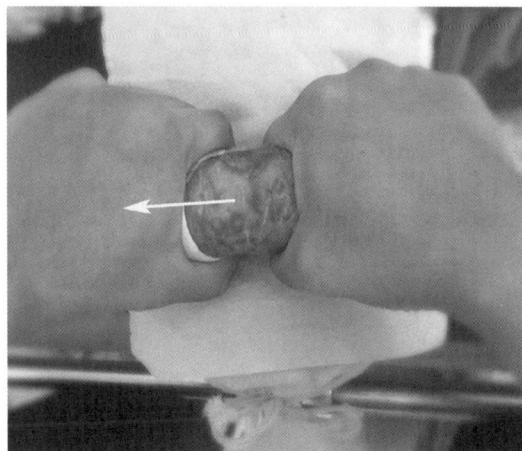

图 3-35 腕关节分离牵引

②向背侧、掌侧、尺侧及桡侧滑动(改善屈、伸、桡偏及尺偏活动度):同关节牵引体位。治疗师一手握住尺骨茎突,另一手握住远排腕骨作各方向滑动(图3-36)。

4)手指掌指关节及指间关节:

①关节牵引(治疗开始、控制疼痛、一般活动):前臂及手置于治疗床或治疗桌上。治疗师一手固定关节近端骨,另一手握住靠近关节的远端骨进行长轴牵引,分离关节面(图3-37)。

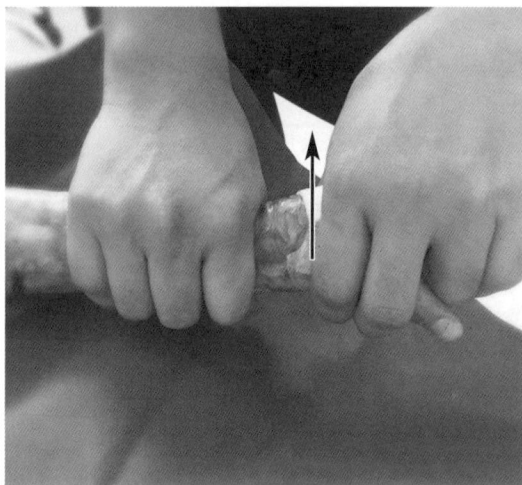

图 3-36　向背侧滑动

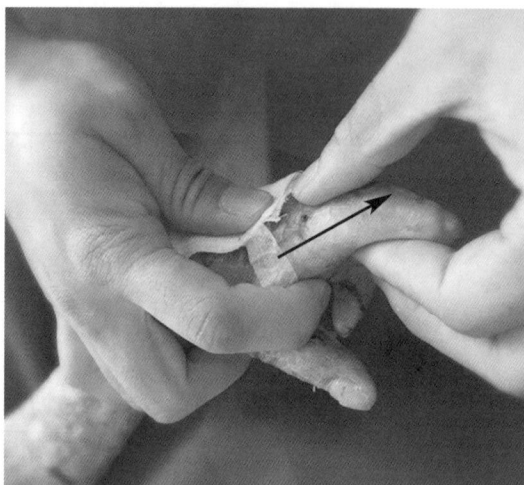

图 3-37　掌指关节分离牵引

②向掌侧、背侧、尺侧及桡侧滑动（改善屈、伸、内收及外展活动度）：体位同关节牵引。治疗师一手固定关节近端骨，另一手握住靠近关节的远端骨向各方向滑动（图 3-38）。

③掌指关节旋转（改善动作的最终角度）：体位同关节牵引。固定掌骨，旋转近节指骨，然后进行牵引。

5）髋关节：

①关节长轴牵引（治疗开始、控制疼痛）：患者仰卧位。治疗师双手握住患者下肢沿长轴进行牵引。

②向后滑动（改善屈曲和内旋）：患者仰卧。治疗师一手握住股骨远端，另一手固定于股骨近端向后推动股骨（图 3-39）。

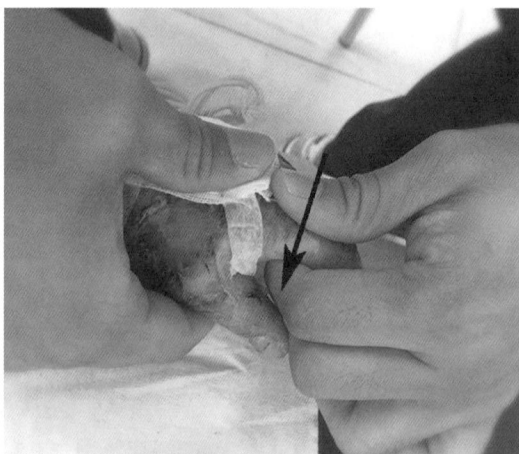

图 3-38　向掌侧滑动

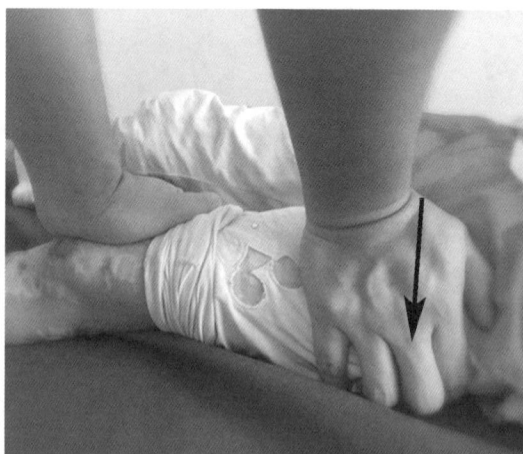

图 3-39　向后滑动

③向前滑动（改善伸直及外旋）：患者俯卧。治疗师一手握住股骨远端，另一手固定于股骨近端向前推动股骨（图 3-40）。

6）胫股关节：

①关节长轴牵引（治疗开始、控制疼痛、一般活动）：坐位、仰卧或俯卧位。治疗师握住小腿远端沿胫骨长轴牵拉，分离关节面（图3-41）。

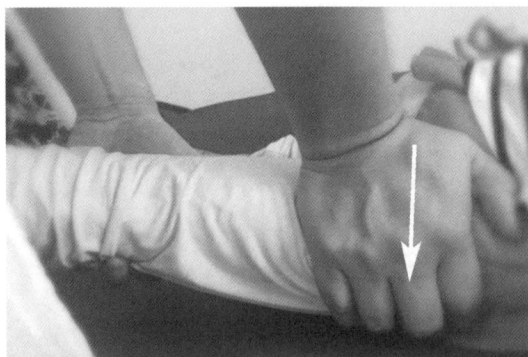

图3-40 向前滑动

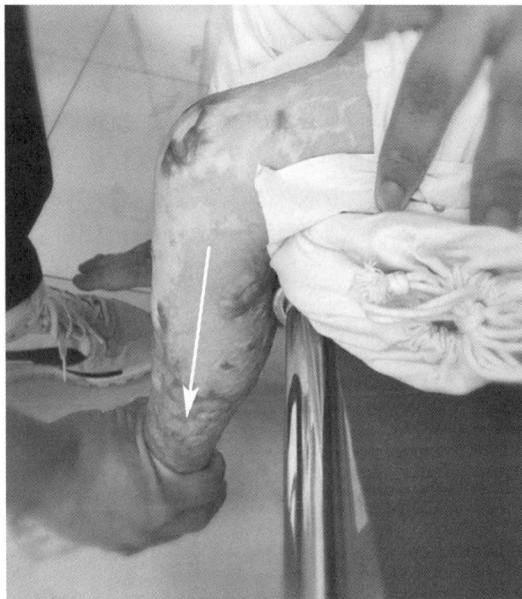

图3-41 膝关节长轴牵引

②向后滑动（改善屈曲）：患者坐位或仰卧位。助手或以固定带固定大腿，治疗师双手握住胫骨近端，拇指朝前，余四指朝后，上肢伸直以拇指向后推动胫骨（图3-42）。

③向前滑动（改善伸直）：患者坐位或俯卧位。助手或以固定带固定大腿，治疗师双手握住胫骨近端向前推动胫骨。

7）髌股关节：

①向远端滑动（改善屈曲）：患者仰卧。治疗师一手固定髌骨下缘，另一手固定髌骨上缘向尾端滑动，作用力平行于股骨（图3-43）。

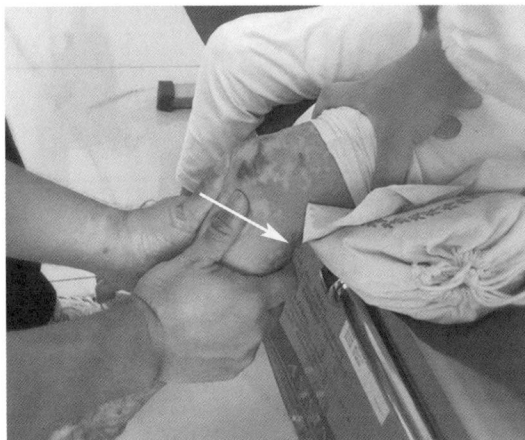

图3-42 向后滑动

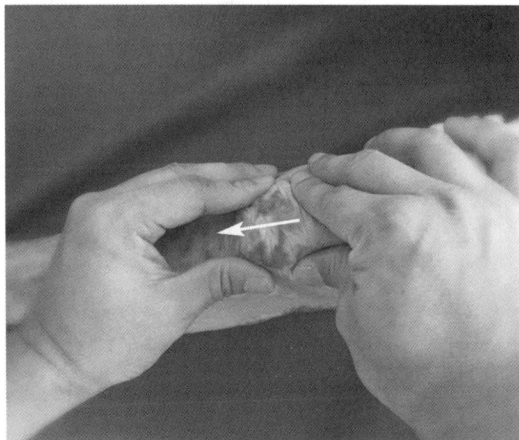

图3-43 髌骨向远端滑动

②内、外侧滑动（改善髌骨活动度）：患者仰卧。治疗师双手分别置于髌骨内外侧缘，将髌骨向内、外侧滑动。

8）踝关节：

①关节牵引（治疗开始、控制疼痛、一般活动）：患者仰卧。治疗师双手环握足部，拇指置于足底，余四指置于足背，将足沿胫骨长轴向下牵拉。

②向后滑动（改善背屈）：患者仰卧。治疗师一手固定胫骨远端，另一手的虎口置于距骨上，将距骨向后方滑动（图 3-44）。

③向前滑动（改善跖屈）：患者俯卧。治疗师一手固定胫骨远端，另一手的虎口置于距骨或跟骨的后方踝关节远端，推动跟骨或使距骨向前滑动（图 3-45）。

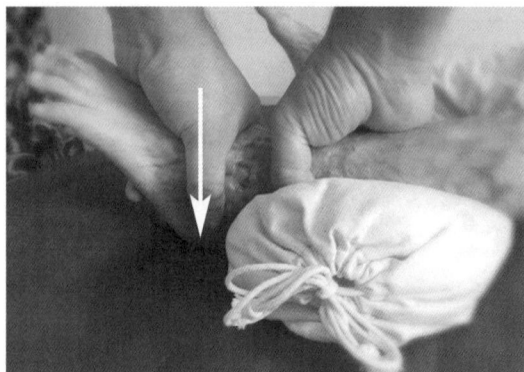

图 3-44　向后滑动

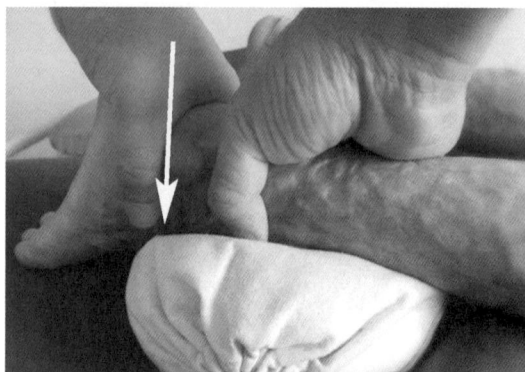

图 3-45　向前滑动

二、矫形器治疗

（一）概述

如果瘢痕增生累及关节部位，由于瘢痕的牵拉往往会导致患者关节活动受限，甚至可能引起肢体挛缩，部分生活和工作能力丧失，从而导致患者出现严重的心理障碍等问题。矫形器是指装配在人体四肢和躯干等部位，用于改变神经肌肉和骨骼系统功能特性或结构的体外装置，使用在瘢痕患者身上常用于预防和矫正外观畸形、代偿功能障碍。

由于矫形器具有积极的预防、治疗及功能代偿的诸多作用，在临床医疗和康复治疗中已经得到广泛的应用。矫形器的主要适应证包括：急救、急诊外科、骨关节疾病、脑血管意外、运动功能障碍、先天性畸形、病理性挛缩、畸形、烧伤等。主要禁忌证包括恶性肿瘤、精神障碍、各种感觉障碍及严重感染患者等。

（二）矫形器制作的流程

1. 了解患者各方面的需求，并与相关临床医生充分沟通交流。

2. 根据患者瘢痕的具体部位，实际测量和试样，制定符合患者病情的矫形器处方。

3. 向患者和家属解释矫形器的佩戴原因、预期效果和可能出现的不适和不良症状。

4. 根据患者具体情况选取合适的体位制作矫形器。

5. 试验佩戴后检查局部是否过度受压、是否影响循环、矫形器贴附是否合适。

6. 向患者说明矫形器的戴、取时间、家中活动计划和日常护理要领。

7. 示范或以书面形式对患者进行指导。

（三）矫形器的设计原则

设计矫形器首先要注意患者身体的基本功能、关节功能活动受限的情况和在康复过程中的需要。此外、还应遵循以下几个原则：

1. 个体化设计原则　充分考虑个体因素，瘢痕增生的部位，以及相邻关节功能受影响的程度。

2. 符合生物力学原则　从生物力学角度考虑所设计的矫形器的功能和预期达到的治疗和预防作用。

3. 简易原则　矫形器的设计要尽量简单，便于调整，容易佩戴和去除，使用安全稳定。

4. 舒适原则　使患者能够得到最佳的功能作用及舒适感。

5. 美观原则　矫形器的外观要能为患者所接受，且使用矫形器后不影响日常活动。

（四）矫形器制作常用的工具

1. 加温工具　热风枪（图 3-46）、水温箱（图 3-47）。

2. 绘图及裁剪工具（图 3-48）　剪刀、绘图工具、裁剪刀。

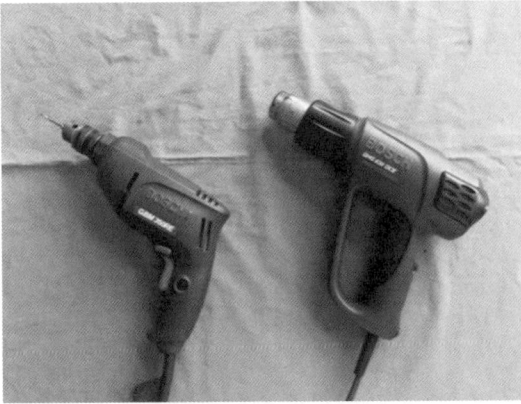

图 3-46　热风枪

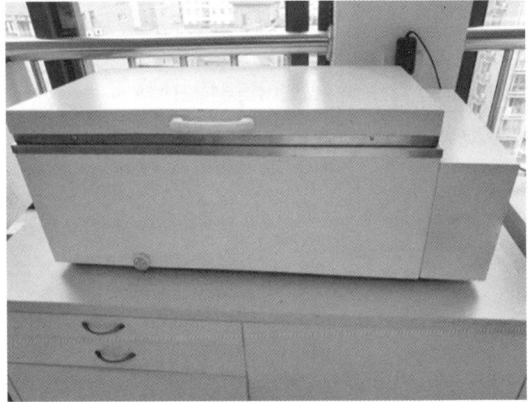

图 3-47　水温箱

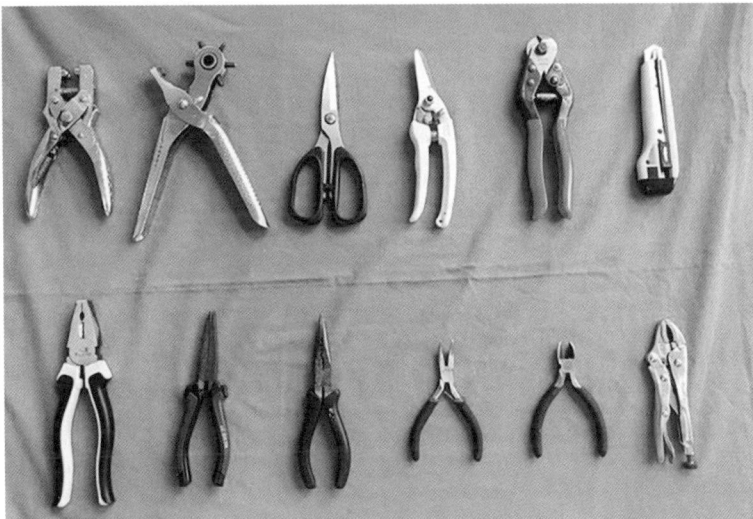

图 3-48　各类工具

3. 缝纫工具　缝纫机（图 3-49）。

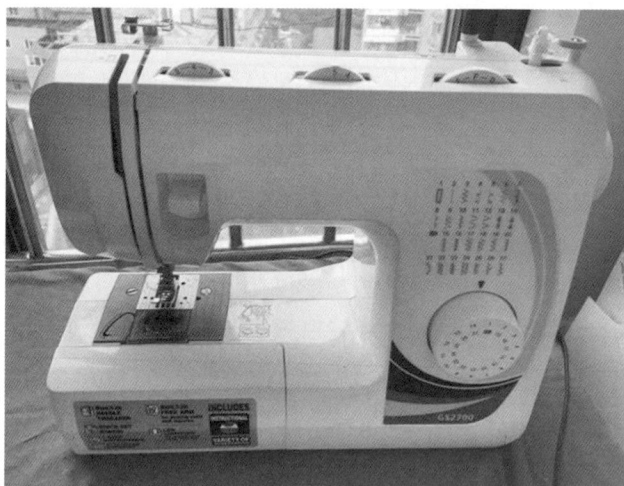

图 3-49　缝纫机

（五）矫形器制作的具体步骤

1. 绘取肢体纸样（图 3-50）　绘制轮廓图、记录标志、绘取纸样、记录一般情况。

2. 加热及塑形　将板材按纸样图裁剪，将裁剪好的板材放入热水中软化后取出，平整放于桌面上，用干毛巾将板材擦拭干净，不烫时放置于患者治疗部位上进行塑形（图 3-51）。

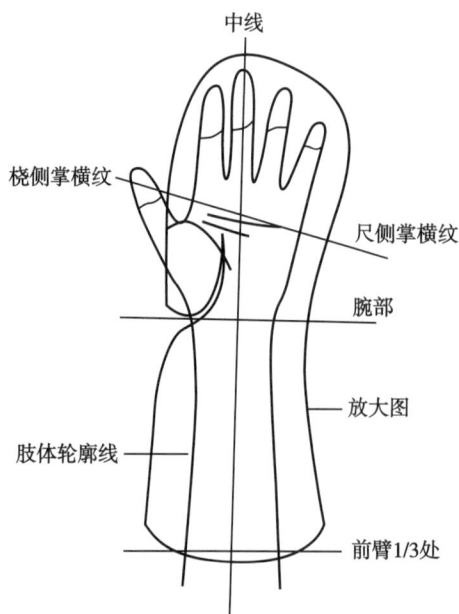

图 3-50　绘制纸样

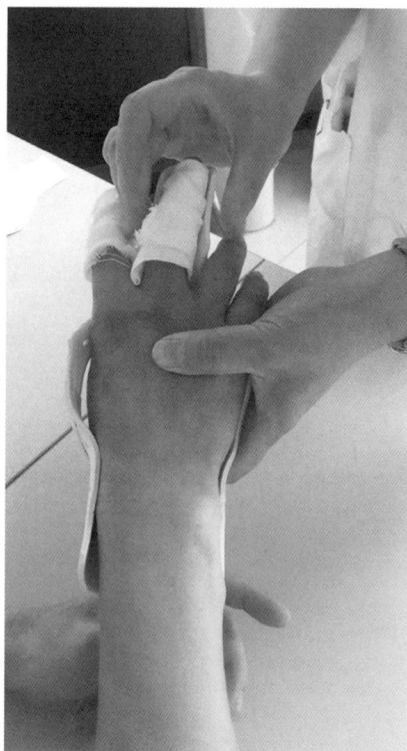

图 3-51　塑形

3. 修整、边缘打磨　初步塑形好的矫形器可按要求局部加温软化后进行调整,必要时重新塑形;基本形态完成后,应将多余的边缘剪去,矫形器两侧边缘高度通常为肢体周径的1/2;边缘应充分软化后剪裁,使边缘光滑,必要时用布轮机磨平。

4. 配置免压垫　免压垫是指放在免压部位,减少局部压力的一种软性材料;免压部位主要是骨突处、神经的表浅部位、伤口及疼痛部、受累关节等;免压垫应略大于免压部位,厚度一般为5mm,通常为椭圆形。

5. 附件制作与安装　附件包括支架、弹簧、铰链、手指指套等,根据矫形器具体需要选择不同配件进行制作。

6. 安装固定带　常选择尼龙搭扣或帆布固定带,目前常用的尼龙搭扣可直接粘合固定,制作比较简单;固定带直接接触皮肤,压力需均匀、稳定,不应影响所期待关节的运动;应避开关节和骨突部分,压力应适度,避免影响血液循环;穿脱应方便,颜色尽可能与矫形器颜色相近(图3-52)。

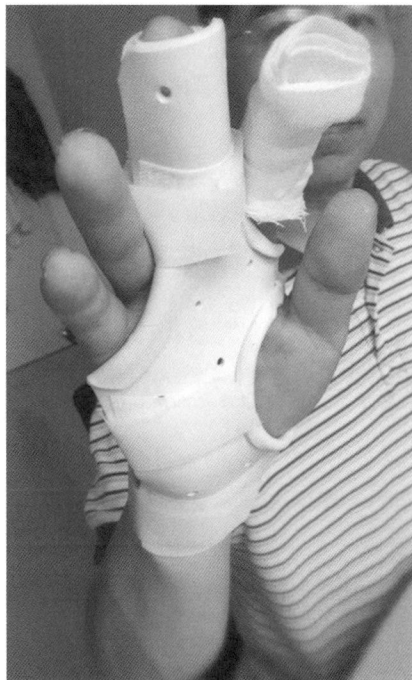

图3-52　安装固定带

(六)矫形器使用的注意事项

1. 掌握正确的穿脱方法　患者及家属应在治疗师的指导下掌握正确的穿脱方法,操作时严格按照穿脱程序进行。

2. 正确使用矫形器训练　佩戴矫形器后,患者应在治疗师指导下,严格按照训练方案进行训练。

3. 佩戴时间合理　佩戴时间取决于患者的病情、一般状态和其他方面的情况。如果瘢痕增生明显,关节受限严重,需在手法牵伸后及时佩戴,并持续半小时以上,夜晚需整夜佩戴。切记不可24小时持续佩戴矫形器,因为长时间制动可能导致更严重的关节僵硬、肌肉萎缩等问题。佩戴矫形器之余必须同时进行关节主动、被动训练,感觉训练、协调性训练等。

4. 注意观察与处理佩戴后反应　矫形器佩戴太紧会影响肢体血液循环,因此应随时观察肢体末梢循环,注意有无肿胀、皮肤颜色有无异常等。若穿戴皮肤处有感染或伤口等异常情况,应暂停佩戴矫形器。矫形器穿在肢体上要稳定,避免松脱而影响治疗效果。

5. 正确维护与保养　①正确穿戴矫形器,避免因穿脱不当引起的损坏;②矫形器应保持干燥、清洁,防止潮湿及生锈;③金属关节部位经常涂抹润滑油以保持关节润滑;④矫形器闲时应放在安全的地方,避免重物挤压损坏;⑤避免锐器损坏矫形器;⑥避免接触高温环境,尤其是低温热塑板材;⑦不能使用高浓度洗涤剂清洗,避免接触化学物品;⑧若发现松动、破损等问题,应及时送交制作部门处理。

常见低温热塑板矫形器示例见图3-53~图3-57。

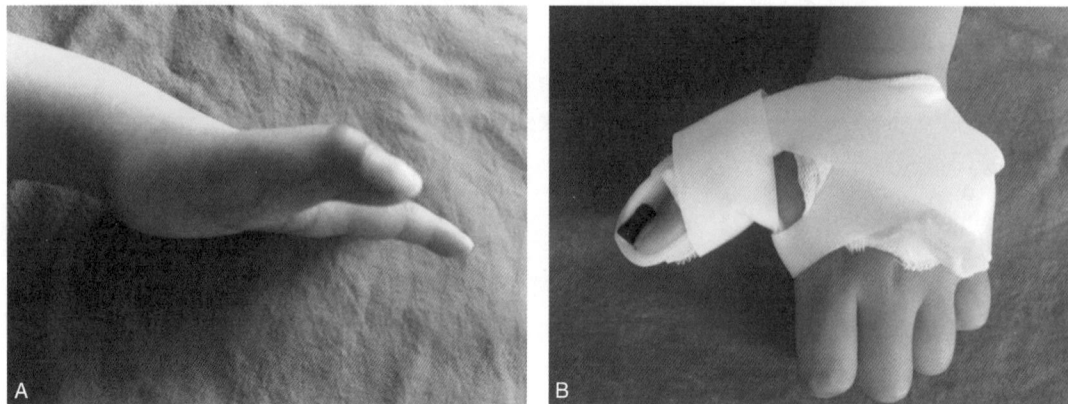

图3-53 拇指桡侧瘢痕矫形器

A. 复拇术后拇指指间关节桡侧瘢痕挛缩;B. 佩戴支具

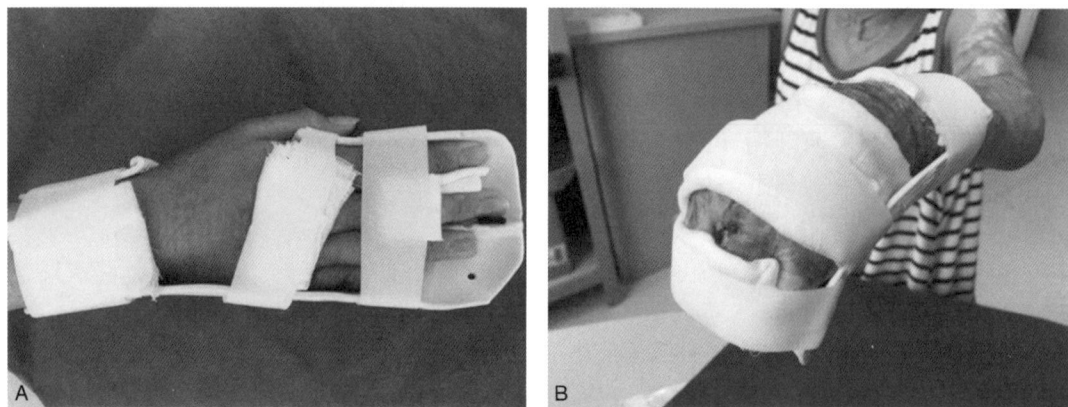

图3-54 手部瘢痕矫形器

A. 手掌侧瘢痕矫形器;B. 手背瘢痕矫形器

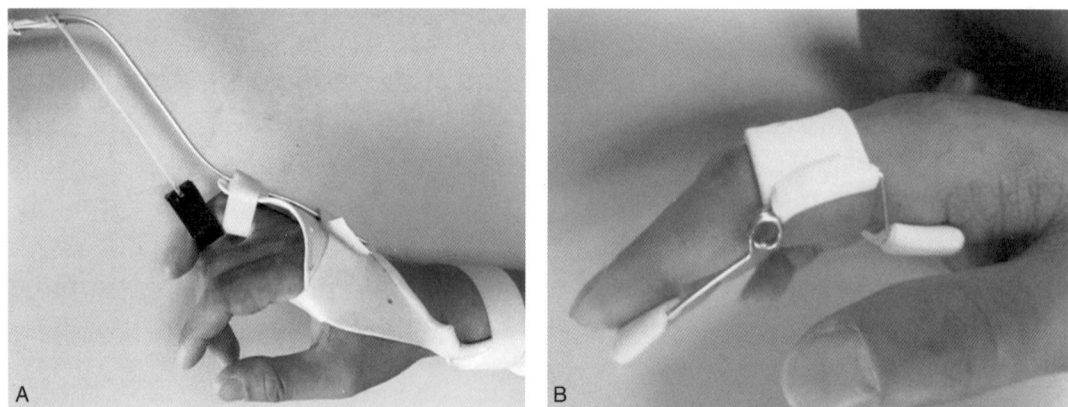

图3-55 手指动力矫形器

A. 手指掌侧瘢痕动力矫形器;B. 手指掌侧瘢痕动力矫形器

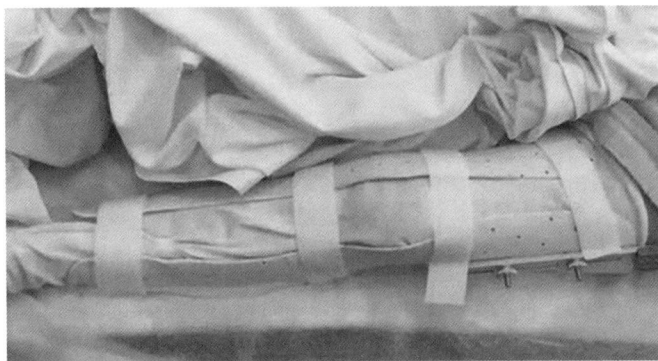

图 3-56　腘窝瘢痕矫形器

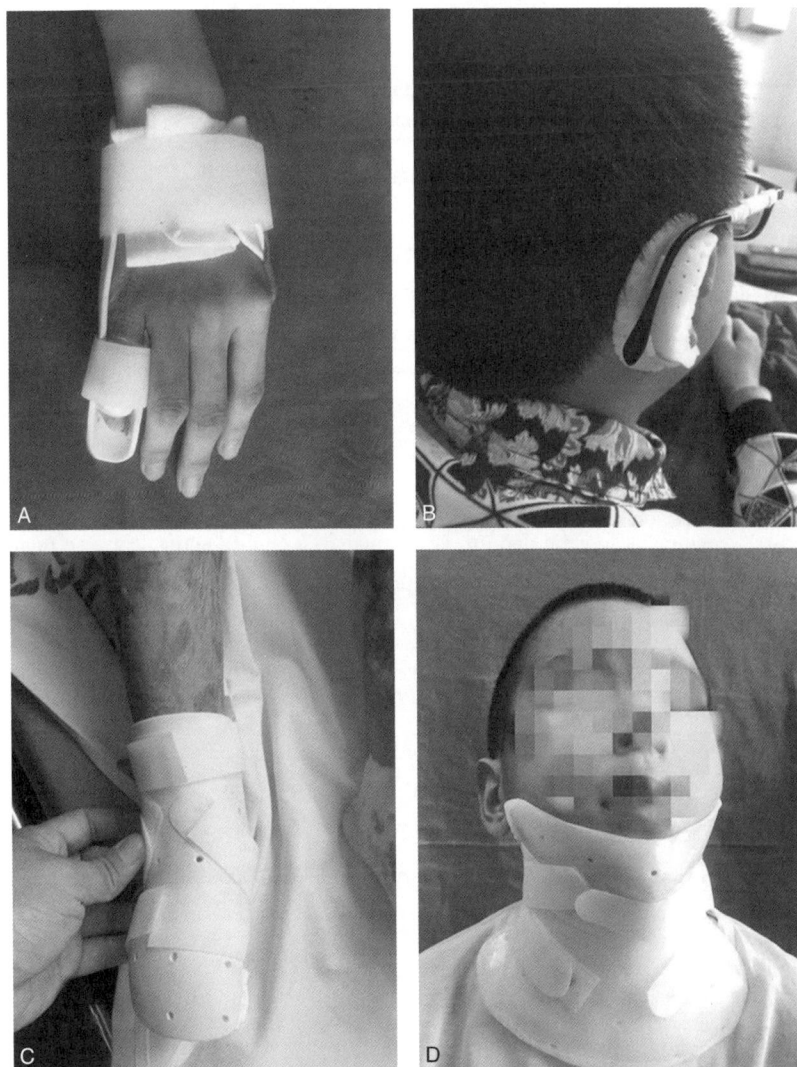

图 3-57　其他部位抗挛缩位矫形器

A. 小指尺侧瘢痕矫形器；B. 耳后瘢痕矫形器；C. 足背瘢痕矫形器；D. 颈部瘢痕矫形器

（章一新）

参 考 文 献

1. Phua YS, Miller JD, Wong She RB. Total care requirements of burn patients: implication for a disaster, management plan[J]. J Burn Care Res. 2010, 31(6): 935-41.

2. Kim J, Kim R, Jeong W, et al. Longitudinal progress of transepidermal water loss, color, and sensory elements in split-thickness skin graft donor sites in East Asians[J]. Int J Dermatol. 2019, 58(5): 616-621.

3. Holmes JH 4th, Molnar JA, Shupp JW, et al. Demonstration of the safety and effectiveness of the RECELL® System combined with split-thickness meshed autografts for the reduction of donor skin to treat mixed-depth burn injuries[J]. Burns. 2019, 45(4): 772-782.

4. Karlsson M, Elmasry M, Steinvall I, et al. Scarring At Donor Sites After Split-Thickness Skin Graft: A Prospective, Longitudinal, Randomized Trial[J]. Adv Skin Wound Care. 2018, 31(4): 183-188.

5. Iwuagwu F C, Wilson D, Bailie F. The use of skin grafts in postburn contracture release: a 10-year review[J]. Plastic & Reconstructive Surgery, 1999, 103(4): 1198-1204.

6. Romo T, Fozo M, Sclafani A. Microtia reconstruction using a porous polyeth- ylene framework[J]. Facial Plast Surg, 2000, 16(1): 15-22.

7. Tellioglu A, Tekdemir I, Erdemli E, et al. Temporoparietal fascia: An anatomic and histologic reinvestigation with new potential clinical applications[J]. PlastReconstr Surg, 2000, 105(1): 40-45.

8. Xing W, Kang C, Wang Y. Reconstruction of Microtia Using a Single Expanded Postauricular Flap without Skin Grafting: Experience of 683 Cases[J]. Plast Reconstr Surg, 2018, 142(1): 170-179.

9. Chambers CB, Moe KS. Periorbital Scar Correction[J]. Facial Plast Surg Clin North Am, 2017, 25(1): 25-36.

10. Orgill DP, Ogawa R. Current methods of burn reconstruction[J]. Plast Reconstr Surg, 2013, 131(5): 827e-836e.

11. Daya M, Nair V. Free radial forearm flap lip reconstruction: a clinical series and case reports of technical refinements[J]. Ann Plast Surg, 2009, 62(4): 361-367.

12. Su W, Min P, Sadigh P, et al. Bipedicled Preexpanded Forehead Flaps for Simultaneous Reconstruction of Total Nasal and Upper Lip Subunits: A Novel Approach to Complex Facial Resurfacing[J]. J Reconstr Microsurg, 2016, 32(5): 411-414.

13. Li Xue yong. Human acellular dermal matrix allograft: A randomized, controlled human trial for the long-term evaluation of patients with extensive burns[J]. Burns, 2014, 41(4): 689-699.

14. 余泮熹, 蔡景龙. Recell®细胞自体体外再生技术研究进展[J]. 中华医学杂志, 2015, 12(95): 955-957.

15. Hu ZC, Chen D, Guo D, et al. Randomized clinical trial of autologous skin cell suspension combined with skin grafting for chronic wounds[J]. Br J Surg, 2015, 102(2): e117-e123.

16. Hu ZC, Guo D, Liu P, et al. Randomized clinical trial of autologous skin cell suspension for accelerating re-epithelialization of split-thickness donor sites[J]. Brit J Surg, 2017; 104(7): 836-842.

17. Holmes Iv JH, Molnar JA, Carter JE, et al. A Comparative Study of the ReCell® Device and Autologous Spit-Thickness Meshed Skin Graft in the Treatment of Acute Burn Injuries[J]. J Burn Care Res, 2018, 39(5): 694-702.

18. Chant H, Woodrow T, Manley J. Autologous skin cells: a new technique for skin regeneration in diabetic and vascular ulcers[J]. J Wound Care, 2013, 22(10 Suppl): S11-S15.

第四章

烧伤后身体不适症状

第一节　烧伤疼痛康复治疗

疼痛是一种令人不快的感觉和情绪上的感受，伴有实质的或潜在的组织损伤。1979年，国际疼痛研究学会（International Association for the Study of Pain, IASP）将疼痛定义为"一种与组织损伤或潜在组织损伤相关的感觉、情感、认知和社会维度的痛苦体验"。

烧伤疼痛是指因热、冷、光、电等致伤因素造成皮肤、黏膜甚至深部组织结构破坏与完整性受损，导致皮肤神经末梢受损、暴露或受刺激等，以及在后续的治疗过程中，患者产生的不愉快的感觉与体验。烧伤疼痛开始于烧伤即刻，并持续存在整个治疗过程中，具有强度剧烈、疼痛体验深刻、种类多、周期长、可影响患者日常生活等特点，与此同时同时，临床医师对烧伤患者的疼痛评估和处置往往欠佳。临床存在对烧伤患者疼痛问题重视不足，或缺乏系统的疼痛评估和规范化的镇痛处理等问题。烧伤疼痛不仅给患者造成躯体上的痛苦，还可影响患者的创面愈合速度与质量，带来一系列心理及社会问题。深度创面愈合后创面瘢痕组织形成，尚需经历数月至数年的瘢痕重塑阶段，慢性瘢痕疼痛可给患者带来长期的生活困扰。

一、烧伤疼痛的流行病学

第三军医大学烧伤研究所根据其 1986—1990 年烧伤门诊数和住院病人数推算的我国烧伤发病率每年约为 5 000~10 000 人/百万人。但近年来我国烧伤整体发病率似呈下降趋势，全国性烧伤发病率的流行病学调查数据仍缺乏。

几乎所有的烧伤均可导致严重的疼痛。烧伤疼痛不仅给患者带来痛苦，影响患者日常生活、社会交往、情绪与睡眠，并可带来一系列心理及社会问题。Patterson 和 Chapman 的研究表明，烧伤疼痛控制不当可导致不良精神预后，大约有 25%~75% 严重烧伤患者罹患抑郁、性格异常及药物滥用等，严重的甚至有自杀企图和暴力倾向。同时，疼痛还影响烧伤患者的预后与转归，并可直接影响烧伤创面的愈合速度与愈合质量。

随着对疼痛研究的深入，新型镇痛药物的研发，全球各国的疼痛管理策略与措施均有不同程度的发展。遗憾的是，虽然疼痛管理的重要性日益为大家所认识，但国内开展烧伤镇痛的单位数量仍然有限。能借助科学评估，系统、规范地开展烧伤镇痛者更是凤毛麟角。这一方面由于我国医疗发展水平相对落后，更重要的是医护人员的观念仍有待转变。据研究，美国、澳大利亚、意大利等国护士对疼痛护理及治疗知识掌握情况回答正确率在56%~71% 之间，而国内护士仅为 38.92%~50.5%。

烧伤疼痛管理是一个普遍问题，随着社会的进步和生活水平的提高，人们对医疗服务能力提出了更高的要求，单纯治愈创面已不能满足患者的需要。医务人员迫切需要提高对烧伤疼痛的认识，开展科学的疼痛管理。掌握适宜的疼痛评估手段，系统、规范地开展及实施无痛诊疗，最大程度缓解患者烧伤后及治疗过程中的疼痛，降低患者治疗过程中的不适感受,减少烧伤后心理问题的发生率,提高烧伤患者的康复水平。

二、疼痛分类、病因及发生机制

按烧伤患者疼痛发生原因、时间和强度的不同,可将烧伤疼痛分为烧伤急性疼痛(acute pain after burn)、烧伤背景性疼痛(background pain in burns,静息痛)、烧伤操作性疼痛(procedural pain in burns)、烧伤手术后疼痛(postoperation pain in burns)、烧伤爆发性疼痛(breakthrough pain in burns)及其他六类。

烧伤诱发的伤害性反应主要表现为痛觉过敏(hyperalgesia)和痛觉异常(allodynia)。皮肤含有对热量、机械和化学刺激有反应的伤害性感受器。烧伤导致皮肤屏障功能丧失,可直接刺激皮肤内神经末梢。同时烧伤后变性坏死组织产生大量 ATP 和多种神经递质;组织损伤、创面感染也可导致多种炎症介质、趋化因子的释放,如 P 物质、降钙素基因相关肽、组胺、缓激肽、前列腺素等;这些化学介质持续激活痛觉感受器、刺激传入神经纤维,导致烧伤部位以及烧伤周围组织产生痛感。疼痛通过无髓鞘 C 纤维及有薄髓鞘的 A-δ 纤维进行传导,这些信号被传导到脊髓的背角,使得受伤部位末梢神经痛觉过敏。临床上表现为对触碰变得更敏感。持续不断的疼痛冲动上行至丘脑,到达大脑皮质痛觉感受区,导致中枢敏化,使周围正常感觉神经元增多,产生自发放电或疼痛阈值降低,也可导致自发性疼痛。此外,电击伤、广泛深部组织损伤、截肢患者还可因神经直接损伤而导致疼痛。

烧伤疼痛程度与烧伤深度、患者年龄、心理状态等多种因素相关,与烧伤面积无明显线性关系。如:浅度烧伤的疼痛程度,可随创面愈合进程而逐渐降低;Ⅲ度烧伤创面因皮肤组织内神经末梢的广泛破坏,早期可表现为痛觉丧失,随坏死组织逐渐脱落,患者逐渐感觉创面痛觉,甚至出现痛觉过敏。患者心理状态可对患者的疼痛感知产生明显影响。

(一)烧伤急性疼痛

烧伤急性疼痛是指自烧伤即刻到伤后 2~3 天内出现的急性剧烈性疼痛。它与以下几个方面的因素有关:

1. 由于皮肤组织被破坏、皮肤完整性受损,使皮肤神经末梢受损或暴露,受损或暴露的神经末梢本身有异位电流产生导致疼痛;或因空气和周围环境中各种因素的刺激而产生的疼痛。

2. 皮肤烧伤后诱发局部或全身性炎症反应,产生如 5- 羟色胺、组胺、激肽及缓激肽、前列腺素、乙酰胆碱、P 物质等致痛炎性介质,作用于神经末梢,引起烧伤创面局部或周围急性、剧烈疼痛。

3. 烧伤后继发血管通透性改变,血管渗漏,大量血浆样液体渗出致组织间隙,致创面肿胀、皮肤张力增高,刺激或压迫皮肤神经引起持续疼痛。

4. 烧伤后有效循环血量不足,微循环灌注不良,创面局部或创周因血管收缩、血液淤滞、微血栓形成,引起缺血缺氧、酸中毒等造成创面及创周疼痛。

5. 烧伤后因创面或创周竖毛肌受理化及生物因素刺激引发痉挛,从而产生疼痛。

此类疼痛剧烈强度和持续时间与个体因素、烧伤原因、受伤部位、烧伤面积、烧伤深度等相关,持续 2 小时到数天不等。因烧伤受累范围往往较其他一般创伤大,烧伤急性疼痛极为剧烈,WHO 烧伤疼痛分级将其归类于重度疼痛。

(二)烧伤背景性疼痛

烧伤背景性疼痛是指在烧伤创面愈合过程中,或在创面愈合后瘢痕增生、挛缩过程中,烧伤患者在静息状态下出现的不愉快感觉或主观疼痛感受。烧伤背景性疼痛往往在患者安静休息及夜间更为突出，可影响患者的睡眠。伴随明显焦虑、忧虑、抑郁、无助等情绪和心理状态的患者，烧伤背景性疼痛的程度明显增加。按背景性疼痛的性质与发生时期不同，可将其分为创面修复期背景性疼痛与创面愈合后瘢痕增生挛缩期背景性疼痛。二者并无严格的时段区分，如在创面修复过程中尤其是在创面愈合后期，患者往往存在因瘢痕增生甚至挛缩引起的背景性疼痛。同样，在瘢痕增生挛缩期也存在残余创面、新生创面引起的愈合性背景性疼痛。

1. 创面修复期背景性疼痛　指创面修复过程中，因创面局部干燥、皮肤神经末梢暴露等物理因素而致创面疼痛；也可因烧伤创面局部的炎症反应、受压、感染、肿胀等而引起疼痛；同时，创面本身在自然愈合或手术后愈合过程中也易引起不愉快的感觉与主观疼痛感受。某些创面处理方法，如暴露、半暴露、烤灯照射、负压治疗等，往往会诱发或加重创面背景性疼痛。疼痛强度多为中度，有时也较为剧烈。创面愈合过程中除疼痛感受外，还常伴有蚁行、针刺、痒痛等不快的感受。研究发现，在换药后一段时间内，背景性疼痛明显加剧；而手术去除坏死组织、皮肤移植后，可明显减轻同一部位的创面愈合期背景性疼痛。

2. 瘢痕增生及挛缩期背景性疼痛　指创面愈合后，因瘢痕组织充血、增生、挛缩而在创面局部或周围引起疼痛等不愉快的感觉。也可因创面愈合后，新生上皮疼痛过敏，或因温度、湿度调节能力不全引发神经末梢受刺激，或因成纤维细胞、肌成纤维细胞生长增殖活跃、聚积的胶原挛缩等而引发疼痛。除疼痛外，许多患者还伴有瘙痒、发热、痒痛等不适。这类疼痛强度多为轻到中度疼痛，可通过综合管理达到疼痛控制的目的。

（三）烧伤操作性疼痛

烧伤操作性疼痛指在烧伤病程中的各种诊疗操作引发的不愉快感觉或主观疼痛感受。最多见的烧伤操作性疼痛是换药痛，即医护人员在进行创面换药操作中引起的疼痛。此类疼痛往往极为剧烈，尤其是浅Ⅱ度烧伤创面、取皮创面、皮片间隙有较大暴露创面的小皮片或网状植皮手术后创面，换药操作时疼痛尤为剧烈。烧伤操作性疼痛的强度与患者个体耐受情况、创面情况、操作方式、创面局部所用药物以及操作者的熟练程度等有关。研究发现，换药过程中以去除创面内层敷料时疼痛最为剧烈，其次是创面清创与创面局部的其他操作。除换药痛外，烧伤操作性疼痛还包括在烧伤病程中的其他各种诊疗操作，特别是有创性诊疗操作，如动静脉置管或采血，留置导尿管、胃管，气管切开、焦痂切开等引起的疼痛。由物理治疗和职业治疗等烧伤康复治疗产生疼痛也属操作性疼痛。烧伤操作性疼痛发生的时间和强度具有一定的可预见性，通过有效的疼痛管理，可在一定程度上降低疼痛强度。但是，某些持续性、固定性的操作，如每日或隔日的换药，往往可导致患者的焦虑情绪，也可导致患者疼痛感受加剧。

（四）烧伤术后疼痛

因取皮、术中扩创等操作，烧伤患者手术区及供皮区可有较大范围的疼痛。疼痛强度与持续时间与患者基础病情、术中情况、创面处理方式以及术后管理等多种因素密切相关。烧伤术后疼痛强度一般为轻中度，与其他学科术后疼痛有相似之处，但有烧伤专科的特殊性，如供皮区疼痛较明显，持续时间较长等。供皮区疼痛程度和持续时间与创面选用敷料的种类、创面局部组织水肿程度、包扎技巧等因素相关。近年来伤口负压治疗应用逐渐增多，负压术后疼痛也有较高比例，与压力大小、压力模式等均有一定关系。

（五）烧伤爆发性疼痛

指在各种烧伤疼痛有效管理与治疗过程中，出现的疼痛性状突发性改变、疼痛强度突发性加重等。这种情况首先应排除可能的新刺激因素的影响,再通过调整疼痛控制方案,以期达到最好的治疗效果。

(六)其他

在其他学科的疼痛分类中常将瘙痒、忧郁、焦郁等这类不快感觉或主观感受也归入疼痛范畴,而几乎所有的烧伤患者均伴有不同强度的上述不适。所以在烧伤疼痛管理中同样应包括对这类不适的管理治疗。

三、疼痛性质及疼痛评估

(一)疼痛性质

疼痛性质可有多种分类方法。以比拟方式描述,烧伤患者的疼痛可有:组织水肿、炎性渗出等导致的胀痛(张力性疼痛),药物、换药操作、创面干燥等原因引起的刺激性疼痛,电击伤等深部组织损伤、感染引起的跳痛,创面疼痛导致强迫体位诱发的肌肉痉挛性疼痛,瘢痕组织的针刺痛等。根据疼痛出现的时程,烧伤疼痛可分为急性痛和慢性痛。根据疼痛程度,烧伤疼痛可分为轻度、中度、重度疼痛等。根据引起疼痛的原因,烧伤疼痛可包括炎症痛、刺激痛、截肢后的幻肢痛等。

(二)烧伤疼痛的评估

疼痛没有直接测量方法,疼痛评估主要是通过一些标准化的工具进行量化分析。目前的疼痛强度评估方法,主要分为自我评估法和非自我评估法两类。自我评估法适用于烧伤较轻、有表达能力的成年患者,可采用数字分级评分法(numerical rating scale, NRS)、面部表情分级评分法(face rating scale, FRS)、视觉模拟评分法(visual analogue scale, VAS)和语言分级评分法(verbal rating scale, VRS)等进行疼痛强度评价。其中 NRS 使用 10cm 长的疼痛量尺,告诉患者“0”代表无痛,“10”代表最痛,让患者自己在数值 0~10 之间选用最合适的数字代表其此时的疼痛强度。分值为 1~4 分定义为轻度疼痛,5~6 分定义为中度疼痛,7~9 分定义为重度疼痛,分值为 10 时定义为极度疼痛。面部表情分级评分法,让患者根据自身的疼痛感受选择提供不同的面部表情图。非自我评估法适用于烧伤危重、无法正常交流的成年患者,包括疼痛行为量表(behavioral pain scale, BPS, 表 4-1)、重症疼痛观察工具、疼痛行为指标量表、非语言成人疼痛评估量表、疼痛评估和干预符号法则等。其中 BPS 通过面部表情、上肢运动、机械通气顺应性 3 个部分进行评分,每部分依据不同标准可评为 1~4 分,总分共计 3~12 分,BPS 分值越高表示疼痛程度越显著。

表 4-1 疼痛行为量表

项目	评分			
	1	2	3	4
面部表情	放松	部分紧张	完全紧张	扭曲
上肢运动	无活动	部分弯曲	手指、上肢完全弯曲	完全回缩
通气依从性(插管)	完全能耐受	呛咳,大部分时间能耐受	对抗呼吸机	不能控制通气
发声(非插管)	无疼痛相关发声	呻吟≤3 次/min 且每次持续时间≤3s	呻吟>3 次/min 或每次持续时间>3s	咆哮或使用“哦哎呦”等语言抱怨或屏住呼吸

儿童,尤其是4岁以下儿童无法清楚地表达疼痛的部位和程度,因此很难对其进行准确地疼痛评估。有些儿童往往会夸大疼痛的严重程度,误导判断。因此,需进行反复多次的评估。绝大部分4岁以上儿童具备基本的沟通交流能力,因此成人烧伤疼痛评估的方法,如数字分级评分法、面部表情分级评分法等也适用于4岁以上儿童。面部表情分级评分法方法简单、容易理解、可操作性强,较适合4岁以上儿童烧伤的疼痛程度评估。对于4岁以下儿童,只能通过观察患儿疼痛时的表现来估计其严重程度。1997年,Merkel等提出采用FLACC Scale法评估儿童疼痛严重程度,该方法通过观察患儿烧伤后的各种表现,可以较为准确地评估患儿的烧伤疼痛程度。婴幼儿的疼痛评估更为困难,可通过心率、血压、呼吸次数、内分泌改变和血氧饱和度等生理指标监测,以及通过哭声、面部表情、睡眠、肢体活动度改变等行为指标进行分析(表4-2)。

表4-2 FLACC儿童烧伤疼痛评估表

项目	评分		
	0	1	2
面部表情(face)	表情正常或微笑	偶尔皱眉、表情淡漠	频繁皱眉、紧绷下巴或下颌颤抖
腿部动作(leg)	自然,放松	肌肉紧张	不停踢动或蜷缩
活动程度(activity)	动作自然、协调	紧张,躲避,轻微扭动身体	大力扭动身体,动作幅度大
哭闹程度(cry)	无哭闹	啜泣,小声哭闹	持续哭闹
可安抚程度(content)	放松,不需要安抚	可以通过抚摸、拥抱、语言等进行安抚	无法安抚

注:FLACC表适用于4岁以内儿童的烧伤疼痛评估,也适用于面部表情分级评分法评估失败的4岁以上儿童。

四、烧伤疼痛处理的基本原则

疼痛作为患者的一种主观感受,具有极大的个体差异。相同的烧伤面积和烧伤深度,患者的疼痛感知可有极大差异。对不同的药物、创面处理方法和治疗干预手段,患者也可有不同的反应。本着"警觉评估、灵活处理"原则,可能为烧伤疼痛提供较适的处理手段。

烧伤疼痛程度与患者创面深度、创面愈合进程以及相应的创面处理手段密切相关,准确了解以上信息对于明确疼痛来源和性质、准确评估疼痛程度以及最适的疼痛处理具有重要意义。

一旦患者有镇痛需求,或疼痛评分大于3~5分以上时,均应积极实施有效的疼痛控制方案,以减轻、控制患者的疼痛。并在疼痛管理过程中监测疼痛控制效果,必要时增加用药剂量,或联合用药;或改用、联合其他疼痛控制措施,以达到最佳的疼痛控制效果。

提倡联合两种以上药物和方法,达到镇痛相加、副作用相减、安全有效的镇痛效果的多模式镇痛方法。除药物性治疗外,联合心理疗法和物理疗法,包括催眠镇痛法、认知行为疗法、转移注意力法、虚拟现实疗法、音乐疗法、冷疗或适宜的现代创面敷料应用及提高换药技术等综合手段进行疼痛管理。

鉴于焦虑在患者不适症状中所发挥的重要作用,在治疗疼痛的同时应考虑一并处理患者的焦虑症状。

五、镇痛治疗方法

镇痛治疗方法分为药物镇痛方法和非药物镇痛方法两类。镇痛药物按其作用部位可分为作用于中枢神经和作用于外周神经的镇痛药物。按药理学特点分为阿片类镇痛药、非甾体抗炎药（nonsteroidal anti-inflammatory drug，NSAID）、辅助类镇痛药及其他，共四类。非药物治疗内涵广泛，烫伤即刻及时的创面冷疗、治疗方案选择、适宜的创面敷料应用等均可归为非药物镇痛方法。目前一般将其归为两类：心理疗法、物理疗法。

（一）药物镇痛方法

镇痛药物包括阿片类药物、非阿片类药物、局部麻醉药、吸入性麻醉剂及一些新型镇痛药等。

1. 阿片类镇痛药　阿片类镇痛药是使用最普遍且被认为是最有效的镇痛药。通过作用于中枢与外周神经的阿片受体而发挥镇痛作用，效果确切，常用于中、重度疼痛的治疗。其镇痛机制是通过激动中枢和外周神经系统 μ、κ、δ 阿片受体，激活内源性镇痛系统，发挥镇痛作用。其代表性药物有吗啡、芬太尼及其衍生物、羟考酮、美沙酮等。给药途径有口服、静脉注射、患者自控镇痛（PCA）、靶控输注（target-controlled infusion，TCI）等。长效阿片类镇痛药，如口服吗啡控释片、羟考酮控释片、芬太尼透皮贴等用药方便，常用于治疗背景痛；短效阿片类镇痛药常用于自控镇痛（PCA）、操作痛等。阿片类药物的副作用主要包括呼吸抑制、便秘、瘙痒、睡眠周期干扰、恶心和呕吐。阿片类药物耐受及阿片类药物诱导的痛觉过敏是烧伤患者常见问题。阿片类药物耐受是指同样剂量药物的镇痛作用下降，或需提高药物剂量方可达到同样的镇痛效果。而痛觉过敏是指对伤害性或非伤害性刺激产生过强的伤害性反应。烧伤患者及时短时间暴露于阿片类药物即可发生阿片类药物耐受或阿片类药物诱导的痛觉过敏，且二者很难区别。此外，阿片类药物的一个有争议的副作用是免疫抑制。

吗啡被认为是治疗烧伤疼痛的首选，吗啡的峰值效应时间和作用持续时间适合于治疗背景性疼痛和突破性疼痛。其活性代谢物吗啡-6-葡糖醛酸在尿中排泄，并可在肾衰竭患者中积聚。

芬太尼是一种有效的合成阿片类药物，起效快、作用持续时间短。常用于疼痛手术期间和 PCA 镇痛。芬太尼还可以口服及鼻腔给药，对儿童及成人镇痛均有效。长时间应用可以导致通气患者拔管延迟。瑞芬太尼是一种超短效阿片类药物，具有起效快、清除快等特点，适于临床输注给药，不论输注时间多长，停药后药效能够很快终止，而无术后恢复延迟之虑。

阿芬太尼是一种短效阿片类药物，在注射后 1 分钟内达到峰值效应，是控制烧伤操作性疼痛的首选阿片类制剂，阿芬太尼经肝脏代谢为无活性、无毒性的代谢产物，经尿液排出，可用于严重肾功能损害的患者。

羟考酮属于纯阿片受体激动药，其控释片具有理想的药动学特点和良好的药效学效果，口服生物利用度高、血药浓度稳定、代谢产物活性小。羟考酮与吗啡一样均可引起阿片类副作用，但羟考酮不良反应较吗啡相对较轻。

美沙酮是一种合成阿片类药物，同时具有 μ 受体激动效应、NMDA（N-甲基-D-天冬氨酸）拮抗作用和胺摄取抑制的特性，具有较好的生物利用度和较长的作用时间，可用于治疗吗啡引起的耐受及痛觉过敏。美沙酮半衰期长，其稳态血液浓度水平因人而异，安全问题，特别是呼吸抑制问题需要临床医师密切关注。

建议：对于烧伤引起的中、重度、急、慢性疼痛，可根据疼痛程度和持续时间、并依据个体化剂量准则，选用长效或短效阿片类镇痛药物，在获得镇痛效果的同时必须考虑药物的不良反应。

2. 非阿片类药物 非阿片类药物种类较多。其中非甾体抗炎药（NSAID）类是临床上应用最为广泛的镇痛药物，主要用于轻、中度疼痛的治疗。辅助类镇痛药通过与阿片类药物或 NSAID 类药物合用，达到增强镇痛效果的作用，其种类繁多，常用辅助性镇痛药包括三环类抗抑郁药、抗癫痫药、糖皮质激素、N-甲基-D 天冬氨酸受体（NMDA）拮抗剂等。其他类镇痛药物还包括：非阿片类中枢镇痛药物如曲马多、氧化亚氮（N_2O，笑气）、苯环己哌啶衍生物氯胺酮、中成药制剂等。

（1）对乙酰氨基酚与非甾体抗炎药（NSAID）：NSAID 主要通过抑制环氧合酶（cyclooxygenase，COX）活性，减少前列腺素等致痛致炎因子的合成而产生镇痛、抗炎等作用。根据对 COX 作用的选择性，可将 NSAID 分为非选择性抑制 COX 类镇痛药物及选择性镇痛药物。对选择性与非选择性药物的应用虽然仍存在一些争论，但临床证明它们均是安全有效的。非选择性抑制 COX 类镇痛药物的代表性药物有氟比洛芬酯等。阿司匹林、对乙酰氨基酚、布洛芬、萘普生、双氯芬酸等均属抑制 COX-1 性药物，COX-2 抑制药物有塞来昔布、罗非昔布、帕瑞昔布等。对乙酰氨基酚是一种非抗炎性的解热镇痛药，单独应用对乙酰氨基酚镇痛作用较弱，但与阿片类药物联用有协同镇痛作用，是多模式疼痛镇痛方案的重要组成部分，可降低阿片类药物的使用剂量。可作为轻度烧伤及多模式疼痛镇痛方案的一线药物。

NSAID 也有显著的镇痛作用，与对乙酰氨基酚一样，它们也与阿片类药物具有协同作用，可以减少阿片类药物剂量。但因 NSAID 具有胃溃疡、血小板功能障碍、急性肾衰等副作用限制了其在严重烧伤中的应用。

（2）抗癫痫药：加巴喷丁（gabapentin）和普瑞巴林（pregabalin）是神经递质 γ 氨基丁酸的结构衍生物，但不与 γ 氨基丁酸受体产生相互作用。最初用于抗癫痫的药物，现在也被用于神经性疼痛的治疗。常用于多模式镇痛，还可用于治疗瘙痒。

（3）氯胺酮：氯胺酮是 N-甲基-D-天冬氨酸受体（NMDA）拮抗剂，作用于丘脑和边缘系统，抑制与中枢性疼痛致敏相关的通路。当剂量大于 1mg/kg 的时，氯胺酮是分离性麻醉剂，剂量小于 0.1mg/kg 时，氯胺酮对于对阿片类药物反应差的患者是有效的镇痛药。氯胺酮副作用主要包括交感系统激活、喉头水肿、精神症状等，与其他药物合用可减轻其副作用。

（4）苯二氮䓬类：苯二氮䓬类药物属于抗焦虑药而非镇痛药物，但可以降低焦虑患者的疼痛感。可用于烧伤患者疼痛的辅助治疗。烧伤患者苯二氮䓬类药物的选择需要考虑药代动力学因素。地西泮半衰期较长，且依赖肝酶代谢，咪达唑仑是快速起效的短效药物，劳拉西泮代谢速率介于地西泮和咪达唑仑之间，通过葡萄糖醛酸代谢为无活性产物。因此，在烧伤 ICU 中，劳拉西泮常常是首选的抗焦虑药。苯二氮䓬类药物具有许多副作用，包括呼吸抑制、生理成瘾和快速耐受等，需要在严密监测下使用。

（5）α_2 受体激动剂：可乐定可作为阿片类镇痛药的辅助剂，增强阿片类镇痛效果，减少阿片类的用药剂量，并延长局部麻醉作用。它还可以用于治疗酒精、鸦片和尼古丁的戒断症状。右美托咪定对 α_2 受体的 2A 亚型具有特异性，使其成为比可乐定更有效的镇静和镇痛药。右美托咪定具有镇静、镇痛、抗焦虑作用，对呼吸的抑制作用较弱，与氯胺酮联合运用可以减轻氯胺酮诱导的心脏刺激及预防谵妄。

（6）氧化亚氮：稀释氧化亚氮镇痛的原理是利用氧气、氧化亚氮的混合气体，以需求阀形式通过患者自行供气而发挥镇痛以及镇静作用。其起效快、作用消失也快、毒性小，对呼吸道无刺激，但易引起恶心、呕吐。氧化亚氮可干扰维生素 B_{12} 代谢，长期过量使用可导致脊髓亚急性联合变性。

（7）其他：丙泊酚具有镇静作用较强、起效快、时效短、苏醒迅速等特点，其不足是镇痛作用较弱，因此常与短效阿片类药物联合用于镇静止痛，可用于烧伤换药操作。有报道静脉注射利多卡因可以缓解烧伤换药疼痛。

（二）非药物镇痛方法

非药物治疗作为辅助治疗，在治疗烧伤患者疼痛、焦虑方面疗效显著，其安全性远高于药物治疗。非药物治疗方法有很多，主要归为两类：心理疗法、物理疗法。

1. 心理疗法　包括催眠镇痛法、认知行为疗法、转移注意力法、虚拟现实疗法、音乐疗法等。催眠疗法可减轻操作痛与焦虑症状，适用于烧伤疼痛剧烈、过度焦虑的患者，但仅部分患者对此敏感。催眠疗法通过引导患者放松、意念想象等行为，发挥镇痛作用。严重烧伤患者，长期持续的躯体疼痛折磨可引起患者的情感退化和分裂，使其更易被催眠，从而使睡眠镇痛法在烧伤患者中似乎具有更显著的效果。遗憾的是，国内对于催眠镇痛开展极少，国外近年来的一些随机对照研究结论显示：催眠疗法不可替代烧伤患者的药物镇痛，但可以作为药物镇痛的辅助治疗，可明显降低患者的疼痛评分，减少患者的疼痛回忆。认知行为疗法，是广泛使用的能够改善心理健康的心理 - 社会干预疗法。治疗师通过给患者讲解疼痛的原理，消除疼痛的方法等，有利于舒缓患者的焦虑情绪，帮助患者树立战胜疾病的信心。认知干预常和药物镇痛联合应用，通过深呼吸放松训练、加强积极行为、合理的冥想等达到减轻疼痛目的。

转移注意力法常用于儿童，方式多种多样，如交谈、看动画片、听音乐、玩游戏等。目前国内外研究和应用较多的虚拟现实疗法是一种特殊形式的转移注意力法，在进行操作时通过一些模拟视频、优美的画面或扣人心弦的场景等为患者创造一个模拟的现实环境，使患者沉浸其中减少对疼痛的关注度，从而达到疼痛控制目的。多借助头盔及眼镜式装置进行。

音乐疗法在疼痛管理中作用肯定。音乐能显著影响人体大脑右半球功能，使脑垂体分泌具有止痛作用的内啡肽，从而减轻疼痛、降低循环儿茶酚胺水平。音乐可使患者感到轻松、愉悦，可协助个体进行生理、心理和情绪的整合。对减轻紧张、焦虑等情绪，减轻疼痛有显著效果。一般以柔和的背景音乐为主，也可播放患者喜欢、轻松的乐曲。音乐的声响控制在患者易接受的范围内，一般为 50~60dB。

2. 物理疗法　主要包括冷疗及其他物理疗法、适宜的现代创面敷料应用以及换药技术及其他等。

（1）冷疗及其他物理疗法：烧伤后立即用冷水对创面进行冷敷、淋洗和浸泡，对于减轻组织损伤程度，降低受伤当时及后续的疼痛具有积极意义。冷疗可直接终止热力对皮肤组织的进一步损伤，减少 5- 羟色胺、组胺、缓激肽等炎症介质的生成或释放，减轻血管渗漏，降低暴露神经末梢的痛觉灵敏度、减少创面血流及肿胀程度等，对烧伤急性疼痛具有较好的镇痛效果。其他物理治疗包括电疗、光疗、超声波疗法、热疗及按摩疗法等。中医的腕踝针、耳穴电刺激、耳穴针等据报道均可减轻操作痛。

（2）选择适宜的治疗方案：烧伤治疗方案的选择对预后有很大影响，有时甚至直接决定病情的转归。中小面积烧伤，浅度中小面积烧伤创面，包括浅Ⅱ度和偏浅的深Ⅱ度，可以通过选择合适的创面敷料，创造创面愈合所需的适宜湿性环境，减少换药次数、减轻换药疼痛、改善创面愈合；较深的中小面积烧伤，包括较深的深Ⅱ度或Ⅲ度烧伤，可选择尽早实施手术植皮。大面积烧伤，则需从创面处理、脏器功能维护、侵袭性感染防治、全身支持治疗等多方面综合处理。并通过严格的病房管理、系统院内感控措施的推行等方面控制烧伤感染，减少换药次数，减轻患者操作性疼痛。

（3）适宜现代敷料的应用以及换药操作技巧：自20世纪70年代现代敷料诞生起，各种类型的先进敷料不断产生，银敷料、藻酸钙敷料、泡沫敷料、水胶体敷料、水凝胶敷料等，凭借各自不同的理化和生物学特性，在各类急、慢性创面中发挥不同的作用。和传统敷料相比，现代敷料通常具有更好的黏附性、通透性、吸附性、顺应性、弹性和柔韧性，部分兼具止血功能，既可部分替代皮肤的屏障功能，又不干扰创面愈合过程。选择适宜的创面敷料，可明显减轻烧伤创面背景性疼痛或换药痛。

3. 换药技术　除了创面敷料选择，掌握一定的换药技巧，也可减轻更换敷料时的操作痛。例如：操作轻柔；揭除植皮区内层敷料时取与创面平行方向，避免刚建立血运的皮片被撕离创面；更换内层敷料时尽量使敷料浸湿，尤其是与创面直接接触的内层敷料完全浸湿等。

（三）围手术期疼痛干预

烧伤切/削痂手术后产生新鲜创面；植皮手术和造成新的取皮创面；关节部位植皮需要关节固定、制动，这些因素都可使烧伤患者术后疼痛评分增加，对镇痛延误的需求增加。国内外研究显示烧伤手术后患者一般经历轻到中度疼痛。疼痛程度与术前疼痛程度、手术前后给予阿片类药物剂量相关。此外，年龄、烧伤面积也与术后疼痛程度相关，老年人疼痛程度轻于年轻患者。

围手术期可根据患者疼痛程度给予阿片类药物或联合药物镇痛治疗，并可采用静脉镇痛或镇痛泵方式给药。

（四）烧伤慢性疼痛管理

阿片类镇痛药物耐药性以及阿片类药物诱导的痛觉过敏问题决定了阿片类镇痛药物不适于烧伤慢性疼痛的治疗。合成阿片类药物美沙酮，作用时间相对较长，因可同时作用于阿片类受体和NMDA受体，可避免吗啡引起的药物耐受及痛觉过敏等问题，可作为阿片类镇痛药物的策略性替代治疗用于烧伤慢性疼痛的管理。烧伤创面，无论愈合与否，都可因为神经直接损伤、神经压迫和神经瘤形成等原因导致烧伤后神经性疼痛，严重影响患者生活质量、限制患者功能恢复。加巴喷丁可被用于烧伤急、慢性神经性疼痛标准镇痛治疗的辅助治疗措施，特别是烧伤慢性疼痛的治疗。烧伤慢性疼痛的治疗中还需注意抗抑郁治疗，但相关研究仍较缺乏。

此外，深度创面愈合后形成的增生性瘢痕需经历增生期、减退期、成熟期等不同阶段，在瘢痕组织完全成熟前，烧伤瘢痕组织可有灼热感、针刺样、痛痒等慢性疼痛表现。瘢痕疼痛治疗主要以瘢痕治疗为基础，综合应用硅酮类药物、物理治疗、放射、瘢痕内激素注射等多种方法。其中瘢痕的二氧化碳点阵激光治疗可明显减轻痛痒等不适症状。此外，瘢痕局部使用止痛、止痒贴剂也是瘢痕镇痛的有效方法。

（刘　琰）

第二节　烧伤瘙痒康复治疗指南

一、概述

烧伤后瘙痒是烧伤幸存者最常见的主诉之一,大约87%的烧伤成人和所有烧伤患儿都会在愈合过程出现重度瘙痒。瘙痒往往在创面愈合早期出现,并在再上皮化且瘢痕成熟后长期持续,可严重影响生存质量。一些研究显示,近一半烧伤患者的瘙痒最长可持续10年。瘙痒的病理生理学是复杂的,尚未完全得到解释。虽然瘙痒和疼痛的身体感觉可能不同,但它们确实共享许多类似的神经通路。

二、指南

烧伤后瘙痒的处理方法很多,包括全身性治疗和局部治疗,目前的有效性参考文献主要来自个案报道及少量高质量的随机试验。烧伤后瘙痒的全身性一线治疗包括 H_1 和 H_2 抗组胺药(如苯海拉明、西替利嗪和西咪替丁),它们通过结合和稳定处于非活性状态的受体起反向激动剂的作用,从而阻碍细胞信号传导,但它们均不能完全缓解瘙痒。其他可能有效的全身性药物包括赛庚啶、羟嗪、加巴喷丁和三环类抗抑郁药(如多塞平)。

1. 或可缓解瘙痒的局部治疗

(1)芦荟制剂:芦荟被烧伤专家广泛用于治疗伤口。已知其通过稳定肥大细胞的细胞膜来控制组胺释放,也可以抑制炎症反应中的前列腺素成分,从而缓解瘙痒。

(2)含凡士林乳膏、椰子油、矿物油:此类保湿剂、润肤剂可以起保湿、润滑、软化瘢痕作用,防止水分丢失导致瘙痒。

(3)胶体燕麦制剂:胶体燕麦制剂已被证明可显著减少瘙痒症。其作用机制似乎与在皮肤上形成屏障有关,高浓度的淀粉和 β- 葡聚糖是燕麦的保护和保水功能的原因,能维持皮肤的最佳水合水平和 PH 条件,并通过抑制前列腺素 E_2 和减少花生四烯酸的动员,起到抗氧化和抗炎作用。

(4)UNNA BOOT(浸有甘油、氧化锌和炉甘石的敷料):UNNA 绷带是浸有甘油、氧化锌和炉甘石的弹力绷带,可简便、有效缓解瘙痒,且费用较低。

(5)EMLA(eutectic mixture of local anesthetics):几种局部麻醉药的混合物通过阻断神经细胞膜上的钠通道来传播神经冲动,从而减少了与组胺释放相关的瘙痒和眩光反应,在药效学是安全的。该制剂由两种局部麻醉药利多卡因(25mg/mL, 2.5%)和丙胺卡因(25mg/mL, 2.5%)按1:1混合而成。

(6)外用多塞平:多塞平是一种三环类化合物,具有强效的组胺受体阻断作用。其抗组胺作用分别是羟嗪和苯海拉明的 50 倍和 800 倍。局部使用多塞平的明显优势是具有口服剂很难达到的显著的抗组胺能力。

(7)硅凝胶膜:硅凝胶膜减轻瘢痕疼痛和瘙痒机制推测为增生性瘢痕的水合作用,最终降低成纤维细胞的活性并减少胶原形成。硅凝胶可以使角质层水合并润滑瘢痕表面,从而有助于重塑沉积在皮肤表面上的胶原纤维。这种对角质层的水合作用降低了成纤维细胞和胶原合成的活性水平。

（8）加压衣物：压力疗法用于治疗肥厚性瘢痕超过一个世纪，是治疗烧伤瘙痒的有效措施，因其常伴有活动性肥厚性瘢痕。压力通过限制瘢痕的氧气和营养供应来控制胶原合成，从而阻止成纤维细胞转化为肌成纤维细胞。压迫疗法的止痒机制尚不清楚，它可能通过外在压力对毛细血管循环的影响，减少炎症细胞和降低炎症介质水平，抑制组胺释放，继发于对胶原合成的抑制作用。

（9）按摩治疗：按摩可改善瘢痕的柔软度，增加血液循环和迷走神经活动，减少患者的循环应激激素，从而缓解瘙痒感觉。

（10）冷疗：降低皮肤温度可以减轻激发导致瘙痒刺激的 C 纤维和瞬时受体电位激发离子通道家族 CMR1 和 VR1。

2. 局部糖皮质激素

如：氢化可的松和曲安西龙，在不同烧伤阶段中的作用差异很大。它们可用于再上皮化的创面。而局部糖皮质激素不能用于未愈合的烧伤，因为其可导致正愈合皮肤变薄、感染和全身性吸收。

3. 不应使用羊毛脂含量高的外用药物，因为其可加重瘙痒。

4. 已在烧伤患者中得到评估的其他瘙痒疗法　包括脉冲染料激光和经皮神经电刺激疗法（transcutaneous electrical nerve stimulation，TENS）。激光对瘢痕压痛、外观和瘙痒均可改善，其机制可能与激光对瘢痕组织中微循环和瘙痒性化学物质的影响，为细胞提供直接的生物刺激光能，并通过降低促炎细胞因子水平，升高抗炎细胞因子和生长因子水平，引起增强抗炎作用。经皮神经电刺激基本上还处于实验阶段。

（赖　文）

第三节　烧伤后失眠康复治疗指南

一、失眠的评估

（一）概述

失眠是指尽管有合适的睡眠机会和睡眠环境，依然对睡眠时间和 / 或质量感到不满足，并且影响日间社会功能的一种主观体验。主要表现为入睡困难（入睡潜伏期超过 30min）、睡眠维持障碍（整夜觉醒次数 >2 次）、早醒、睡眠质量下降和总睡眠时间减少（通常少于 6.5 小时），同时伴有日间功能障碍。根据病程长短，以 3 个月为界限分为短期失眠及慢性失眠。烧伤后失眠不同于常见的失眠，烧伤患者通常伴随创面疼痛，长期卧床，社会活动消失等巨大变化，有时很难确定烧伤与失眠的因果关系，无论属于"原发性"还是"继发性"，均需要针对失眠本身进行独立的临床干预，防止症状迁延或反复。本节将阐述烧伤后失眠的评估方法，探究对于烧伤患者更为合理的失眠评估标准。

（二）指南

烧伤失眠的临床评估以病史采集和客观评估为首选手段。其中病史采集作为主要诊断依据，可以通过自评量表、症状筛查表、精神筛查测试、睡眠日记以及家庭成员陈述等多种手段收集病史资料。客观评估［多导睡眠图（polysomnogram，PSG）监测、体动仪（actigraph）］主要用于失眠的鉴别诊断和疗效评估。诊断烧伤合并失眠时必须满足失眠的诊断标准，参照《国际睡眠障碍诊断与分类（第三版）》（ICSD-3），关于失眠的诊断如下：

1. 至少存在下列 1 个或多个睡眠障碍症状　①入睡困难：儿童或青年 >20min，中老年 >30min。②难以维持睡眠。③早醒：比平时睡眠模式早醒 30min 以上。④睡醒后无恢复感。

2. 存在 1 个或 1 个以上与失眠相关的症状　①疲劳或全身不适感；②注意力不集中或记忆障碍；③影响学习、工作、家庭和社会交往能力；④情绪紊乱、烦躁；⑤白天困倦；⑥出现行为问题（如冲动、易激惹）；⑦精力和体力下降；⑧工作或操作过程中易出现失误；⑨对因过度关注睡眠而产生焦虑不安。

3. 失眠不能单纯用没有合适的睡眠时间或恰当的睡眠环境来解释。

4. 失眠及与之相关的日间症状每周至少发生 3 次。

5. 失眠及相关日间功能障碍不能用其他睡眠障碍解释。

推荐意见：①在首次系统评估前最好记录睡眠日记；②诊断失眠时应关注共存的其他疾病和症状，并给予相应的诊断；③鉴别其他睡眠障碍，如呼吸性睡眠障碍、周期性肢体运动障碍时应进行 PSG 检查；④失眠患者接受合理干预后疗效反应不理想时，应进行 PSG 检查排除其他类型睡眠障碍。

（三）机制

烧伤引起的失眠表现出一种独特的模式。常常伴随创面疼痛、多次手术、长期卧床、生活自理能力缺失等客观不利因素，以及对创面预后外观不良、未来工作能力受限和对家庭经济损失的担忧等主观不良情绪。烧伤患者即使创面愈合出院后较同龄人群仍有更大比例出现失眠症状。因此，评估时以失眠症状的病史及仪器记录的客观数据为主要测评手段。

二、失眠的治疗方法

失眠的治疗方法包括心理治疗、药物治疗和非药物治疗。

（一）心理治疗

1. 概述　心理治疗主要包括睡眠卫生教育和失眠认知行为治疗（cognitive behavioral therapy for insomnia，CBTI）。烧伤后失眠应符合失眠干预的总体目标：①改善睡眠质量和 / 或增加有效睡眠时间；②恢复日间社会功能，提高生活质量；③防止短期失眠转化成慢性失眠；④减少与失眠相关的躯体疾病或与精神疾病共病的风险；⑤尽可能避免包括药物在内的各种干预方式带来的负面效应。

2. 指南　应强调睡眠卫生教育的重要性，即在建立良好睡眠卫生习惯的基础上，开展其他治疗手段。CBTI 能够有效纠正失眠患者错误的睡眠认知与不恰当的行为因素，有利于消除心理生理性高觉醒，增强入睡驱动力，重建正确的睡眠觉醒认知模式，持续改善失眠患者的临床症状，且没有不良反应。

推荐意见：①睡眠卫生教育需要同其他干预方式同时进行，不推荐将其作为独立的干预方式实施；②放松疗法与刺激控制疗法可以分别作为独立的干预措施或参与到其他的 CBTI 之中；③睡眠限制疗法可作为独立的干预措施或参与到其他的 CBTI 之中；④CBTI 联合药物（首选非苯二氮䓬类药物）治疗可以发挥更好的效果。

3. 机制　烧伤后失眠一般以短期应激导致的睡眠质量降低，睡眠时间减少为主要表现。目前烧伤后失眠的心理干预可以通过诱导患者建立正确的睡眠节律，改变关于睡眠的不良态度和观点，进行健康睡眠实践的教育，达到促进睡眠的目的。认知治疗改变患者对健康睡眠的过高要求以及对睡眠的过度关注，使患者感到自己对睡眠的控制力提高、有利于建立睡眠的信心。失眠的行为治疗主要通过睡眠卫生教育、睡眠限制等改变患者的睡眠状况。

（二）药物治疗

1. 概述　临床实践中所应用的具有催眠作用的药物种类繁多。药物治疗的关键在于把握获益与风险的平衡，同时要兼顾药物获取的容易程度、经济负担以及患者主观意愿上的依从性。选择干预药物时需要考虑症状的针对性、既往用药反应、患者一般状况、与当前用药的相互作用、药物不良反应以及其他的现患疾病。需要注意，部分药物说明书中的主要适应证并不适用于失眠的治疗，比如某些抗抑郁药和镇静类抗精神病药，但是这些药物具备治疗失眠的临床参考文献，可以参照推荐意见进行个体化的治疗。

2. 指南　目前临床治疗失眠的药物，主要包括苯二氮䓬受体激动剂（benzodiazepine receptor agonists，BZRAs）、褪黑素受体激动剂、促食欲素受体拮抗剂和具有催眠效应的抗抑郁药物。处方药加巴喷丁、喹硫平、奥氮平治疗失眠的临床参考文献薄弱，不推荐作为失眠治疗的常规用药。抗组胺药（如苯海拉明）、普通褪黑素以及缬草提取物等非处方药虽然具有催眠作用，但是现有的临床研究参考文献有限，不宜作为治疗失眠的常规用药。酒精（乙醇）不能用于治疗失眠。

常见的药物有：

（1）BZRAs：分为苯二氮䓬药物（benzodiazepine drugs，BZDs）和非苯二氮䓬类药物（nonbenzodiazepine drugs，non-BZDs）。①non-BZDs：以唑吡坦（zolpidem）和右佐匹克隆（eszopiclone）为代表的 non-BZDs 主要发挥催眠作用，不良反应较 BZDs 轻，已经逐步成为治疗失眠的临床常用药物。由于 non-BZDs 半衰期相对较短，次日残余效应被最大限度地降低，一般不产生日间困倦，产生药物依赖的风险较传统 BZDs 低，治疗失眠安全、有效，无严重药物不良反应。②BZDs：美国 FDA 批准了 5 种 BZDs（艾司唑仑、氟西泮、夸西泮、替马西泮和三唑仑）用于治疗失眠，其中三唑仑属于唯一的短半衰期催眠药物，但是由于其成瘾性和逆行性遗忘发生率高，已被我国列为一类精神药品管理。国内常用于治疗失眠的 BZDs 还包括阿普唑仑、劳拉西泮和地西泮。BZDs 药物可以改善失眠患者的入睡困难，增加总睡眠时间，不良反应包括日间困倦、头昏、肌张力减低、跌倒、认知功能减退等。

（2）褪黑素和褪黑素受体激动剂：使用普通褪黑素治疗失眠尚无一致性结论。故不推荐将普通褪黑素作为催眠药物使用。

（3）促食欲素受体拮抗剂：苏沃雷生（suvorexant），已获得美国食品药品监督管理局批准用于治疗成人失眠（入睡困难和睡眠维持障碍）。其发挥催眠作用的靶点不同于其他催眠药，现有研究数据显示其具有较好的临床疗效和耐受性。

（4）抗抑郁药物：部分抗抑郁药具有镇静作用，在失眠伴随抑郁、焦虑心境时应用较为有效。

推荐意见：①失眠患者药物治疗的具体策略（可视为序贯方案）——首选 non-BZDs，如唑吡坦、右佐匹克隆；如首选药物无效或无法依从，更换为另一种短一中效的 BZRAs、褪黑素受体激动剂、促食欲素受体拮抗剂；添加具有镇静催眠作用的抗抑郁药物（如多塞平、曲唑酮、米氮平或帕罗西汀等），尤其适用于伴随焦虑和抑郁症状的失眠患者。②长期应用 BZRAs 的慢性失眠患者至少每 4 周进行 1 次临床评估。③推荐慢性失眠患者在医师指导下采用间歇治疗或按需治疗方式服用 non-BZDs。④抗组胺药物、抗过敏药物以及其他辅助睡眠的非处方药不宜用于慢性失眠的治疗。

3. 机制 BZDs 类药物为苯二氮䓬受体激动剂,可引起中枢神经系统不同部位的抑制。non-BZDs:对 γ 氨基丁酸受体 A 上的 α_1 亚基选择性激动。褪黑素参与调节睡眠觉醒周期,可以改善时差变化所致睡眠觉醒障碍、睡眠觉醒时相延迟障碍等昼夜节律失调性睡眠觉醒障碍。促食欲素又称下丘脑分泌素,具有促醒作用。苏沃雷生(suvorexant)为针对促食欲素双受体发挥抑制作用的拮抗剂。

(三)非药物治疗

1. 概述 非药物治疗包括意念治疗、音乐治疗、物理治疗和中医治疗等。意念治疗和音乐治疗,顾名思义,就是通过意念和音乐达到治疗目的。物理治疗主要借助相关仪器、设备进行治疗。中医治疗常见的治疗手段包括:针灸、艾灸、按摩、耳穴疗法、拔罐疗法、药枕和熏蒸疗法等,通过调节气血阴阳,达到改善睡眠的疗效。

2. 指南 针灸、艾灸、推拿按摩、耳穴疗法、拔罐疗法、药枕等中医治疗和物理治疗是临床上常用的手段,但目前较为有效的方式为:音乐治疗和经颅微电流刺激治疗,但也仅作为补充和替代干预方案。

3. 机制 经颅微电流刺激治疗是通过夹在耳垂上的耳夹电极产生微安级别的微电流刺激大脑,改善异常脑电波,调节大脑神经递质和应激激素的分泌,从而达到治疗失眠的目的。音乐治疗是让患者听舒缓的民乐、轻音乐等,使其情绪平稳、放松、安静,经一段时间的治疗,可以调节患者的情绪,解除疾病带来的精神压力,增加战胜疾病的信心和决心。所以,音乐有不同程度的镇静、镇痛、降压作用,能使病人心平气和,消除不安和烦躁而安静入眠。

三、烧伤后失眠护理方案

(一)概述

烧伤后失眠的护理在一定程度上能极大缓解失眠的进展及持续时间。护理工作是临床第一线接触患者的工作,对烧伤后失眠的发现及预防均有重要意义。护理工作在提供清洁、安静、舒适的住院环境的基础上,加强对创面不适、体位不适的护理工作,并积极进行心理疏导。

(二)指南

烧伤后失眠的护理工作围绕创面不适、体位不适、心理不适等展开。在创面疼痛方面,推荐采取相应的有效措施,分散患者的注意力,比如交流谈心、视听节目等。在康复期的瘢痕瘙痒不适,可给予轻压按摩、蜡疗等方式,劝阻搔抓以减少瘢痕破溃形成的创面。体位不适时要帮助患者及其家属掌握正确的按摩方法,适时对患者局部受压部位进行适当的按摩,去除酸痛,尽量满足患者的舒适需要。情绪波动,沮丧时,给予心理劝慰,并积极发动患者亲属多陪伴患者,帮助正确面对病情事实,今早积极转变乐观心态。

(三)机制

烧伤带来创面组织不同程度的破坏,不可避免地引起创面痛痒不适,特别是处在康复期的患者,创面通常瘙痒难忍。加上晚间患者自主神经功能亢进,容易引起其身心不能放松而影响睡眠。烧伤患者为避免创面受压,通常采取被迫卧位,由于功能位置维持的时间太长,限制了患者体位的变动,因此成为了影响睡眠的因素。

(刘 毅 李 超)

第五章 烧伤后机体代谢紊乱的监测和治疗康复

第一节 烧伤后机体代谢变化

一、烧伤后能量代谢

1. 概述 严重烧伤会引起严重的病理生理应激反应和损伤后可持续数年的代谢率增加。烧伤患者的代谢率可以大于正常代谢率的两倍,这种反应可以持续至损伤后一年多。严重的分解代谢伴随高代谢状态,导致患者体重及免疫功能下降。积极的营养支持以满足患者增加的能量消耗,对烧伤患者的生存是至关重要的。当患者的静息能量消耗(resting energy expenditure, REE)比正常水平高出 10% 以上时,通常被认为是高代谢状态。

目前将烧伤后代谢变化分为二期,包括抑制期与亢进期,其持续时间根据烧伤的严重程度可自伤后数小时至数天。抑制期大致相当于休克期,有研究表明,此期主要表现为氧耗量减少、代谢率降低、心排出量下降。目前国内倾向于将该期称为缓升期,亢进期即高代谢期。随烧伤严重程度可自伤后 2~3 天持续数周甚至数月,亢进期代谢的高峰一般出现在伤后 7~21 天,亢进期包括 REE 急剧升高及持续的过程,国外有研究表明,成人烧伤面积 >40%TBSA 的烧伤患者在创面愈合后相当一段时间内都处于高代谢状态。因此,严重烧伤患者代谢的亢进期要持续相当长的时间。

2. 指南 在烧伤后的急性损伤阶段,烧伤面积占总体表面积(TBSA)40% 以上的患者,其 REE 值可高于正常水平 40%~100%。有参考文献显示烧伤后由于儿茶酚胺、糖皮质激素以及胰高血糖素的分泌增加所引发的高代谢状态可以导致营养物质代谢失常和需求增加。烧伤后高代谢的治疗在急性期与恢复期都非常重要。尽管目前手术与护理措施有所进步,但烧伤后高代谢是不能被逆转的。烧伤创面的早期切痂植皮,体温调节与药物治疗已经可以明显减轻烧伤后的高代谢反应。

在小规模儿童烧伤患者的随机对照研究中发现使用 β 受体阻滞剂(如普萘洛尔)可以明显降低(患者的)静息能量消耗,增加肌肉蛋白平衡并保持无脂肪重量。而二甲双胍与胰岛素则增加肌肉蛋白合成速率,从而抵消成人严重烧伤后肌肉组织的大量分解代谢。强化胰岛素治疗在改善脏器功能的同时,也能够通过减少感染脓毒血症,降低血清白介素 -6 与急性期蛋白水平而改善烧伤后并发症发病率。

近来对一组烧伤面积大于 40% TBSA 的儿童患者进行的随机试验显示强化胰岛素治疗可以改善胰岛素敏感性,改善线粒体氧化能力,降低静息能量消耗(REE)。

3. 机制 在细胞水平上,全身耗氧量的增加提示机体的三磷酸腺苷(ATP)循环和产热显著增加。研究显示,机体消耗 ATP 占烧伤后高代谢反应的 57%,包括用于蛋白质合成的 ATP 代谢、用于肝脏糖异生的 ATP 生成以及葡萄糖和脂肪酸的循环。但是,ATP 循环产热并不能完全解释烧伤后机体高代谢状态,细胞线粒体呼吸从 ADP(腺苷二磷酸)磷酸化解耦也可导致热量产生,导致耗氧量增加。

烧伤后代谢的变化与烧伤创面密切相关,有研究表明越早期清除坏死组织封闭创面,就能越明显地改善患者的高代谢状态。对于大面积深度烧伤患者,早期切削痂植皮尽早封闭创面不仅可以降低烧伤引起的高代谢反应,还可以直接影响患者的预后。另外,大面积烧伤患者脓毒症及脓毒血症的发生,可增加负氮平衡,骨骼肌蛋白分解明显增加,可引起烧伤患者代谢明显增高,预防和治疗脓毒症与创面脓毒症也是降低烧伤者高代谢行之有效的方法之一。疼痛和焦虑也可明显增加代谢率,因此临床上要重视镇静、止痛及心理治疗,这也是降低烧伤高代谢行之有效的方法之一。

同时,目前还认为细胞因子(TNF-α、白介素 -1、白介素 -6、γ- 干扰素)与脂类介质(如血小板活化因子、前列腺素 E_2、血栓素、白三烯 B_4)等也参与烧伤后高代谢反应的发生。其机制仍在进一步研究之中。

二、烧伤后影响代谢变化的因素

1. 概述　严重的烧伤患者伤后很长一段时间处于高分解代谢状态,可导致体重显著下降、创面延迟愈合、免疫力下降等相关并发症。烧伤后影响代谢变化的因素有很多,但是主要的有三种:

(1)环境温度对代谢的影响:由于烧伤后损害了皮肤的屏障作用,每日从创面蒸发大量水分。水分蒸发过程中机体热量大量散失,而机体高代谢反应其中一部分能量也用来补偿水分蒸发引起的热量散失。有学者研究表明,当环境温度提高至 33℃时,水分蒸发所需要的能量可以更多地来自外周环境,而不仅是患者本身。

(2)烧伤创面对代谢的影响:烧伤后代谢的变化与烧伤创面密切相关。有研究表明,50% 以上的大面积烧伤患者静息能量消耗明显升高,随着创面的愈合及封闭,代谢率也逐步下降。烧伤创面深度越深代谢率也越高。采用切、削痂植皮封闭创面可明显降低机体的代谢率。

(3)脓毒症与创面脓毒症对代谢的影响:国外有学者研究表明,烧伤脓毒症患者较未有脓毒症的烧伤患者静息能量消耗明显增高,负氮平衡增高 1 倍以上,骨骼肌蛋白分解代谢也明显增强。

(4)其他因素:包括镇静、止痛及心理治疗等。

2. 指南　早期肠内营养能改善肌肉质量的维持,应激激素水平的调节,改善肠黏膜完整性,促进伤口愈合,减少应用性溃疡形成的风险,推荐早期给予肠内营养。

病房的温度,将环境温度适当提高可明显降低烧伤患者高代谢状态,目前认为将环境温度控制在 30~32℃较为合适。有研究发现,干燥温暖的环境下虽增加了蒸发散热,但机体总代谢率明显下降,其主要原因是蒸发散热所需的热量主要由环境温度所提供,因此机体在温暖的环境中热量净丢失减少。适当增加环境温度如从 25℃增至 33℃能使烧伤面积大于 40% 的患者 REE 由正常值的 2 倍降至正常值的 1.4 倍。

越早期清除坏死组织封闭创面,就能越明显地改善患者的高代谢状态,早期切削痂植皮覆盖创面可减少蛋白损失,降低创面感染风险,减少肌肉分解代谢,减少能量消耗和需求,还可影响患者的预后。早期烧伤创面切削痂植皮还可以减少小儿及成人患者术中失血、住院时间、脓毒症的发生率及死亡率。

肾上腺素受体阻滞剂（如：普萘洛尔）可使患者热量产生减少，降低患者心率，心脏做功减少，同时也降低了静息能量消耗。研究表明，普萘洛尔减轻了烧伤后骨骼肌萎缩，这主要是通过增加细胞内氨基酸的利用，增加肌肉蛋白合成效率实现的，蛋白合成高于蛋白降解，即增加了蛋白的净平衡。还有研究表明，烧伤病人长期使用普萘洛尔降低心率的20%可以明显减轻心脏负荷和肝脂肪沉积。肝脂肪减少是外周脂解作用降低、肢端和内脏血流减慢、肝棕榈酸酯转运和摄取降低而没有明显影响氧化和脂分泌的结果。

脓毒症与创面脓毒症均可引起烧伤患者代谢明显增高，预防和治疗脓毒症与创面脓毒症是降低烧伤患者高代谢率的方法之一。

3. 机制　早期肠内营养已被证明可减少儿茶酚胺、皮质醇和胰高血糖素的分泌，并保持肠黏膜的完整性、运动性和血流。早期肠内营养还能改善肌肉质量维持，改善伤口愈合，降低应激性溃疡形成的风险，缩短在重症监护病房的住院时间。

第二节　烧伤后营养物质代谢

一、烧伤后糖代谢

（一）概述

烧伤与许多其他外科疾病及危重症一样，均可引起应激性高血糖。目前对应激性高血糖的定义为血糖≥11.1mmol/L。烧伤引起的高血糖与烧伤严重程度密切相关，尤其易见于小儿烧伤早期。大面积烧伤患者早期即可出现血糖升高，甚至部分大面积烧伤患者于伤后2小时即可出现高血糖。引起应激性高血糖的原因主要有胰岛素的反向调节激素分泌增加，机体对胰岛素的抵抗作用增强，一些炎性因子的大量释放，以及高龄、长期卧床等产生应激性高血糖的其他因素。

应激性高血糖对机体的危害极大，严重影响烧伤患者的预后，高血糖可降低机体的免疫力，增加感染的发生率，影响胶原合成使创面愈合延迟，还可使体液平衡紊乱，促进血栓形成等。因此积极有效地控制血糖水平，直接影响着烧伤患者的预后。

（二）指南

烧伤患者需补充足够的碳水化合物提供能量（大于 7g/（kg·d））。胰岛素抵抗的患者可给予胰岛素治疗维持满意的血糖水平。

必须警惕和防治低血糖的并发症。

来自13个烧伤中心的调查研究显示不同单位的肠道喂养中碳水化合物与脂肪的百分比有很大差别。大多数单位都采用低脂肪（少于20%）与高碳水化合物（多于55%）喂养。高碳水化合物喂养的含量为55%~85%，而脂肪含量则为3%~20%。高脂肪喂养则是为了控制血糖水平。有临床参考文献显示在烧伤面积大于10%患者中采用高碳水化合物、高蛋白、低脂肪喂养可减少肺炎发病率，但还需要进行更多研究来确定理想的脂肪与碳水化合物的百分比以及对死亡率的影响。

（三）机制

严重烧伤时机体处于应激状态，可引起一系列的神经内分泌的改变，主要改变为下丘脑 - 垂体 - 肾上腺皮质轴和交感 - 肾上腺髓质轴的兴奋，使胰岛素反向调节激素如：胰高血糖素、生长激素、儿茶酚胺、糖皮质激素等分泌增加,而胰岛素的分泌却相对减少。有研究证实严重烧伤患者常发生显著的胰岛素抵抗,胰岛素抵抗是严重烧伤病人发生能量缺乏的重要原因之一,烧伤时机体处于高代谢状态,而此时细胞对葡萄糖的利用却发生障碍,目前胰岛素抵抗的细胞和分子机制仍不十分清楚,一般认为可能与胰岛素受体前受体功能异常,受体后信号转导、葡萄糖转运、细胞内代谢障碍及细胞因子如肿瘤坏死因子-α等因素有关。

高碳水化合物饮食可以促进伤口愈合,并能起到保护蛋白质的作用;但如果摄入过量的葡萄糖,会导致高血糖、葡萄糖转化为脂肪、葡萄糖尿、脱水和呼吸问题。应激和急性损伤的激素环境导致烧伤患者一定程度的胰岛素抵抗,必须通过补充胰岛素来维持满意的血糖,而胰岛素治疗也可促进肌肉蛋白的合成和伤口愈合。严重烧伤的患者接受胰岛素注射后,体内的胰岛素水平会下降与高碳水化合物、高蛋白饮食相结合,可以促进创面愈合,保持体重、骨密度和缩短住院时间。

二、烧伤后脂肪代谢

(一)概述

脂肪是人体的主要能源,烧伤后脂肪分解加速,使血中游离脂肪酸、甘油及甘油三酯的浓度增加,血浆酮体不高而肉碱下降,血浆脂蛋白异常。烧伤后必须补充一定量脂肪,脂肪缺乏固然不可,过量也是有害的,可引起腹泻、胆汁淤积、肝大、凝血障碍等,进而影响机体抵抗力,抑制免疫反应,易致全身性感染。

(二)指南

烧伤后脂肪代谢受多种激素及交感神经的调节,儿茶酚胺、甲状腺激素、胰高血糖素及肾上腺皮质激素等一系列促分解激素均可促进组织内甘油三酯分解为甘油及脂肪酸,因此大面积烧伤患者脂肪动员增加。

正常时,脂解作用与再酯化在脂肪组织中保持着动态平衡,而烧伤破坏了这种平衡,体内脂肪发生分解,波及皮下组织及体内其他部位脂肪储备。严重烧伤脂肪丢失量每日可达600g以上。早期切痂也丢失大量可动用脂肪而使储备的脂肪减少。烧伤的水肿液中含有甘油三酯、胆固醇、磷脂及未酯化脂肪酸等。烧伤部位流的淋巴液中亦含有较多的上述脂类。

(三)机制

烧伤后,机体脂肪分解增加,脂肪的能量利用率降低。当严重烧伤时,儿茶酚胺、胰高血糖素等分泌增加,作用于脂肪细胞膜表面受体,激活腺苷酸环化酶,促进环腺苷酸合成,激活依赖环腺苷酸的蛋白激酶,使胞液内激素敏感性甘油三酯脂肪酶磷酸化而活化。后者使甘油三酯水解成甘油二酯及脂酸。这步反应是脂肪分解的限速步骤,激素敏感性脂肪酶是限速酶,它受多种激素的调控,故称为激素敏感性脂肪酶,能促进脂肪动员的激素称为脂解激素,如肾上腺素、胰高血糖素等。胰岛素与前列腺素 E_2 等抑制脂肪的动员,对抗脂解激素的作用。

三、烧伤后蛋白质代谢

(一)概述

机体的蛋白质始终在不断更新之中,严重烧伤可引起机体蛋白分解代谢明显增强,烧伤后尿氮可高达 30g/d,严重烧伤时蛋白质分解代谢主要为机体提供能量和支持重要脏器功能,被分解的蛋白主要来源于骨骼肌,因其是机体最大的氮库,如果大量的蛋白被分解功能,可使机体在短期内陷入负氮平衡,长期持续的骨骼肌萎缩和负氮平衡将导致机体免疫力下降,感染的发生率增加,创面愈合延迟,活动缓慢等,这将严重影响患者的生存质量和预后。

（二）指南

烧伤后机体蛋白质分解加速,创面丢失蛋白质,出现负氮平衡。烧伤患者的蛋白质补充约为总热量的 15%~20%。通常对于轻、中度烧伤,约为 15% 左右;对于重、特重烧伤,在 20% 左右。此外,在补充蛋白质时还必须考虑时间因素,在伤后延续数周的高代谢阶段,应酌情多补。在补充蛋白质时,必须同时给予适量的非蛋白热量(糖、脂肪),以避免蛋白质作为热量被消耗。

（三）机制

提供超常规剂量的蛋白质确实可促进蛋白质的合成,减少负氮平衡,但并不会减少内源性蛋白质储存的分解代谢,大多数烧伤患者也会由于激素和对烧伤的促炎反应而出现肌肉蛋白的丢失。几种氨基酸在烧伤后的恢复中起着重要而独特的作用。烧伤后骨骼肌和器官谷氨酰胺、丙氨酸和精氨酸流出量增加。这些氨基酸对于运输和向肝脏提供能量和愈合伤口非常重要。谷氨酰胺直接为淋巴细胞和肠细胞提供燃料,是维持小肠完整性和保护肠道相关免疫功能的关键。谷氨酰胺还能在应激后提供一定程度的细胞保护,因为它能增加热休克蛋白的产生,是谷胱甘肽的前体,而谷胱甘肽是一种重要的抗氧化剂。精氨酸是另一种重要的氨基酸,因为它能刺激 T 淋巴细胞,增强自然杀伤细胞的性能,并加速一氧化氮的合成,从而提高抗感染能力。

四、烧伤后微量元素和维生素代谢

（一）概述

维生素和微量元素的补充对烧伤后的新陈代谢是有益的,因为它们在免疫和伤口愈合方面非常重要。严重烧伤会导致强烈的氧化应激,再加上大量的炎症反应,增加内源性抗氧化防御的耗竭,而内源性抗氧化防御高度依赖微量营养元素。

国外多项研究发现,烧伤后血浆铜、锌、白蛋白、血浆铜蓝蛋白等明显降低,烧伤后铜和锌的丢失具有重要意义,因为其作为抗氧化剂,特别是超氧化物歧化酶的重要组成成分。锌对创面愈合、胶原交联以及免疫功能都有影响。

（二）指南

烧伤患者伤后很快出现微量营养素水平下降,应及时补充。当进行营养补充时,即应补充微量营养素。由于通过排泄导致微量营养素的丢失严重,应当在较长时间缓慢补充。理想的状态是对于最初 12 小时先输入微量营养素,而在另外 12 小时输入维生素,从而避免其相互作用而减弱效果。当补充微量营养素时,应注意避免药物毒性与拮抗作用。临床医师应掌握应激过程中各种微量营养素的基本特性。对 20%~40%TBSA 的烧伤患者微量营养素的补充要进行 7~8 天,对 40%~60%TBSA 的患者需 14 天,对 60%TBSA 以上的烧伤患者则需 30 天。

烧伤患者应每日补充水溶性和脂溶性维生素,并补充多种微量元素。

大面积烧伤患儿应补充超过常规剂量的钙和维生素 D 复合剂。

（三）机制

维生素 A、维生素 C、维生素 D 和 Fe、Cu、Se 和 Zn 水平的下降已经被发现会对伤口愈合、骨骼和免疫功能产生负面影响。维生素 A 通过增加上皮细胞的生长来减少伤口愈合时间，维生素 C 有助于胶原蛋白的生成和交联。维生素 D 对骨密度有促进作用，严重烧伤患儿骨吸收增加，成骨细胞凋亡，尿钙浪费增多。此外，烧伤的皮肤无法制造正常数量的维生素 D_3，导致钙和维生素 D 水平进一步紊乱。微量元素 Fe、Cu、Se 和 Zn 对细胞免疫和体液免疫具有重要作用，但随着烧伤创面渗出性损失而大量丢失。Zn 对伤口愈合、淋巴细胞功能、DNA 复制和蛋白质合成至关重要。Fe 作为携氧蛋白的辅助因子，Se 促进细胞介导的免疫。Cu 对伤口愈合和胶原蛋白合成至关重要，Cu 缺乏与心律失常、免疫力下降、烧伤后预后差有关。

（王一兵）

第三节　烧伤早期的营养支持与康复

一、营养评估

（一）烧伤后营养需求评估

1. 概述　对烧伤患者进行有效营养支持的前提是准确评估患者的营养状况及营养需要量。营养支持必须适应患者的要求，营养支持的治疗模式（如营养给予的途径）与营养物质给予的量，应以患者病情的严重程度及对治疗的反应为依据。

烧伤后由于皮肤组织的严重破坏，以及应激反应时各种神经内分泌因素的影响，机体的糖、蛋白质、脂肪、维生素、微量元素等代谢均发生了一系列变化。一方面组织分解加剧，蛋白质大量丢失，能量消耗增加，另一方面机体恢复及创面修复时也需要大量营养物质支撑。因此，正确的能量需求评估及营养支持，有利于降低机体代谢消耗，维护脏器功能，增强免疫机制，预防和控制感染，促进创面愈合。

2. 指南

（1）营养评估：烧伤患者营养状况与烧伤治疗过程中各阶段及病情变化密切相关。对于营养状况的评估应该是动态的、连续的过程。在患者入院后应该立即进行初始营养测评。最好在烧伤后 24~48h 时内进行合适的喂养。

（2）初始评估：营养评估至少包括以下项目。①病史：伤前摄食、体重、营养状况，以及有无基础疾病、水肿、腹水、营养缺乏等。应考虑到伤前的营养状态。例如：营养不良、酗酒、复食症风险、身高和体重百分比的差异。②性别、年龄。③生化指标：血清蛋白（包括：白蛋白、前白蛋白、转铁蛋白和视黄醇结合蛋白）、C 反应蛋白、降钙素原、血糖、尿素氮、肌酐、尿 3- 甲基组氨酸、电解质。④烧伤面积、深度与部位。另供皮区面积也会增加创面消耗，当评估营养需求时应一并计入创面面积。⑤胃肠道功能。⑥镇痛、镇静。⑦普通饮食与特殊饮食需求。⑧影响患者营养状态与生化指标的药物治疗。

（3）能量需求：能量需求的测定目前主要包括直接测热法、间接测热法以及双标记水法。对烧伤患者的营养评估应当在伤后立即开始至创面痊愈后 1 年。由于过度或者不足的喂养都会对康复带来不利的影响，烧伤患者的营养需求需要精确评估。

间接热量测定（IC）：获取个体代谢反应，因此用于评估能量需求的大部分营养公式都使用 IC 作为参考标准（参考文献质量：高；推荐强度：强推荐）。在严重烧伤儿童利用 IC 方法确定静息能量消耗（REE）比估计法（预测公式）更准确。

对北美烧伤中心的一项调查发现 IC 使用率从 1989 年的 15% 增加到 2007 年的 66%。其中 78% 的单位在 IC 测量中常规加入应激与活动因素。

如果不能使用 IC 测量时可以采用其他公式计算能量需求，其中体重、年龄、性别与烧伤面积作为热量需求的主要决定因素。实际上，患者的能量需求应根据包含临床与生理因素的估计代谢率来计算。Graves 等（2009）所调查的烧伤中心中，有 54% 的单位采用推荐每日膳食供给量（RDA）或推荐每日摄入量（RDI）作为评估儿童烧伤患者热卡需要的一种方法。

大洋洲的一项未发表的队列研究提示，当 7.5%~37.5%TBSA 的烧伤患者不宜采用 IC 测量时，由应激因素改良的 Schofield 公式可能是最准确的预测公式。另外一项研究结果提示，烧伤面积在 20%~49% 的插管患者推荐使用 Toronto 公式以及可测定能量消耗的 kJ/kg 方法。Harris-Benedict 公式（哈里斯—本尼迪克特公式）已经被证实不是很准确。过度的营养支持会增加脂肪肝及感染的发生率。关于儿童的营养，Hildreth 等发布的 Galveston 公式会增加过度营养支持的发生率。

当用公式计算营养需要量时必须考虑患者体重指数（BMI）、外观、肌肉和脂肪组织相对量的变化。由于脂肪组织代谢活力较肌肉组织低，在对 BMI 大于 $30kg/m^2$ 的成人烧伤患者计算营养需求时需要调节体重参数以避免评估数值过高。在此类人群中低热卡（[21kcal/（kg·d）]）高蛋白喂养可能更合适。

在未进行 IC 测定时，Wolfe 公式[BMR×2（采用实际或理想的重量或者 50th 百分位的重量）]常被用于儿童烧伤人群，这是由于与其他常用公式相比，它提供了最低热量需求预测值。在 Westmead 儿童医院进行的研究显示，使用 IC 测量的烧伤儿童能量需求值支持该公式计算结果。烧伤面积大于 11% 的儿童患者通常在恢复期呈现高代谢状态，其静息能量消耗可以增加到预测值的 128%。

需要注意的是，预测公式只能提供患者能量需求的预估值。它们只能指导提示治疗从哪里开始或达到什么目的。营养师需要根据患者的临床表现与生化指标对营养支持进行密切的观察与调整以确定个体化营养治疗。

在最近的一篇综述中表示：烧伤后脂类代谢、糖代谢的紊乱及机体对胰岛素的敏感性受损，将明显影响烧伤患者的预后。另有研究表明，对伴有吸入性损伤行机械通气后的烧伤患者的能量及蛋白质补充往往不足。

在此之前发表过的许多高质量的随机安慰剂对照研究已证实 GRADE 评分的合理性，具体说明见表 5-1。

表 5-1　营养支持推荐总结

项目名称	推荐	推荐等级	推荐强度
营养支持时间	营养支持应在伤后 12 小时内开始，且优先通过肠内途径给予	中	强
营养支持方式	优先推荐肠内营养途径，其次建议肠外营养	低	强
营养需求及推荐公式	推荐将间接量热法作为评估能源需求的金标准。建议使用 Toronto 公式来计算成年人烧伤营养需要。对于儿童烧伤，建议使用 Schoffield 公式	极低	弱

续表

项目名称	推荐	推荐等级	推荐强度
蛋白质	蛋白质需求量高于其他疾病的患者,应控制在成人在1.5~2.0g/(kg·d),儿童1.5~3g/(kg·d)	极低	强
	推荐考虑补充谷氨酰胺(或鸟氨酸 α-酮二酸),但很少考虑精氨酸	低	弱
葡萄糖及血糖控制	推荐限制碳水化合物的摄入(包括用于营养物质及药物稀释)不超过总能量摄入量的60%,且在成人和儿童中均不超过5mg/(kg·min)	极低	强
	推荐使用连续静脉滴注胰岛素将血糖水平保持在8mmol/L以下(4.5mmol/以上)	极低	强
脂肪	推荐监测脂肪总摄入量,并保持脂肪摄入量＜总能量摄入量的35%	低	弱
微量元素	推荐在成人和儿童中联合使用锌、铜和硒替代品和维生素B_1、维生素 C、维生素 D 和维生素 E	低	强
营养代谢的调整	建议成人和儿童都使用非营养支持策略来减轻高代谢和高分解代谢(如提供温暖的环境温度,早期切痂手术,非选择性 β 受体阻滞剂和氧甲氢龙)	中	强
	与成人烧伤不同,推荐儿童烧伤 TBSA>60% 给予重组人生长激素	中	强

3. 机制　在一般化学反应中,反应物的量与产物之间呈一定的比例关系,间接测热法的基本原理就是根据这种定比关系测出机体在一定时间内的耗氧量和二氧化碳产生量,并测出尿氮排出量;根据尿氮量(1g 尿氮相当于氧化分解 6.25g 蛋白质)计算出蛋白质的氧化量和蛋白质食物的产热量,在总的耗氧量和二氧化碳产量中扣除蛋白质氧化代谢的份额,再根据所剩的耗氧量和二氧化碳产量计算出非蛋白呼吸商;根据表查出该非蛋白呼吸商所对应的氧热价,从而算出非蛋白食物的产热量;算出总产热量,即蛋白质食物产热量与非蛋白食物产热量之和。

在进行初步营养评估以后要对所有烧伤患者营养需求进行计算。

在使用预测公式计算烧伤患者营养需求时供皮区也要算作烧伤面积,这是因为它们增加了创面总面积。由于创面处于持续愈合过程,我们应当对营养需求量定期重新评估,从而避免过度喂养及减少相关后遗症。

尽可能利用系列 IC 检测来预估和监测患者的能量需求。在没有条件检测 IC 的烧伤单位则使用预测公式作为替代。

烧伤营养预测公式要从营养支持开始时采用,且应对患者进行密切观察。

对严重烧伤伴机械通气的成年患者,目前 Toronto 公式预测营养需要最准确地评估采用改良的 Schofield 公式或者 kJ/kg 公式。

　　由 Shields 等推荐的 Carlson 与 Milner 公式需采用体表面积,并对身高体重进行精准测量。当这些指标无法测量只能估算时,则容易出现显著错误。而改良的 Schofield 与 kJ/kg 公式仅需要测量体重即可(参见成人烧伤后患者营养推荐预测公式,表 5-2)。

　　对于儿童烧伤患者,在没有测热法的情况下 Schoffield 公式是相对较准确的评估方法,同时此公式可能低估能量需求量(参见儿童烧伤预测公式,表 5-3)。

　　当使用预测公式时应考虑到不同年龄的烧伤患者基础代谢需求不同。如果患者 BMI 结果超标,若采用预测公式计算,则应调整体重参数。

　　计算 BMI 时使用实际体重:

①18~29.9kg/m^2(勿用增重系数)。

②<18kg/m^2(按临床指征采用增重系数)。

表 5-2　成人烧伤后患者营养推荐预测公式

公式名称	详细内容		
Toronto 公式(Royall, et al, 1994)	适用于所有患者:		
	REE(kcal)= 4343+(10.5 × TBSA bumed)+(0.23 × kcal)+(0.84 × Hanris Benedict)+[114 × T(℃)](4.5 × days post-bum)		
	备注:TBSA. 全身烧伤面积;		
	kcal. 过去 24 小时摄入热卡。		
	Hanris Benedict:无应激因素或活动因素参与的 Hanris Benedict 公式计算出的基础热卡需要量;		
	T. 过去 24 小时平均体温(℃),		
	days post-bum. 烧伤后天数。		
	改良 Hanris Benedict 公式:		
	男性:BEE(kJ)=278+(57.5 × kg wt)+(20.9 × cm Ht)−(28.3 × 年龄)		
	女性:BEE(kJ)=2 741+(40 × kg wt)+(7.7 × cm Ht)−(19.6 × 年龄)		
改良 Schofield 公式(Schofield, 1985)	女性:kcal/d BMR	男性:kcal/d BMR	
	15~18 岁:13.3W+690	15~18 岁:17.6W+656	
	18~30 岁:14.8W+485	18~30 岁:15.0W+690	
	30~60 岁:8.1W+842	30~60 岁:11.4W+870	
	大于 60 岁:9.0W+656	大于 60 岁:11.7W+585	
kJ/kg 方法(比例法)(NEMO, 2012)	烧伤面积　　　<10%	11%~20%	>20%
	kJ/kg　　　100~125	125~145	145~160
Hanris Benedict 公式(Hanris Benedict, 1919)	男性:66.5+13.8 × W+5 × H−6.76 × A		
	女性:655+9.6 × W +1.85 × H−4.68 × A		
	W= 体重(kg)　H= 身高(cm)　A= 年龄		
第三军医大学公式	1 000 × BSA+25 × TBSA		
	BSA= 体表面积(m^2)　TBSA= 烧伤面积(%)		

表5-3　儿童烧伤预测公式

公式名称		详细内容	
Wolfe：BMR×2（Rodriguez DJ.1996）		性别与年龄范围（岁）	BMR公式（W为体重公斤）
		0~3	（60.9×W）–54
	男性	3~10	（22.7×W）+495
		10~18	（17.5×W）+651
		0~3	（61.0×W）–51
	女性	3~10	（22.5×W）+499
		10~18	（12.2×W）+746
SchofipH公式	男性	3~10	（19.6×W kg）+（1 033×H cm）+414.9
	男性	10~18	（16.25×W kg）+（1 372×H cm）+515.5
	女性	3~10	（16.97×W kg）+（1 618×H cm）+371.2
	女性	10~18	（8 365×W kg）+（4.65×H cm）+200

对于BMI=30kg/m^{2}或者更高者则使用调校的体重：

①调校的体重=[（实际体重+理想体重）×0.25]+理想体重。

②理想体重：BMI体重=25kg/m^2（小于65岁）或者27kg/m^2（大于65岁）。

③需要营养师进行密切临床监测与对营养支持方案的调整，从而保证个体化营养供给。

在整个病程中应定期对患者营养需求进行计算与修正，以促进创面愈合，体力活动变化以及减少急性高代谢反应。

烧伤患者营养需求是复杂的，且需随着临床状态的变化而重新评估。间接热量（测量）是评估营养需求的最准确的方法。如果不能进行间接热卡需求计算，可采用针对特定患者需求的预测公式以及年龄来计算其能量需求。

目前对烧伤患者能量需求的最佳预测公式尚无定论，所以对患者伤后营养需求的增加需进行密切观察与定期监测。

（二）烧伤后糖、脂肪、蛋白质、微量元素及维生素的需求

1. 概述　烧伤后糖异生增强，葡萄糖生成增加，由于胰岛素抵抗，对其利用率相对减低，而出现高糖血症。有时因营养不良和严重脓毒血症等，还可出现低血糖血症。临床营养支持使用的糖一般为葡萄糖，也有用果糖、山梨醇、木糖醇等作为葡萄糖的代用品。

脂肪是人体的主要能源，烧伤后使脂肪分解加速，使血中游离脂肪酸、甘油及甘油三酯的浓度增加，血浆酮体不高而肉碱下降，血浆脂蛋白异常。烧伤后必须补充一定量脂肪，脂肪缺乏固然不可，过量也是有害的，可引起腹泻、胆汁淤积、肝大、凝血障碍等，进而影响机体抵抗力，抑制免疫反应，易致全身性感染。由此，烧伤后脂肪供应量建议为总热量的30%左右。

烧伤患者电解质制剂已常规应用，可根据伤情、化验值调整其用量。烧伤后锌、铜、铁等微量元素代谢发生变化，维生素需要量增加。

2. 指南

（1）碳水化合物的需要量：最近研究烧伤患者碳水化合物需求的研究数量相对较少。

综合在成人和儿童烧伤患者中进行的一些复杂的同位素研究以及最近的评论和指南推荐：碳水化合物提供约占总能量供给的 55%~60%。在成人和儿童中碳水化合物摄入量不宜超过 5mg/（kg·min），这个数字符合标准成年患者的 7g/（kg·d）的需要量。

对严重烧伤儿童进行的一项研究发现高碳水化合物喂养（3% 脂肪，82% 碳水化合物，15% 蛋白质）与高脂肪喂养（44% 脂肪，42% 碳水化合物，14% 蛋白质）相比可以减少肌肉蛋白分解，但对死亡率没有影响。

葡萄糖的输注不应当超过每分钟每千克体重 4~7mg（大约 50% 碳水化合物作为能量来源）。超过最高糖输注率可以引发代谢并发症，如肝功能的变化（脂肪肝倾向）与高糖血症。

高钠血症时大剂量摄入的右旋葡萄糖应作为非营养性的碳水化合物。

针对烧伤患者的营养分配各种文献报道不一。普遍推荐碳水化合物作为能量供给的最主要来源，但其摄入量则需要临床医生根据最确切的参考文献来确定。

（2）脂肪需要量：尽管脂肪是优良的能量来源，但高脂肪饮食可能延迟创面愈合与烧伤恢复。

脂肪摄入不应当超过能量摄入总量的 35%，但在接受低脂肪（15%）肠道喂养的烧伤患者治疗效果更佳。有两项研究显示：烧伤患者对脂肪摄入负荷量较为敏感，脂肪摄入量占总体 15% 的患者比 35% 的患者在住院时间及感染发生率上更有优势。有建议对这类患者在最初的营养支持公式中采用限制脂类（占 12%~15%）的非蛋白质热卡，并根据其他因素如免疫功能指标、呼吸功能、喂养耐受力以及血清甘油三酯等提高脂肪占比。

目前还没有足够的参考文献对儿童烧伤患者推荐脂肪摄入剂量。对儿童烧伤患者提供低脂肪饮食的好处在于可满足营养密集型需求。脂肪是儿童患者的一种基本的常量营养素，提供足够脂肪是为了保证他们合适的生长、发育和创面修复所需要的能量。对婴儿（小于 1 岁）的最佳选择是人乳喂养或者类似于人乳的营养制剂。所以在没有新的参考文献之前，儿童脂肪摄入量应当遵循目前的标准推荐剂量。

（3）蛋白质需要量：高蛋白摄入有利于促进创面愈合，减少感染，预防肌肉蛋白过度分解并提高生存率。烧伤患者蛋白质需求增加，且高蛋白喂养有助于提高救治成功率。有学者建议蛋白摄入量占热卡的 20%~25% 或 2.5~4.0g/（kg·d）。有关伤后每千克体重的蛋白理想供给量一直存在争议。有研究认为蛋白供给量应大于每千克体重 2g 蛋白。然而过量的蛋白摄入（大于每千克体重 3g 或者高于总能量的 25%）则增加肾脏的负担且并不能减少肌肉蛋白分解代谢。在美国与大洋洲的 13 个烧伤中心采用的是喂养热量的 15%~25%，相当于每千克体重提供 2~3g 蛋白质。

一些关于烧伤患者补充谷氨酰胺的小型单中心研究表明，在剂量、给药途径和持续时间、研究人群或目标方面都存在许多变化，且观察到对感染性并发症，住院时间和死亡率的影响的不一致结果。

82% 的烧伤中心采用实际体重与烧伤面积来确定蛋白质的需要量（表 5-4）。

另有文献推荐对肠外营养患者按照每分钟每千克体重提供 5~7mg 碳水化合物，每千克体重供应蛋白质 2.5~4.0g，而脂肪则按每千克体重 0.5g 起始使用 12 小时直到每天每千克体重摄入 1.0~1.5g 脂肪。

表 5-4　成人烧伤患者蛋白质推荐需要量(Dcith, 1995)

严重程度(%TBSA)	蛋白质 g/(kg · d)	NPC：N
<15%	1.0~1.5	150：1
15%~30%	1.5	（100~120）：1
31%~49%	1.5~2.0	100：1
>50%	2.0~2.3	100：1

NPC：N= 非蛋白热量：氮(卡氮比)

有学者建议,成人烧伤患者热量分布为 60%~70% 碳水化合物,15%~20% 脂肪,10%~20% 蛋白质(或者每天每千克体重 1~2g 蛋白质)。而对于儿童则建议碳水化合物占 60%~70%,脂肪 20%~25% 及每天每千克体重 2.5~4g 蛋白质。

某综述认为对 10% 以上烧伤面积的患者采用高碳水化合物、高蛋白、低脂肪肠道喂养相比采用低碳水化合物、高蛋白与高脂肪饮食者可以减少肺炎发生率,但二者对死亡率的影响尚不确定。

儿童烧伤患者建议给予每日每千克体重 2.5~4g 蛋白质。

当计算患者蛋白需要量并给予营养支持时应当考虑创面渗出量,创面的大量渗出将导致较多的蛋白丢失。

当摄入超过每千克体重 2g 蛋白质时需监测肾功能。老年患者更应如此(年龄大于等于 65 岁)。

目前对于儿童烧伤患者的蛋白需求量计算如下：①蛋白摄取的目标为每天每千克实际体重 2.5~3g;②当蛋白摄取量超过每千克体重 4g 时需要监测肾功能,每周两次检测血尿素氮水平。

体重不能单独用作营养状态的指征,超重患者与低体重患者一样可能发生营养耗竭。少肌症是氮储存不足的指征。

烧伤后血清白蛋白并不是可靠的营养指标,但应将其与急性期蛋白指标如 C 反应蛋白(CRP)联合进行临床监测(注：对于使用白蛋白作为液体复苏成分或者作为胶体使用者其血清水平并不能反映患者的营养或者炎症状态)。

蛋白质代谢可能在伤后 9~12 个月都会变化,所以当计算患者蛋白需要量或者监测生化指标时要考虑这些变化。

烧伤患者增加蛋白质摄入已经达成共识,但不同的文献所推荐的确切剂量却各有不同。临床医生需根据现有参考文献决定患者蛋白质摄入量。

（4）微量元素需要量：微量元素是细胞功能所必需的。烧伤后关键的微量元素水平(维生素与微量矿物质元素)会因为丢失量增加、代谢消耗以及补充不够而发生变化,并导致营养素缺乏。

对微量元素的补充治疗将影响烧伤患者的治疗结果。但是目前缺乏烧伤患者微量元素的评估、监测与供给的指南。

维生素 A 由于其对表皮生长的作用可以改善创面愈合时间,而维生素 C 可促进胶原蛋白的交联。维生素 C 与维生素 E 还可以缓解氧化应激反应,而维生素 D 则促进肠道钙的吸收。铁元素是携氧蛋白所必需的重要辅助因子,而硒可以改善细胞介导的免疫功能,锌元素在创面愈合过程及淋巴细胞功能中发挥作用,而铜元素则是胶原合成所必需的。

烧伤后微量元素的利用及排泄都增加,目前尚无法准确测量这些元素的水平。微量元素的缺乏只能依靠增加摄入量,这明显高于每日推荐剂量(甚至10倍于常量),并且维生素A、维生素C、维生素E和锌元素的推荐量会更高。

在对美国与澳大利亚13个烧伤中心进行的调查发现维生素与矿物质,如锌、叶酸与维生素C的补充通常远远超过每日推荐摄入量。

对于诸如钙、镁和磷这类微量元素营养物质应当进行经常性监测与补充以维持合适的血清水平。由于血清白蛋白(浓度)较低,对钙元素的监测最好采用血浆离子钙;血浆水平是细胞内大型的大分子矿物元素池的一种标志,需进行早期监测。

烧伤后可以出现维生素A、维生素C、维生素D、维生素E、铁、锌、硒和铜水平的降低,可导致许多负面效应,如免疫功能下降、创面愈合延迟和神经肌肉功能降低。有参考文献显示胃肠外补充微量营养素(包括锌、铜和硒)将减少感染并发症。

有研究评估了在危重疾病与创伤烧伤患者应用微量营养素谷胱甘肽与抗氧化剂的有效性,其中后者包括了硒、锌、维生素C、维生素 B_1 、维生素E以及 β - 胡萝卜素等。这些补充治疗具有良好耐受性,但对治疗结果并无明显改善。作者认为各组之间没有显著差别的研究结果实际上是一个阳性结果,因为干预组的病情更加严重。

一项关于抗氧化剂、微量元素和维生素对改善危重患者生存能力的效果的回顾研究显示使用抗氧化剂的患者死亡率明显降低,并且抗氧化剂的胃肠外给药比肠道给药更有效。硒元素单独使用或者联合其他微量元素使用均提示有效。

(5)微量元素的应用:①需要人工营养支持的患者应供给微量营养素。②烧伤面积大于20%的成人烧伤患者应当考虑补充微量营养素。③烧伤面积大于15%的儿童烧伤患者应当考虑补充微量营养素。④所有其他烧伤患者都应当进行电解质及微量营养素失衡的监测,当出现临床表现与缺乏症状时应进行适当补充。⑤因为某些营养制剂含有更多的微量营养素,制订微量营养素补充计划时应考虑此类制剂的配方。⑥在补充微量营养素时要注意避免毒性作用与拮抗反应。⑦临床医师需要熟悉应激条件下各种微量营养素的基本特性。⑧在大面积全层皮肤烧伤,环形及高渗出创面的烧伤患者丢失更多营养素,创面修复需要利用更多营养底物。并且更需要密切监测以保证得到额外的补充,从而避免严重缺乏及维持最佳的创面愈合条件。⑨微量营养素作为生物酶通路底物需要消耗能量,因而需要提供适量的能量和蛋白质。⑩由于有关烧伤儿童的研究非常少,目前尚无明确的儿童烧伤患者微量营养素补充指南。文献大多建议补充多种维生素,如维生素A、C与锌,然而并未明确各元素的具体剂量。仅推荐该类营养物质的每日摄入量。⑪在许多儿童烧伤中心,对严重烧伤患者常规补充多种维生素已成为实施标准(确保不超过上限剂量)。对所有烧伤面积大于20%的儿童均要补充锌剂。如果有缺铁现象则有医生考虑是否补充铁剂。⑫应了解平时饮食习惯以判断伤前维生素、矿物质以及微量元素状态,还应考虑到创面修复和损耗导致微量营养素需要量增加。

表5-5提供了文献提及的微量营养素的补充范围与安全剂量。电解质诸如钠、钾、钙、镁和磷应当进行常规监测并在缺乏时要按指南进行补充。应当监测血铁,但其补充则需要有烧伤治疗经验的医生根据临床指征进行。这是由于一定程度的缺铁可能是有利的,或者存在可以通过其他方法纠正的缺铁(如贫血)。

表 5-5 补充的范围

维生素 / 矿物质	推荐肠道（口服）补充量	推荐肠外（静脉）补充量	代谢功能 / 作用	补充时注意
维生素 A	10 000~25 000U	10 000U	合成视紫红质，表皮细胞与骨生长，炎症刺激剂与创面愈合	推荐每 1 000cal 肠道营养补充 5 000U
β - 胡萝卜素	50mg	—	维生素 A 前体，潜在抗氧化剂	
维生素 B₁	10mg	10mg	氧化脱羧	
维生素 B₂	10mg	10mg	在氧化磷酸化过程中的电子转移	
维生素 B₃	200mg	200mg	辅酶I：电子转移反应	
维生素 B₅	100mg	100mg	辅酶 A 的一部分	
维生素 B₆	20mg	20mg	转氨与脱羧反应	
维生素 B₁₂	20ug	20ug	甲硫氨酸生成与辅酶 A 反应	
维生素 C	1~2g	2g	胶原合成与交联（创面愈合）所必需，抗氧化，细胞液中的抗氧化剂胶原合成，肉毒碱产生	无毒性
维生素 D₃	200~400U	—		
维生素 E	400~1 000mg	—	细胞膜抗氧化	
生物素	5mg	5mg	二氧化碳转移反应	
铬	—			
铜	2~4.5mg	375mg	通过胶原交联形成结缔组织，铁剂使用，铜蓝蛋白，促进创面愈合，减少感染，大剂量胃肠外营养后减少外科干预	烧伤后缺乏，肠外营养；烧伤面积 30% 以上尽早补充，直到创面愈合（3 周）
叶酸	2mg	2mg	单碳转移反应	烧伤后缺乏
碘	—			
铁	—	—		
镁	25~50mg	—	促进前胶质基质形成，脑功能，神经肌肉功能，脂肪酸合成	烧伤后缺乏
磷	—	—	磷是若干代谢途径的关键因子，尤其是能量产生于蛋白合成	关键是早期监测血磷水平补充至正常高值
锌	50~220mg	37.5mg	金属酶发挥功能所需，有助于创面愈合（包括 DNA/RNA 复制），淋巴功能	胃肠外摄入促进创面愈合，减少外科干预
维生素 K	—	—		

续表

维生素/ 矿物质	推荐肠道 （口服） 补充量	推荐肠外 （静脉） 补充量	代谢功能/作用	补充时注意
硒	100mg	300~1 000μg	抗氧化剂，脂肪代谢必需，谷胱甘肽过氧化酶	胃肠外摄入：烧伤面积大于30%患者早期供给375μg直到创面愈合（3周）；可以促进创面愈合，减少感染与外科干预，降低死亡率

　　烧伤患者伤后需立即补充微量营养素。当给予微量营养素补充时，需要注意避免中毒反应和拮抗反应，临床医生需掌握应激过程中各种微量营养元素的基本特性。

　　3. 机制　烧伤与许多外科疾病及危重病一样，均可引起应激性高血糖，且与烧伤严重程度密切相关，大面积烧伤病人早期即可出现血糖增高，甚至半数大面积烧伤病人于伤后2小时内即可出现高血糖。烧伤早期病情波折大或治疗不当而出现明显营养不良的病例也可发生低血糖，甚至低血糖昏迷，这多见于小儿与老年人。应激性高血糖的发生机制主要有：①胰岛素的反向调节激素分泌增加；②胰岛素抵抗；③细胞因子的大量释放，如肿瘤坏死因子-α、白介素-1、白介素-6等；④产生应激性高血糖的其他因素：高龄、长期卧床、治疗过程中糖的过多摄入等也可能在应激性高血糖的产生过程中发挥重要作用。

　　脂肪组织约占体重的5%~25%，其主要生理功能是储存及氧化供能，是人体的主要能源。脂肪代谢受多种激素及交感神经活动的调节，儿茶酚胺、甲状腺素、胰高血糖素及肾上腺皮质激素均可促进组织内甘油三酯分解为甘油及脂肪酸，胰岛素及前列腺素则可抑制脂解作用。当严重烧伤时，儿茶酚胺、胰高血糖素等分泌增加，其脂肪分解的限速酶也受多种激素的影响，因此可加速脂肪动员。

　　蛋白质是组织、细胞的主要组成成分，同时体内重要的生命活动都是由蛋白质来完成的。蛋白质还是重要的能量来源，蛋白质降解成氨基酸后，经脱氨基作用可直接参与三羧酸循环氧化分解、供能。一般来说，成人每日约有18%的能量来自蛋白质，但是供能是蛋白质的次要功能。因此蛋白质是生命活动的重要物质基础。

　　微量元素是指在机体内其含量不及体重万分之一的元素，微量元素在机体含量很低，但分布广泛，且有重要生理功能，对维持人体中的一些决定性的新陈代谢却是十分必要的。目前对微量元素在烧伤后代谢变化的研究还处于起步阶段，只对几种，如锌、铜、硒等与创面愈合、抗氧化作用、免疫反应有关的微量元素进行了研究。

　　维生素是维持正常组织功能所必需的一种低分子有机化合物，均由外源性供给。已知许多维生素参与机体代谢所需酶和辅助因子的组成，对物质的代谢调节有及其重要的作用。

　　（三）围手术期营养支持

　　1. 概述　围手术期是围绕手术的一个全过程，从患者决定接受手术治疗开始，到手术治疗直至基本康复，包括术前、术中及术后的一段时间，具体是指从确定手术治疗时起，直到与这次手术有关的治疗基本结束为止。因烧伤外科的特殊性，烧伤患者创面封闭始终贯穿着烧伤治疗过程的始终,关于围手术期的营养支持亦与其他科室较有所不同。

2. 指南 烧伤患者液体复苏过后的能量需求呈线性增长模式,且与烧伤面积呈比例,并可以持续上升到最高达正常人能量需求的两倍。蛋白质与千焦(热量)的不良供给能够导致机体组织如肌肉的分解,这是因为能量与氨基酸的供给是用于支持重要生命功能的。手术前禁食可增加胰岛素抵抗并导致负氮平衡。目前对给予烧伤患者适当的营养支持更多关注的是集中在足量的供给而非如何启动。2012 年,一个对多中心的烧伤后营养支持参数的调查结果显示仅有 53% 的经肠道喂养的严重烧伤患者是按照营养师或 ICU 方案开出的喂养类型与容量进行的。

严重烧伤患者通常需要多次手术和 / 或治疗,此时需要为患者保留鼻胃肠喂养插管。喂养进食在手术当天的凌晨午夜就需要停止,或者为拔管而停止,即便手术或者操作是在接近中午或者下午的开始。手术后的恢复进食可能根据术后恢复时间或者直到听到肠鸣音而延迟。另外一个限制足量的营养支持的关键原因是烧伤患者在危象期会经历胃排空延迟。

一种能预防能量缺失并克服烧伤患者潜在的胃肠瘀滞的方法即幽门后围手术期肠道喂养。一项研究中,80 例在烧伤后 7 天内入院的烧伤患者均接受鼻十二指肠饲管放置,这些饲管通过荧光内镜技术被放置在十二指肠第三段。

当患者出现胃阻塞或者准备手术时,也同时放置鼻胃管并连接吸引,从而可对胃内容减压以及有利于监测手术时可能出现的肠道反流。如果患者在术中呈俯卧位,则通过泵对患者进行持续胃肠喂养。一项研究调查了 25 例肠道喂养患者的能量缺失是由围手术期与由于胃阻塞而终止喂养所造成。

一份回顾分析研究通过前瞻性标本呼吸代谢 "CO_2-gap" 测量,调查了伤后 24 小时内术中十二指肠置管行胃肠喂养对内脏氧平衡的影响;在该研究中共包括 18 例患者(17 例成人,1 例 12 岁儿童),平均烧伤面积约 55%(40%~85%)。结果显示,在烧伤后急性期手术中采用十二指肠置管进行肠道喂养具有肠道保护效应,且与内脏氧平衡有关。这种方法也显示可以减少能量缺失,同时也未发生误吸现象。

为改善烧伤患者的营养输送应当考虑围手术期幽门后置管的胃肠喂养。幽门后置管应当根据已经建立的当地操作规程进行;为了协助监测喂养耐受性,推荐在手术操作过程中对接受幽门后置管行胃肠喂养患者进行胃肠减压。当患者处于俯卧位时应当停止围手术期肠道喂养,而(之后)要尽快重新开始。为降低烧伤患者热量缺失,在进行围手术期喂养时推荐使用幽门后置管。

3. 机制 有多种方法评价营养是否足够,然而所有这些方法都因为烧伤的特点而变得混乱。评价的方法包括但并不仅限于:①总体重 / 体重变化;②儿童适量的增重与线性生长趋势;③(机体)瘦肉组织的测量(如双能 X 射线吸收法以及全身钾计数);④热量与蛋白质摄入;⑤前白蛋白;⑥C 反应蛋白;⑦尿素氮;⑧间接热卡测量。

体重是一种测量脂肪与瘦肉组织状态的简单方法,可受到烧伤后液体变化(即细胞外水分的扩张)的影响。另外,大量的敷料、固定支架以及对患者的制动也影响体重单独作为测量指标的可靠性。然而当持续监测一段时间,这种简单的体重监测办法仍然是有用的,因为我们注意到体重的早期变化并不能反映静体重的变化。当患者变得更稳定时,一旦获得一个新的基础值,体重可以用来帮助确定营养计划和药物剂量。有学者推荐在急性期每两周可以测一次体重,而在康复期及在疗养定期随访时段则每周测一次体重。

间接测热法(indirect calorimetry, IC)可被用于确定能量消耗,也可用于确定对营养支持的反应。需要注意的是能量需求根据(患者)的活动和其他因素是可以变化的。有文章推荐在烧伤急性期以及康复期体重不增加时要每周测量 IC。

一项在烧伤患者确定呼吸商(respiratory quotient, RQ)是否有助于评估其喂养状态的研究中,作者得出结论,由于 RQ 对过度或者喂养不足的敏感性都很低,因而它对烧伤患者过度或不足的喂养评估不是一个好方法。

尿氮的排泄能够评估营养护理,这是由于它们提供了氨分解程度的近似值。由于这些水平应当随着分解代谢率降低而下降,蛋白质指标可进行调整,以适应代谢蛋白的降解。有文章建议尿中尿素氮应当每周进行评估测定。

血清白蛋白水平在烧伤后可能明显降低,但它并不是患者营养状态的一个可靠指标,这是由于这一指标可能被液体输注、脓毒血症、手术操作、毛细血管通透性增加以及其他因素所影响干扰。另外,白蛋白有较长的半衰期(20 天)。但将白蛋白与 C 反应蛋白(一种急性期反应蛋白,CRP)结合起来是有参考价值的。低白蛋白血症合并降低或者正常的 CRP 可能提示营养不良或者营养不足;而低白蛋白水平合并升高的 CRP 水平则提示为急性期反应。逐步升高的白蛋白水平则预示患者正在逐渐恢复。当前白蛋白持续低水平而 CRP 水平正常则反映了蛋白与热量的缺失。如果营养摄入充足,则前白蛋白水平应当升高,同时伴有急性期的消退。有文章推荐在急性期每两周检测一次前白蛋白与 CRP 水平。

有一个研究通过比较双能 X 射线吸收法与全身钾计数法,评估对烧伤儿重的肌肉组织与无脂肪组织的测量,结果发现在这些方法之间存在很好的相关性。然而,当检测成年患者时则需要一个修正因子。作者推荐使用双能 X 线吸光测量法而不用全身钾计数法,这是因为前者更经济实惠,更容易做到,并且对患者也刺激最小。

有学者建议在大面积烧伤患者伤后一个月应当重新计算其能量需求,因为此时要将创面愈合与植皮计入考虑之中。通过记录体重变化与经口食物摄入的记录以帮助决定何时将肠道喂养减少甚至停止。在对所有营养支持都能耐受的前提下,胃肠内与胃肠外营养都应当根据营养师实践中推荐的标准进行检测。

体重变化是一种简单的监测指标,它可以被用作评估营养支持是否足量的指标。体重的指标应结合有经验的临床专家的判断、实验室检测结果以及间接热量计算结果,来确定足量的营养支持。

二、烧伤后营养支持策略

(一)营养支持的时机和营养补给的方式

1. 概述　烧伤后营养支持时机的把握对于烧伤患者的预后具有重要意义。早期、适宜的营养支持能安全、快速、有效地逆转高代谢反应对患者的影响,从而提高患者生存率。目前关于何时开始肠内营养支持为最佳尚无定论。Raff 等发现,在伤后 18 小时内进行肠内营养其效果不理想。Pereira 等将 64 例患者分为伤后 24 小时内肠内营养和伤后 48 小时内肠内营养两组,发现前者脓毒症发生率为 26%,而后者为 54%。Hansbrough 等通过对烧伤后6~10 小时实施早期肠内营养支持的患者观察,认为早期实施肠内营养,可以在很大程度上减轻或避免通常因延迟喂养而引起的肠麻痹。一般开始肠内营养支持宜从小剂量开始,根据病人的耐受情况逐渐增加需求量。

营养支持途径也不外乎胃肠道及静脉。胃肠道补充的常用方法是口服或管饲,有时也用胃造口或空肠造口。静脉补充则通过中心静脉和周围静脉两种途径。烧伤患者的营养补充应以胃肠道营养为主，周围静脉营养为辅，必要时可选择性应用中心静脉营养。严重烧伤患者，当胃肠道不能满足营养需要量时，可常规予以周围静脉营养。严重烧伤患者，当胃肠道和周围静脉营养不能满足需要时，可考虑应用中心静脉营养。脂肪乳目前临床应用主要为长链脂肪乳及中长链各半混合的脂肪乳剂。滴注葡萄糖速度一般不宜超过 5mg/（kg·min）。烧伤休克期后至生命体征平稳时，胃肠情况较佳者，尽可能给予早期胃肠道营养，以维护烧伤后肠道黏膜结构与功能，降低高代谢反应，保护肠黏膜屏障功能，预防肠道细菌、毒素移位及肠源性感染的发生。Ⅱ度和Ⅲ度烧伤患者可能发生营养不良，应进行营养筛查和评估，制定营养支持方案。在生命体征平衡后开始提供足够热量，以满足烧伤后急性期的高代谢状态。条件允许时，使用间接能量测定仪测量烧伤患者的热量需求。重症烧伤患者应增加蛋白质摄入，直到创面明显愈合。

　　2. 指南

　　（1）营养支持时机：在烧伤早期的 6~12 小时给予肠内营养对整个机体有许多临床及生物学上的优势，如：减弱激素分泌亢进水平及代谢亢进、增强免疫及免疫球蛋白的产生、降低应激性溃疡的发生率、降低能量供应不足及营养不良发生的风险。

　　（2）肠内营养与肠外营养支持：提供适当的营养支持可有助于减少代谢需求和脓毒血症。通过胃肠道给予营养支持（EN）被广泛认为优于胃肠外（PN）途径（静脉营养支持），是由于前者模拟正常的生理功能。经肠道营养可以维持肠道完整性，这样可以减少细菌从肠道向血液移位，从而减少全身脓毒血症与肠源性感染。然而在严重创伤患者存在胃肠道功能障碍，此时就需要通过胃肠外（PN）营养而满足危重患者的营养需求。

　　胃肠道喂养相比胃肠外营养可以提供众多帮助和优点。这包括保护胃肠道的完整性，减少细菌转移，减少全身炎症反应和应激，并能够保护免疫功能。胃肠喂养比肠外营养的优势是前者更能够相对减少花费。给予肠内营养应保留幽门后通路选择，在严重烧伤病人中，在幽门功能障碍最严重的情况下，以经皮内镜胃造瘘术（PEG）作为支持。

　　如果血流动力学不稳定则不能进行胃肠道喂养，在胃肠功能障碍与经口喂养不能耐受时也很难成功实施肠道喂养。

　　胃肠外营养易于实施并在危重患者以及经历频繁外科手术者易于耐受。对于伴有肠道生理障碍的患者则可以使用胃肠外营养。

　　然而这种喂养方式的便利容易导致过度喂养（伴随可能的副作用）。胃肠外喂养不能模拟正常的生理进食过程，而且不能为肠道提供直接营养从而维持肠道完整性。胃肠外营养的另一缺点就是增加脓毒血症的发生率。

　　对一组烧伤患者进行了回顾分析来比较烧伤后尽早给予肠道喂养与单纯胃肠外营养；在肠道喂养组，除在伤前已经进食者，烧伤患者在入院后 1 小时内进行肠道喂养，而在胃肠外营养组，患者在休克期已经禁食 3 天，并接受持续 24 小时静脉输注 3L 营养制剂液体，两组患者均接受单一广谱抗生素治疗。其中，肠道喂养组的感染发病率更低（肠道组 17.1% 而肠外组 44%，P=0.023）。在肠道喂养组初次感染的发生时间是明显延后的，且抗生素的应用时间较短。在肠道喂养组全身营养及蛋白质合成是明显升高的；因而作者得出结论即胃肠道喂养是能够在大面积烧伤患者减轻感染率和抑制全身感染。但作者并没有讨论这是否可能是因为在胃肠外营养组的营养补充延迟（即早期与延迟营养之分），或是由于较高的总热量供给和两组间常量营养元素的区别。

一个随机控制的临床研究比较了在严重烧伤患者早期肠道喂养与胃肠外喂养的效果。结果表明在胃肠功能方面肠道喂养较之胃肠外营养有许多优势，因而在烧伤早期推荐肠道喂养而非胃肠外营养。

在另外一个随机控制临床研究中，比较在严重烧伤患者中早期肠道喂养与胃肠外营养的影响，结果显示在胃肠道喂养组死亡率明显降低且伴有明显的免疫与代谢功能改善。

一篇综述评估了在严重烧伤后早期与延迟胃肠营养支持的区别。在此综述中包含的临床研究是小规模的并且存在方法学问题，而作者提出与延迟营养支持相比没有结论性的参考文献支持或者拒绝早期营养支持，尽管也有部分结果提示早期肠道喂养可能抑制烧伤后高代谢反应。

欧洲临床营养与代谢学会已经认同在烧伤患者早期启动营养治疗（优选在损伤后 12h 以内），且优先选择肠道喂养。但若肠道喂养不能实施或者失败，则推荐使用胃肠外营养支持，但要严密监测血糖并严格遵循患者能量的需求从而避免过度喂养。

有一组研究是评价在烧伤面积超过 30% 儿童患者应用胃肠外营养的安全性和有效性。尽管作者强调在可能条件下优先使用肠道营养，但在经肠道喂养不能实现以获得理想的营养支持时则采用肠外营养，实际上肠内与肠外营养通常共同进行，直到肠内营养可以单独提供理想的营养支持为止；在两组间感染发生率没有区别，但在肠外营养组蛋白质摄入更多。作者得出结论即对伴有部分或完全肠道喂养不耐受者审慎地采用肠外营养，只要不超过葡萄糖氧化限值，总是好过不给予营养支持。

为保证个体化的营养支持则需要营养师针对患者的营养支持方案采取密切临床监测与调整。当采用 EN 不能满足需要时应当考虑 PN，为了预防过度喂养则应当遵循标准操作指南。针对烧伤患者推荐基于营养需求的早期 EN。临床医师要基于患者的临床状态或者喂养的耐受程度确定是将饲管插入胃或者小肠。当条件不允许经肠道路径提供足量的营养时，则需要考虑采用胃肠外营养。

3. 机制　补充营养的途径主要有 2 种，即肠内营养与肠外营养。营养的补充应以肠内营养为主而肠外营养为辅的原则。肠内营养对肠道的防御功能意义重大。肠上皮细胞代谢活跃，平均 3d 左右肠上皮细胞更新一次，因此对能量和营养需要量比较大。肠道黏膜的营养 30% 来自肠系膜动脉血液供应，70% 来自肠腔内营养物质。不仅如此，肠内营养所含的组织特异性营养因子如谷氨酰胺和膳食纤维对小肠和结肠黏膜营养有着重要的意义。肠内营养能调节上皮细胞的更新，供给肠上皮细胞所需的能量和营养素，促进绒毛顶端细胞的脱落和刺激对肠黏膜有营养作用的胃肠激素的分泌。大量资料表明胃肠内营养是维持正常肠道结构和功能的关键因素。同时，肠内营养对于肠道的免疫功能起着重要作用。肠道的免疫防御功能主要是分泌 IgA 和局部细胞免疫反应。肠道免疫组织和细胞对抗原的处理和提呈，肠道微环境免疫调节因子、能表达特异性和非特异性免疫反应的细胞以及分子的存在是维持肠道免疫防御功能的关键。

严重烧伤引起的细菌易位是严重烧伤感染的重要原因之一，而肠内营养减少了细菌易位的发生，降低了患者的感染率，改善了预后。细菌易位是指胃肠道内寄生的微生物包括有活力和无活力的微生物及微生物产物，如内毒素等通过解剖上完整的肠道屏障进入正常的无菌组织，如肠系膜淋巴结和其他脏器的过程。严重烧伤使血流动力学发生改变，导致肠道的低灌注状态，损害肠道的屏障功能，进而导致细菌易位的发生。研究表明在应激情况下，肠内营养能维持肠道的屏障功能，减少肠腔内细菌和内毒素易位，阻止全身网状内皮系统激活而产生的全身性损害反应。

与肠外营养相比，肠内营养具有以下优点：①肠内营养可改善和维持肠道黏膜细胞结构与功能的完整性，维持肠道机械屏障、化学屏障、生物屏障、免疫屏障功能，减少应激性溃疡的发生率，防止细菌易位的发生，减少了肠源性感染的发生率。②获得营养全面，营养物质经门静脉系统吸收输送至肝，使代谢更加符合生理，有利于内脏（尤其是肝脏）蛋白质的合成与代谢。③刺激消化液和胃肠道激素的分泌，促进肠蠕动恢复，有助于消化。促进胆囊收缩，减少肝、胆并发症的发生。④在同样热量和氮水平的治疗条件下，应用肠内营养患者体重的增加和氮平衡均优于肠外营养。⑤操作与监测简单、安全、并发症少、费用低。⑥符合生理。

（二）高代谢的治疗

1. 概述　高代谢状态是多种病理状态下机体物质代谢与能量代谢的共同特点，而严重烧伤所引起的高代谢状态尤为显著，主要表现为体温升高、氧耗量增加、代谢率增加、糖酵解增强、蛋白分解代谢增强、脂解作用增强等，并常伴有电解质与微量元素的消耗与代谢紊乱。烧伤后高代谢是机体自我保护的机制之一。适度高代谢有利于机体修复，如蛋白分解释放的氨基酸被肝摄入可进行糖异生和急性期蛋白的合成，其中谷氨酰胺既可被免疫细胞所利用，也是肠上皮细胞重要的能量来源。但长期持续的高代谢状态则不利于机体修复，反而会加剧机体的消耗，使机体陷入负氮平衡和营养不良，严重影响着患者的生存质量和疾病的预后。既往的观点认为创面封闭了高代谢状态就停止了，然而新近的研究发现高代谢状态至少要持续到烧伤后的 9~12 个月，也就是创面完全愈合后的 6~9 个月。因此，对高代谢发生规律和机制的研究也是烧外科临床和基础研究中的重要领域。

2. 指南　营养支持或者高价营养并不能扭转或者避免烧伤后高代谢状态，但是早期与持续的肠道喂养高蛋白高碳水化合物可以有效减少高代谢的影响。早期肠道喂养可以促进热量的摄入与蛋白的潴留。根据烧伤代谢反应特点推荐成人的热量分配是碳水化合物（50%~60%）、脂肪（20%）、蛋白质（25%），微量元素至少是正常人推荐剂量的 10 倍。

目前针对儿童烧伤患者尚无足够参考文献推荐热量分配与微量元素摄取剂量。然而有研究显示在大于 40% TBSA 患儿中，高代谢状态在创面愈合后至少 9 个月内都会导致非脂体重减少，并且在伤后 9~12 个月才开始出现体重净增加。

对高代谢反应的干预措施：

（1）对所有烧伤面积大于 20% 的成人患者与烧伤面积大于 15% 的儿童患者以及所有不能经口补充营养的患者推荐在伤后早期（伤后 24~48h 内）开始肠道喂养。

（2）肠道喂养应在伤后急性期作为持续应用策略（或应用于分解代谢反应启动后的流动期）。

（3）小于 20%TBSA 的成人患者与小于 15%TBSA 的儿童患者要鼓励他们伤后尽早开始饮食。并且应当向他们推荐高蛋白、高热量饮食，可以少食多餐，并补充高蛋白饮品（牛奶饮料或者市售的饮品），尤其对于伴有其他营养危险因素存在时更应如此。

（4）严重烧伤后的早期肠道喂养具有如下作用：①减少热量损耗；②刺激胰岛素生成；③减少骨骼肌组织丢失并促进蛋白质储留；④降低肠道渗透性；⑤减少细菌经肠道黏膜的细菌移位，从而减少脓毒血症的风险；⑥提高创面愈合率；⑦缩短住院时间；⑧降低应激性溃疡（柯林溃疡，Curling ulcer）发生率。

（5）延迟胃肠营养（超过伤后 18h）容易导致胃肠麻痹。

（6）药物治疗可以控制血糖水平（例如，二甲双胍或者胰岛素），而不是通过改变营养支持，以减少肌肉分解代谢及优化营养摄入。

3. 机制　严重伤时机体处于应激状态；应激时的基本反应为一系列的神经内分泌的改变，主要改变为交感 - 肾上腺髓质轴和下丘脑 - 脑垂体 - 肾上腺皮质轴的强烈兴奋。目前认为这两个系统的兴奋及其调控的与代谢有关的激素水平的失衡在烧伤后高代谢的发生中起重要作用。

烧伤时，血浆肾上腺素、去甲肾上腺素（儿茶酚胺）迅速升高。交感神经兴奋主要释放去甲肾上腺素，肾上腺髓质兴奋主要释放肾上腺素。儿茶酚胺使心率加快，心收缩力加强，心排血量增加，血压升高，还可以促进糖原分解，升高血糖，促进脂肪动员，使血浆中游离脂肪酸增加，从而在保证了应激时机体对能量需求增加的同时，也消耗了大量的能量。儿茶酚胺对许多激素的分泌有促进作用，包括 ACTH、胰高血糖素、生长激素、甲状腺素、肾素、促红细胞生成素等。

正常成人每日分泌糖皮质激素 25~37mg。烧伤时下丘脑 - 脑垂体 - 肾上腺皮质轴兴奋，分泌糖皮质激素明显增多，且持续时间较长，可达 2~3 个月。糖皮质激素可促进蛋白质分解，使氨基酸转移至肝，糖异生得以大大加强，同时糖皮质激素在外周组织抑制葡萄糖的利用，从而使血糖升高。糖皮质激素还对儿茶酚胺、生长激素及胰高血糖素的代谢功能起"容许作用"，即这些激素所引起的脂肪动员增加，糖原分解等代谢效应，必须要有足量的糖皮质激素存在。

烧伤时胰高血糖素分泌明显增加。胰高血糖素的正常血浆浓度为 15~90pg/mL，烧伤病人可高达 300pg/mL，且其升高程度与病情的严重程度有一定的平行关系。引起胰高血糖素分泌增加的主要原因是交感神经系统的兴奋，应激时交感兴奋通过 β 受体刺激胰岛 α 细胞，使胰高血糖素分泌增加。

目前认为，儿茶酚胺、糖皮质激素与胰高血糖素等分解代谢激素的增加是烧伤后高代谢发生的重要原因。输注相当于伤后浓度的皮质醇、胰高血糖素及肾上腺素于正常人，可引起代谢率升高、负氮平衡、葡萄糖不耐受、胰岛素抵抗等。

（王一兵）

三、烧伤后的肠外营养治疗

（一）烧伤早期的肠外营养

1. 概述　肠外营养在临床营养治疗中疗效显著，但过度依赖肠外营养治疗来补充营养需求，可以造成胃肠道屏障功能受损、感染以及代谢并发症等问题。

2. 指南　住院烧伤患者应给予营养风险筛查，必要时给予营养支持，尤其是烧伤面积大于 20%~30%TBSA 或重度、特重度烧伤患者。严重烧伤血流动力学不稳定时，不能给予营养治疗。接受营养治疗的烧伤患者，应对营养状况定期评估，每周采用间接测热法对患者的热能耗量测定 1~2 次，并以此计算补充量。对于烧伤患者的营养治疗，应首选肠内营养，必要时与肠外营养联合使用；当存在肠内营养禁忌证或单纯肠内营养治疗 4~5 天内不能满足机体需要时，应给与肠外营养治疗。严重烧伤患者创面愈合前如无肝功能不全可给予蛋白质 2g/（kg·d），静脉输注葡萄糖不宜超过 5mg/（kg·d），补充脂肪热量不宜超过总热量的 30%。严重烧伤患者肠内或肠外补充谷氨酰胺都有益。在监测并控制血糖的前提下，重度或特重度烧伤患者在伤后 1~2 周内使用生长激素安全有效。肠外营养若采用中心静脉置管,同一部位导管留置时间不应超过 7 天(PICC 除外);如通过无感染创面置管,留置时间不得超过 3 天。

3. 机制　对于重度烧伤患者应给予正规的营养评估,决定是否给予营养支持,对于重度以上的烧伤患者,应给予营养支持。严重烧伤患者早期如血流动力学不稳,不可行营养支持治疗,以免加重机体代谢紊乱。烧伤患者的创面处于不断变化中,其需求量需要每周采用间接测热法对患者的热能耗量测定 1~2 次来确定。对于需要营养支持的患者,肠内营养优于肠外营养,应尽早给予肠内营养治疗,当存在肠内营养禁忌证或单纯肠内营养治疗4~5 天内不能满足机体需要时,应给与肠外营养治疗。烧伤创面愈合需要蛋白质,需要含高氮/热量比的营养液,可给予蛋白质 2g/(kg·d),静脉输注葡萄糖不宜超过 5mg/(kg·d),补充脂肪热量不宜超过总热量的 30%。对于严重烧伤患者肠内或肠外补充谷氨酰胺都有益。在监测并控制血糖的前提下,重度或特重度烧伤患者在伤后 1~2 周内使用生长激素是安全的,可以促进创面愈合,不影响病死率和并发症。肠外营养若采用中心静脉置管,同一部位导管留置时间不应超过 7 天(PICC 除外);如通过无感染创面置管,留置时间不得超过 3 天。

（二）肠外营养的并发症

1. 概述　肠外营养在 20 世纪 60 年代后期开始应用于临床,但随着研究的不断深入,其不足之处逐渐显现出来,特别是人们认识到肠黏膜屏障、肠道内细菌移位、肠道是应激反应的一个中心器官等概念的确立后,以及对肠道免疫防御功能的认识。其并发症主要包括技术性并发症、感染并发症、代谢并发症。

2. 指南　技术性并发症主要有气胸、血管神经损伤、静脉血栓形成、栓塞、静脉炎、导管异位。感染并发症主要有导管污染、营养液污染、输注系统污染;其表现形式分为局部感染和全身感染(脓毒血症)。代谢并发症主要有高血糖、高渗性非酮症性昏迷、低血糖、高脂血症、必须脂肪酸缺乏、低磷血症、高尿钙症、肾前性氮质血症、氨基酸代谢异常、电解质紊乱、肝胆相关性疾病、肠萎缩与肠屏障功能障碍等。

肠外营养只是对肠内营养起辅助作用,而不应以肠外营养治疗为主。当患者胃肠功能有严重障碍时,肠外营养可作为主要途径。

3. 机制　由于肠外营养需要经外周或中心静脉穿刺置管实施,故存在穿刺和放置导管所导致的技术性并发症,多与操作或护理不当导致。感染性并发症多与导管或输注护理不注意无菌操作有关,致病菌可通过皮肤穿刺点、导管、输液系统衔接处或输注污染的营养液进入机体全身或局部,导致局部感染或严重的脓毒血症。而代谢并发症多与对病情的动态监测不够、治疗方案不当或未予及时纠正有关。

（王一兵）

四、烧伤后的肠内营养治疗

（一）烧伤后肠内营养方案

1. 概述　烧伤后肠内营养治疗是满足机体高代谢需求的主要方法。肠内营养(EN)是通过口进或管饲的方法,经胃肠道提供道谢需要的营养物质和其他营养支持的方法,烧伤患者较常用经鼻胃管、鼻空肠管进行肠内营养。肠内营养治疗的可维持肠道功能的完整性,减少肠道菌群移位,减少肠源性感染,减少全身炎症反应和应激,增强机体免疫力。本节内容将围绕肠内营养治疗的时机以及内容开展。

2. 指南　早期肠内营养支持治疗可促进创面愈合,促进胃肠动力和肠黏膜屏障功能的恢复。烧伤后 12 小时内开始肠内营养支持,24~48 小时后逐渐增加喂养量。

在肠内营养早期,以补充水电解质为主,可由糖盐水开始,逐步增加至以碳水化合物为主的营养制剂。肠内营养的泵入速度可由慢变快,至满足患者代谢需求(全量)。

3. 机制　烧伤导致持续和长期的高代谢状态,导致严重的代谢紊乱,使得营养支持对烧伤患者来说特别重要和具有挑战性。营养治疗已被推荐作为一种治疗方法,可以减轻烧伤后明显的高代谢和破坏性分解代谢。充分评估和提供营养需求是护理这些患者的当务之急。早期肠内营养支持治疗缓解营养不良和应激反应,增强细胞免疫功能,促进创面愈合,促进胃肠动力和肠黏膜屏障功能的恢复。早期肠内营养内容以水电解质为主,减轻胃肠道能量消耗,纠正体内休克状态;在休克纠正后,逐步增加碳水化合物摄入以满足机体高代谢需求。肠内营养的输入速度是根据胃肠道功能逐步恢复而增加至全量。

(二)肠内营养的并发症

1. 概述　烧伤患者肠内营养治疗的途径主要是营养导管作为媒介喂养,根据导管的不同出现的并发症也不同。鼻胃管相关的并发症包括:胃潴留、呕吐、误吸等,鼻空肠管相关并发症包括:导管退出、梗阻、肠道黏膜损伤等。另一类并发症为患者胃肠道排空及消化功能不良引起的,主要表现为腹胀、腹泻。为减少并发症的发生,需要根据患者胃肠道功能选择合适的营养途径。

2. 指南　危重烧伤患者肠内营养(经鼻胃管)中最常见的是胃潴留,是肠内营养不耐受的最常表现。早期肠内营养开始时,一般从小剂量低速喂养(15~20mL/h),逐步过渡到全肠内营养支持,可减少胃潴留并发症的发生。定期复查胃残余量,胃残余量升高是胃肠功能不耐受的早期表现,临床医生应以 150~200mL 胃残余量作为胃肠动力功能不全的指标。正确的置入鼻空肠营养管可借助 X 线、超声及内镜等手段置入鼻空肠管,能有效的预防导管相关退出、梗阻及肠道损伤等并发症的发生。腹泻和腹胀是肠内喂养的常见并发症,合理的营养液配方及喂养条件可减少腹泻腹胀的发生,包括:合适的渗透压(279~330mOsm/(kg·H_2O)),合适的输入温度。

3. 机制　在危重烧伤早期,全身炎症反应严重,胃肠道排空及消化功能不全,在胃表现为排空不良甚至胃瘫,对于鼻胃管喂养的患者容易发生胃潴留,并且极易进一步引起口吐、误吸等并发症。在鼻胃管喂养早期,需定期监测胃残余量,明确无明显胃潴留后,方能继续肠内营养。鼻空肠营养管较长,插管不顺利,极易发生盘曲、打折,发生梗阻,并且容易退出至胃。胃肠道吸收功能不全时,肠内营养营养不能有效吸收,容易引起腹泻;肠道蠕动排空能力减弱时,肠内营养容易蓄积(鼻空肠管喂养)容易引起腹胀。长期的肠内营养支持可能引起菌群失调,免疫力低时可可能引起肠源性感染,也可引起腹泻腹胀等症状。

(肖仕初)

五、烧伤患者饮食教育和培训

(一)概述

烧伤患者的营养治疗是一个长期的过程,当患者胃肠道功能恢复后,自主进食成为维持机体代谢的主要营养来源。因此,对患者进行饮食和教育培训十分重要,本章围绕该部分内容展开。

(二)指南

尽早经口进食可进患者胃肠道消化、吸收功能恢复。烧伤早期饮食要求高热量、高蛋白,进食方法建议少食多餐。功能康复期,根据体重变化,合理控制饮食,避免肥胖。

（三）机制

烧伤患者早期集体代谢反应的特点为高代谢,机体营养储备大量消耗。经口饮食所提供的营养可以稳定机体内环境,加强免疫功能,增强修复和愈合能力,加速康复。饮食所提供的营养成分最为齐全,是符合生理需要、最有效与最节约的营养来源和摄取方式。合理的经口饮食锻炼及培训,能够建立正常的消化道反射和功能。

（肖仕初）

六、医疗者的代谢与营养系统培训

（一）概述

随着烧伤救治体系的完善,以及营养学的发展,营养治疗在烧伤的治疗过程中占据重要地位。国内外烧伤学术界公认,临床多学科协作是烧伤外科专业发展的重要支柱。营养学科的支持和协作是整个协作的重要组成部分。烧伤专科医师要主动学习营养学,在烧伤临床治疗中融入营养治疗理念。烧伤救治团队也应主动争取营养师的加入,开展饮食与营养系统培训。

（二）指南

医护人员在对烧伤患者的代谢状况评估上必须接受专业培训,在不同阶段准确的反应患者营养状况。烧伤救治团队在营养师指导下,为烧伤患者制定个体化的营养支持方案。烧伤护理团队加强肠内、外营养的置管、相关护理及并发症的处置培训。所有医护人员接受烧伤患者营养学宣教培训,做到每个医护工作者既是救治者,又是宣教者。

（三）机制

烧伤患者的代谢与营养支持是系统的学科内容,主要包括患者状况的评估、营养方案的制定两部分。对医护人员的培训,首要的是对烧伤患者代谢状态的判定,代谢状态随着病程进展而改变,因而系统的营养评估培训是必要的。在准确的营养评估基础上,需要在营养学专业人员的指导下制定营养支持方案,烧伤医师需要接受专业的系统的营养学培训,逐步掌握个体化营养方案的制定能力。营养方案的落实要依托护理人员、患者本人或家属的实施能力。护理工作也要进行系统的培训,特别是肠内、外营养的通道选择、建立及相关护理,能够完善的将营养方案落实。烧伤患者本人及家属的实施能力依赖医护工作者的宣教,因此,医务人员的营养学宣教培训是提高方案实施效果的重要环节。

（肖仕初）

七、医患合作的特色烧伤营养康复

（一）概述

随着信息化时代的到来,烧伤救治相关知识的获取途径广泛,医患交互变得常见。在烧伤营养康复过程中,医患交流方式变得多样化、常态化,出现了医患合作的营养康复方式。

（二）指南

建立医护人员、患者及家属的信息交流圈,如微信公众平台、网络医疗平台,个体化掌握患者的饮食习惯、既往健康状况及个人经济情况等,实现医患合作的营养康复平台。

（三）机制

医患合作的特色烧伤营养康复是时代发展的产物,通过此平台,医患双方可交互关键信息,制定个体化接受度高的营养康复方案,使患者有更好的依从性。另外,通过医患合作的平台,可以更好的实现烧伤患者营养的教育和培训,也更有利于后期随访及康复方案的调整。

（肖仕初）

参 考 文 献

1.《中华烧伤杂志》编辑委员会.成人烧伤疼痛管理指南(2013版)[J].中华烧伤杂志,2013,29(3):225-231.

2. Giannoni-Pastor A, Eiroa-Orosa FJ, Fidel Kinori SG, et al., Prevalence and Predictors of Posttraumatic Stress Symptomatology Among Burn Survivors: A Systematic Review and Meta-Analysis[J]. Journal of Burn Care & Research, 2016, 37(1): e79.

3. Retrouvey H, Shahrokhi S. Pain and the thermally injured patient-a review of current therapies[J]. J Burn Care Res, 2015, 36(2): 315-323.

4. Graham GG, Davies MJ, Day RO, et al. The modern pharmacology of paracetamol: therapeutic actions, mechanism of action, metabolism, toxicity and recent pharmacological findings[J]. Inflammopharmacology, 2013, 21(3): 201-232.

5. Rivosecchi RM, Kellum JA, Dasta JF, et al. Drug Class Combination-Associated Acute Kidney Injury: A Review of the Literature[J]. Annals of Pharmacotherapy, 2016, 50(11): 953-972.

6. Kaul I, Amin A, Rosenberg M, et al. Use of gabapentin and pregabalin for pruritus and neuropathic pain associated with major burn injury: A retrospective chart review[J]. Burns Journal of the International Society for Burn Injuries, 2017, 44(2): 414-422.

7. Najafi Ghezeljeh T, Mohades Ardebili F. The effects of massage and music on pain, anxiety and relaxation in burn patients: Randomized controlled clinical trial[J]. Burns, 2017, 43(5): 1034-1043.

8. Cuignet O, Pirlot A, Ortiz S. The effects of electroacupuncture on analgesia and peripheral sensory thresholds in patients with burn scar pain[J]. Burns, 2015, 41(6): 1298-1305.

9. 徐刚,主父中印,罗艺,等,地佐辛与氟比洛芬酯联合治疗烧伤植皮术后疼痛的疗效观察[J].中华全科医师杂志,2017,16(9):714-715.

10. Lucy Wibbenmeyer, Anas Eid, Karen Kluesner, et al. An Evaluation of Factors Related to Postoperative Pain Control in Burn Patients[J]. Journal of Burn Care & Research, 2015, 36(5): 580-586.

11. Nedelec B, Carrougher GJ. Pain and Pruritus Postburn Injury[J]. J Burn Care Res, 2017, 38(3): 142-145.

12. Carrougher GJ, Martinez EM, McMullen KS, et al. Pruritus in adult burn survivors: postburn prevalence and risk factors associated with increased intensity[J]. J Burn Care Res, 2013, 34(1): 94-101.

13. Choi J, Lee JA, Alimoradi Z. Aromatherapy for the relief of symptoms in burn patients: A systematic review of randomized controlled trials[J]. Burns, 2018, 44(6): 1395-1402.

14. Provençal SC, Bond S, RizkallahE, et al. Hypnosis for burn wound care pain and anxiety: A systematic review and meta-analysis[J]. Burns, 2018, 44(8): 1870-1881.

15. Li J, Zhou L, Wang Y. The effects of music intervention on burn patients during treatment procedures: a

systematic review and meta-analysis of randomized controlled trials[J]. BMC Complement Altern Med, 2017, 17(1): 158.

16. Cuthbertson DP, Angeles Valero Zanuy MA, Leon Sanz ML. Post-shock metabolic response. 1942[J]. Nutr Hosp, 2001, 16(5): 175-182.

17. Porter C, Tompkins RG, Finnerty CC, et al. The metabolic stress response to burn trauma: current understanding and therapies[J]. Lancet, 2016, 388(10052): 1417-1426.

18. Rodriguez NA, Jeschke MG, Williams FN, et al. Nutrition in burns: Galveston contributions[J]. J Parenter Enteral Nutr. 2011, 35(6): 704-714.

19. Practice Guidelines Committee ISBI, Subcommittee S, Subcommittee A. ISBI practice guidelines for burn care [J]. Burns, 2016, 42(5): 953-1021.

20. 梁月英, 谢肖霞, 伍淑文, 等. 护患合作型质量控制小组活动在提高头面颈部烧伤患者功能锻炼依从性中的作用[J]. 中华护理杂志, 2013, 48(8): 682-684.

第六章 烧伤后脏器功能异常监测和治疗康复指南

第一节 烧伤对内脏功能的影响

严重烧伤可伴有内脏器官的损害,如烧伤直接累及肌肉、骨骼、关节、神经、血管甚至内脏组织,电能、化学物质、放射线等因素对脏器造成的损害,也可能在烧伤后发生各种并发症间接导致内脏器官的功能或器质性损害。由于各脏器组织的代谢和修复能力存在差异,加之临床治疗措施是否及时有效,因此对预后的结局影响很大。本节主要讨论烧伤对呼吸系统、循环系统、消化系统和泌尿系统的影响和损害。

一、呼吸系统

烧伤后呼吸系统并发症的发病率仅次于烧伤创面脓毒症,居内脏并发症的首位,特别是对于重度吸入性损伤、特重度烧伤以及合并头面部烧伤的患者,出现呼吸系统并发症的时间早、速度快、病情严重,如果不及时和正确防治,常有较高的死亡率。烧伤后呼吸系统的损害按其发生原因,分为原发性和继发性。前者系吸入热或其他有害气体所致的直接损伤,即吸入性损伤;后者为烧伤后继发性损伤,与休克、感染等相关。重度吸入性损伤,其组织损伤范围可涵盖鼻腔、咽喉、气管、主支气管及至肺内支气管树,严重者甚至可波及肺泡和肺间质。气道损伤后是否发生呼吸功能障碍,是否造成脏器损害后遗症,取决于损伤程度和受累部位。鼻黏膜烧伤,多仅伤及黏膜表层或黏膜下浅层,软骨膜很少损伤,创面通过健存的基底细胞、鼻腺上皮以及邻近上皮组织扩展得以修复,较少发生持久的功能损害。但咽喉部以下气道损伤且程度较重时,修复过程中将伴有大量纤维结缔组织增生,形成瘢痕后导致气道狭窄,还可因瘢痕挛缩组织移位导致肺通气与换气功能障碍导致慢性呼吸功能不全。

二、循环系统

循环系统是严重烧伤后早期累及受损的系统。严重烧伤后由于急性血容量减少、血管阻力增高、感染、输液输血过多过快导致急性循环血量增多以及严重的心律不齐等原因,可导致心功能障碍。有报道其发生率高达26.3%,居各种内脏并发症的第2位,仅次于肺部并发症。随着休克、感染等原因的纠正,心功能障碍大多能纠正。但若烧伤后心肌遭受较重的缺血、缺氧性损害可导致心肌收缩力和心室舒张功能受损,遗留慢性心力衰竭的后遗症。烧伤后慢性心力衰竭可表现为左心衰竭、右心衰竭或全心衰竭,左心衰竭以肺淤血和心排血量降低为主要表现;而右心衰竭以体静脉淤血为主要表现,而且可能与烧伤后吸入性损伤或伤后肺部感染导致肺不张、较广泛的纤维化等有关。

三、消化系统

消化系统并发症与烧伤早期的休克、胃肠道黏膜缺血缺氧和再灌注损伤、全身性感染、烧伤创面暴露、机体持续高分解代谢等因素相关,出现胃肠道功能紊乱,胃肠道黏膜缺血缺氧乃至坏死溃疡出血等并发症。烧伤坏死组织分解、细菌感染、药物降解还加重肝脏等器官代谢功能的负担,并发肝脏功能不全。严重烧伤早期,机体虽常出现一定程度的消化系统功能不全或损伤等症状,如消化吸收功能下降、胃肠道溃疡出血、肠源性感染、糖耐量降低、肝功能生化指标异常等,但由于消化系统普遍具有较强的修复代偿能力,随着烧伤创面的愈合,上述症状多数逐渐消失或好转,不会遗留严重的远期后遗症,后期无须特殊的康复治疗。若烧伤病情危重,治疗时间长,并发症多,在烧伤早期治愈后仍可出现一些胃肠道、肝胆胰功能后遗症,一些特殊人群(如老人、小儿)或伤前有相应脏器疾病的患者更易发生,需要及时有效的康复治疗。如果消化系统局部烧伤如吞食腐蚀剂导致的上消化道黏膜烧伤、高压电击伤导致消化道局部超深度烧伤,上消化道黏膜可出现瘢痕愈合导致"食管烧伤后瘢痕狭窄"。

四、泌尿系统

烧伤后肾脏功能损害的情况较为多见,发生的原因主要与休克、全身性感染、化学毒性物质的损害关系密切。病变范围涉及肾小球、肾小管和肾间质组织,以肾小球和肾小管受累较为普遍,损害的严重程度决定预后的结局。随着烧伤早期液体复苏技术水平的提高,以及对烧伤后脏器功能损害机制的进一步认识,当今烧伤临床的综合防治措施可有效降低肾脏损害的发生率。

(谭江琳　罗高兴)

第二节　内脏功能的监测与康复评定

一、概述

对烧伤患者的内脏功能进行监测,以便制定安全和有针对性的康复治疗方案以及评定烧伤患者的治疗效果。

二、指南

(一)呼吸功能的监测和评定

1. 呼吸功能的监测

(1)肺功能检查:上气道病变位于气道开口处且病变较轻时可表现为肺通气功能正常。最大呼气流量 - 容积曲线是诊断上气道梗阻的首选检查方法。上气道梗阻患者流量 - 容积曲线(F-V)的特点是呼气相和 / 或吸气相流量显著受限,而呈现特征性平台状。由于气道狭窄系瘢痕所致,其气道阻力固定,表现为气道阻力固定型:曲线形态与阻塞部位无关,吸气相和呼气相流量同时明显下降,几乎呈一矩形,FEF 50%/FIF 50%(50% 肺活量时用力呼气流量与吸气流量比值)近似等于 1。

（2）影像学检查：颈部平片——吸气相颈部平片对喉气管炎具有鉴别价值。喉气管炎的典型征象为"尖塔"征。声门下区狭窄多见于喉气管炎患者，但亦可见于会厌炎。会厌炎在颈部侧位片可显示肿胀的会厌和咽下部扩张。上气道平片对上气道阻塞的诊断有一定价值，但准确性及敏感性较差，应结合患者具体病史和体征进行判断。胸部 CT 扫描及上气道三维图像重构——上气道 CT 扫描可清晰观察气管及喉部横断面，对气道梗阻进行较为精确的定位，判断病变的大小和形态、气道狭窄的程度及其与周围组织的关系，增强扫描尚有助于明确病变的血供情况。近年来新成像技术不断发展，如螺旋 CT 可用于气道三维图像重构，显示气管的冠状和矢状切层图像，更有利于对病变整体形态的观察，起到仿真内镜的作用，对于无法耐受纤维支气管镜检查的患者可作为一种无创检查方法。胸部 MRI 检查：具有好的分辨能力，可预计气道闭塞的程度和长度，以及评价纵隔情况。

（3）内镜检查：纤维喉镜或纤维支气管镜可直接观察上气道，了解声带、气管环的变化以及呼吸过程中病变的动态特征，且可进行组织活检行病理检查，故对诊断具有决定性作用。镜下可发现气管、支气管壁增厚和 / 或狭窄、气管内结节或新生物、气管黏膜充血、气管软骨环塌陷等不同表现。

（4）辅助检查：血常规检查——有助于确定是否有合并感染和贫血。细菌感染时，白细胞总数和中性粒细胞比例升高。痰涂片检查——阳性结果可以为治疗提供可靠信息。轻症患者常见为流感嗜血杆菌、肺炎链球菌等。重症患者铜绿假单胞菌和肺炎克雷伯杆菌等阴性菌居多。

2. 呼吸功能康复评定 烧伤对患者呼吸功能的影响主要表现在因瘢痕增生而限制胸廓等部位的肺通气运动。为了详细了解烧伤患者的呼吸功能情况，则需要进行呼吸功能检查。呼吸功能检查一般包括肺容积和肺容量测定、通气功能测定、小气道和呼吸肌功能测定等。

（1）肺容积和肺容量测定

1）肺容积：包括潮气量（TV）、补吸气量（IRV）、补呼气量（ERV）和残气量（RV），是肺部的基本容积。

2）肺容量：是肺容积中两项或两项以上的叠加，包括深吸气量（IC）、功能残气量（FRC）、肺活量（VC）和肺总量（TLC）等，其中以肺活量最常用。

健康成人的肺活量，因性别、年龄、体型和运动锻炼的情况不同而有较大差异。一般情况下，男性高于女性，身材高大、体型肥胖者高于身材较矮、体型瘦小者；长期的运动锻炼可增加肺活量。

肺活量的检查方法是在深吸气后，大力将气吹至肺量筒内，可重复数次，取其最高值。其正常值可根据身高和年龄进行推算：

$$男性 = [27.63 - (0.112 × 年龄)] × 身高（cm）$$
$$女性 = [21.78 - (0.101 × 年龄)] × 身高（cm）$$

无论肺活量的绝对值如何，更重要的在于观察肺活量的改变。当患者经康复训练后出现肺活量较大比例的提高（如提高 15% 或以上），即可认为患者之前测得的肺活量值是低于其平常水平的。

（2）通气功能测定

常用指标包括最大通气量（MVV）和用力肺活量（FVC）或用力呼气量（FEV）。

1）最大通气量：即在 10s 或 15s 内测定最大限度的吸入和呼出的最大气量，然后换算成每分钟的最大通气量。它反映的是单位时间内充分发挥所有通气能力所能达到的通气量，一般可达 70~120L。比较平静呼吸时的每分钟通气量和最大通气量，即可了解肺通气功能的储备能力。可以用通气贮量百分比表示：通气贮量百分比 =（最大通气量 – 每分钟静息通气量）÷ 最大通气量 ×100%，正常值等于或大于 93%，在正常预计值的 ±20% 均为正常范围。这是一项剧烈的呼吸运动，若存在体虚或有严重心肺疾患及近期咯血者不宜使用，哮喘患者也应慎用。

2）用力肺活量：主要测定气道阻塞及呼吸肌力和协调性，用来反映一段时间内所能呼出的气量。测定时，让受试者先作一次深吸气，然后大力将气体呼入气量计内，这种仪器可以记录呼气总量和以秒为单位的记录装置。分别测量第 1、2、3 秒末呼气的气量，计算其占肺活量的百分比，分别称为第 1s、第 2s、第 3s 的用力肺活量。健康人各为 83%、96% 和 99% 肺活量。凡第 1 秒呼出量下降，说明气道阻塞，多见于肺组织弹性下降、支气管痉挛或狭窄。

（3）小气道功能测定：小气道功能的主要测定方法为最大呼气流速 - 容量曲线（F-V），即受试者在最大用力呼气过程中，将其呼出的气体容积和相应的呼气流量描记成一条曲线。它主要反映在用力呼气过程中，胸内压、肺弹性回缩压、气道阻力对呼气流量的影响。曲线升支的最大呼气流量与受试者的呼气用力有关，降支的最大呼气流量则取决于肺泡弹性回缩力和周围气道阻力，而与用力无关。根据曲线形态和不同肺容积水平的呼气流速评定小气道功能。正常流速 - 容量曲线升支陡直，降支斜行下降，最大流量逐渐降低。小气道病变时，曲线降支凹向容量轴，坡度变小。

（4）呼吸肌功能测定可大致分为力量测定、耐力测定和疲劳测定，这三方面实际上互为交叉和联系。

1）呼吸肌力量测定：包括最大吸气压、最大呼气压和最大跨膈压三种，前两者反映吸气肌和呼气肌的综合力量，后者反映腹内压和胸内压的差值。

2）呼吸肌耐力测定：包括膈肌张力时间指数和呼吸肌耐受时间等。其中，呼吸肌耐受时间指呼吸肌在特定强度的吸气负荷下收缩所能维持而不发生疲劳的时间。呼吸肌耐受时间越长代表耐力越好。

3）呼吸肌疲劳测定：膈肌肌电图可通过食管电极、体表电极和经皮穿刺肌肉内电极测定，目前多数用食管电极检测。肌电图由不同的频率组成，其频率主要在 20~350Hz。根据频率分布规律的变化可发现早期呼吸肌疲劳。

4）其他呼吸功能测定法 U 形管试验、屏气试验和吹火试验等。这些方法较为粗略，但简单易行，可作为一般治疗前后对比观察治疗效果。

3. 注意事项

（1）踏车运动试验注意事项：向烧伤患者介绍运动试验的方法和目的，取得合作。室内温度最好为 22℃左右，湿度小于 60%。一般于饭后 2 小时左右进行试验。试验前 2 小时禁止吸烟、饮酒。试验前停用影响试验结果的药物。感冒或其他病毒、细菌性感染后 1 周内不宜参加试验。试验前 1 天不参加重体力活动。试验前适当休息（30 分钟左右）。在运动试验结束后，应逐步降低运动强度，禁止受试者立即采取双足下垂坐位或站立不动。穿着压力衣的烧伤患者于试验结束后应检查瘢痕区域是否有磨损或起水疱。运动中出现异常反应时应及时进行处理。试验室内应备有氧气等急救物品和设备。

（2）呼吸功能评定注意事项

1）精神因素：呼吸受精神因素的直接影响较大。呼吸功能检查需要患者高度配合，往往由于合作程度的好坏，直接影响检测结果。因此，必须重复多次进行，取其比较恒定的值，并且一般均以 ±20% 为其正常范围。

2）呼吸系统状态：在不同的呼吸系统状态，呼吸功能改变也较明显，例如一次是在呼吸道炎症情况下，一次是在消除呼吸道炎症后的情况下进行，则两次结果往往有较大差别。此时即不能认为是呼吸功能的改善。这仅仅是炎症对呼吸功能影响的消除结果。又如一次在排痰前进行，一次则在排痰后进行，则其结果也只能说明是痰液影响的消除。因此，必须注意前后动态检查中基本条件的一致性。

3）安全性：当烧伤患者存在吸入性损伤时，需注意呼吸评定的安全性，避免加重患者的呼吸障碍程度。

（二）循环功能的监测和评定

1. 循环功能的监测　胸部 X 线检查可以检测心脏大小，是否存在肺淤血和胸腔积液。超声心动图可以显示各心腔大小变化和瓣膜结构及功能情况。血管超声可以检测动脉、静脉的血管情况，是否存在血栓、菌栓。放射性核素检查有助于判断心室腔大小，了解心脏舒张功能。心 - 肺吸氧运动试验通过在运动状态下测定患者对运动的耐受量。有创血流动力学检查和脉搏轮廓心排血量（pulse indicator continuous cardiac output, PICCO）监测可测定心脏和肺脏等多部位的压力和血液含氧量等，以评估心脏功能。

2. 循环功能的康复评定　对于心功能的评定，首先应结合病史，通过体格检查、胸部 X 线和心电图了解心脏功能的基本情况。在安全的前提下，为了了解心功能容量等情况，可以采取踏车运动试验进行测定。另外，为求尽可能精确地控制运动量，常用代谢当量作为指导康复功能训练的标准。以下简述这两种评定方法的操作方法：

（1）踏车运动试验：在康复医学领域，心功能评定的主要方法是心功能容量测定，即运动试验。运动试验要求患者能够维持一定时间的站立或坐位姿势，适用于大部分烧伤面积较小的患者，或是已获得一定的肢体活动能力的大面积深度烧伤患者。运动试验为心脏功能容量提供了客观指标。心脏功能容量又称体力工作容量（physical working capacity），也就是体力活动的最高限度，一般采用踏车运动试验或运动平板试验测定。在烧伤早期，可选择低水平运动试验评定患者的心脏功能。由于患者此时大部分时间处于卧床状态，可采用床边上下肢踏车仪器。具体操作方法是：从最低负荷量（如 150KPM，即在 1kg 阻力下车轮移动 150 米产生的负荷）开始，连续监测心电图，直至疲劳或出现症状，即到达目标症状的负荷量。即便是在进行以上低水平运动试验时，也应有医生在场监护，记录患者的最高心率，要求心率一般不超过 115 次 /min，出现气促、眩晕等症状时，应按照终止运动试验标准及时停止。

（2）应用代谢当量（MET）指导康复功能训练：在烧伤心肺康复中，有氧耐力训练需控制在恰当的强度才能取得最好的疗效。以前主要依据心脏功能分级，结合活动后心率和心电图改变，指导康复功能训练。目前则主张应用更为精确的方法，即可应用代谢当量（MET）指导康复功能训练。MET 指机体在休息时，全身摄氧量为 3.5mL/（kg·min），以此数值定为 1 个 MET。当烧伤患者的基础生命体征稳定，具备一定的肢体活动能力，即可开始应用 MET 指导康复功能训练。首先要做好心脏功能容量测定，准确地了解心脏能够负担的耐力训练强度。测试出心脏功能容量后，折算成 MET，即是心脏工作容量的 MET 值。根据所测得的心脏功能容量,指导患者的日常生活、家务活动、文娱活动和工作等。应用 MET 指导康复功能训练时,应注意留有余地,按 70% 左右予以应用,否则有可能发生难以预料的情况。

（3）重视动态心电图和遥测心电图的应用:不仅应用于运动试验过程中,而且在患者院前及回家后定期监测,以更深入了解日常生活细节和不同体力活动对心脏的影响,及早发现心脏功能障碍,更合理地安排日常生活等活动。

（三）消化和泌尿功能的监测和评定

1. 消化功能的监测　通过肝功等实验室检查和超声检查对消化系统的脏器进行检测。结合有创、无创性内镜检查技术可以对消化系统的损伤程度及累及范围进行分期,以判断预后及指导治疗。

2. 泌尿功能的监测　通过肾功、尿常规、尿蛋白定量等实验室检查,如果出现大量蛋白尿、低蛋白血症、高脂血症以及血 IgG 和补体水平下降则可以判断肾脏功能受损。结合 X 线片以及 B 超可较易诊断。肾脏组织活检是获得肾脏受损的正确病理诊断和指导治疗的必要手段。

3. 消化和泌尿功能的康复评定　消化和泌尿功能的康复评定可以结合日常生活活动（activities of daily living, ADL）能力评定进行。

（谭江琳　罗高兴）

第三节　内脏康复治疗健康教育

一、概述

内脏康复健康教育应配合烧伤康复治疗健康教育同时进行。

二、指南

（一）内脏康复治疗宣教的目的

对患者和家属进行烧伤引起内脏相关疾病的讲解,使其了解烧伤救治的过程中可能出现的脏器功能异常的临床表现、基本转归以及存在的医疗风险,对烧伤所引起的内脏功能异常的各种症状能有正确的认识,并具备基本的康复理念、康复知识,提高自我管理及护理技能。减少患者和家属对烧伤内脏康复治疗过程中配合不力的负面影响,增强其康复信心,积极配合医护救治。取得患者和家属的信任,建立良好的护患关系,让患者尽快适应住院康复环境。

（二）内脏康复治疗宣教的内容

烧伤会引起皮肤、肌肉、骨骼和内脏组织的损伤,由此会导致循环、呼吸、消化、泌尿以及营养等系统一系列的生理改变及功能损伤。严重烧伤患者经抢救存活,创面逐渐开始修复,其过程中会伴随瘢痕增生,增生性瘢痕挛缩也可能会导致上述各系统功能的受损。

（三）内脏康复治疗宣教的意义

内脏康复治疗宣教是整体烧伤康复宣教的重要组成部分,其最终目的是帮助患者建立健康行为,达到最佳健康状态,宣教不仅是连接卫生知识与行为改变的桥梁,更重要的是一种治疗手段,对临床各种诊疗有增效作用。通过宣教,使患者由被动接受治疗转为积极主动参与治疗,而且提高了患者的自我护理能力及康复锻炼的积极性,从而进一步提高了烧伤治疗效果。健康教育的广泛开展,在缩短患者住院时间,减少医疗纠纷、降低医疗纠纷、降低医疗费用等方面也起到了积极作用。

(谭江琳　罗高兴)

第四节　内脏康复治疗技术

一、概述

为了促进烧伤患者内脏功能康复,针对烧伤患者呼吸、循环、消化、泌尿等系统采取的康复治疗,主要包括体位摆放、关节活动度训练、肌力和体能训练、呼吸训练、小组练习和日常生活活动训练等。

二、指南

(一)体位摆放

为减少肺部感染、提高心肺功能,可采取体位摆放。将身体的受累部分安置在恰当位置,并适当固定。通过恰当的体位摆放,可限制水肿,维持关节活动度,防止挛缩和畸形,使受损伤的功能获得代偿。大面积烧伤患者应每隔2小时变换体位,以防止压疮,减少肺部感染。

(二)关节活动度训练

关节活动度训练可预防烧伤后组织粘连和关节囊的紧缩,有助于保持关节活动度,也能促进区域的循环,防止循环问题,比如深静脉血栓。对已有挛缩的肢体,通过牵张训练可逐步延长挛缩粘连的纤维组织,增加关节活动度。在病情许可的情况下,指导患者自己经常进行受累肢体的主动活动,有利于改善血液循环,减轻水肿,对预防关节僵硬和保持肌肉力量尤为重要。

(三)肌力练习

对病情不同的患者进行个性化的肌力练习,可防治因长期卧床、肢体制动所引起的失用性肌萎缩,增强肌肉力量,加强关节的动态稳定性。特别是进行肩关节周围肌群和股四头肌的肌力训练,可提高患者的上肢活动范围和下肢支撑能力,对患者早日下床,实现生活自理有重要意义。

(四)体能训练

对病情稳定的患者进行有氧训练,可提高患者的心、肺代谢功能,增强体质,避免因长期制动或少动引起的失健,使患者重回家庭和社会时,有足够的体力达到生活自理和完成工作。

(五)呼吸训练

通过胸廓的活动,协调各呼吸肌的功能,增大肺活量、吸氧量,改善全身情况,配合体位引流,促进排痰,达到保持肺活量,提高呼吸的有效性,预防或减少呼吸系统并发症。

(六)小组治疗

小组训练让治疗师能在短时间内接触更多患者,提高患者的独立性,也为患者提供社交的机会。小组中其他患者的良好表现能促进患者更积极努力地参与训练。播放各种类型的音乐可以增加小组训练的趣味性。可以开设一些特殊课程,例如上肢或下肢自我训练的课程。也可以让患者自己组织训练班,更好地促进他们参与。

(七)ADL训练

在安全许可下,ADL训练应尽早进行,内容包括床边ADL指导,独立进食、穿衣、处理大小便、洗澡、修饰、个人卫生等内容。因制动或挛缩导致关节活动受限时则需提供辅助器具帮助完成ADL,功能改善后进行复杂ADL训练,如家务活动训练等。

第五节 烧伤后内脏康复治疗

一、概述

严重烧伤后全身内脏器官均可能发生不同程度的病理损害,由于各脏器组织的代谢和修复能力存在差异,加之临床治疗措施是否及时有效,因此对预后的结局影响很大。烧伤后脏器功能障碍后遗症是指在病情基本好转后遗留下来的某种组织、器官的缺损或功能上的障碍。烧伤作为一种外伤,致伤原因较为复杂,除单纯的热力损伤外,时常还有电能、化学物质、放射线等因素造成的组织损害。不仅如此,在一些特别的创伤事故发生时,可能还伴有其他的复合损伤、挤压伤、高处坠落伤等。烧伤不单是局部皮肤组织的损害,严重的复合伤往往累及肌肉、骨骼、关节、神经、血管甚至内脏组织,此类患者的治疗难度较大,不仅治疗周期长,而且并发症多、致残率高,相应的脏器功能后遗症的发生比例也高于其他类型的创伤。

二、指南

(一)呼吸系统

烧伤患者中存在的呼吸系统障碍包括:因颜面部、颈部烧伤引起的上呼吸道闭塞,胸部烧伤引起胸廓运动障碍,呼吸道本身的灼伤,脱离休克期后液体再分配异常而引发的呼吸窘迫综合征,以及免疫功能低下基础上感染导致的呼吸系统障碍等。烧伤伴有的呼吸系统障碍在烧伤治疗的全过程中以各种形式出现,并对患者的生存率、整体功能的恢复以及临床治疗等诸多方面带来影响。呼吸训练可以帮助患者掌握正确的呼吸技术,建立有效的呼吸方式,改善换气,增加咳嗽机制的效率,改善呼吸肌肌力,保持或改善胸廓的活动范围,教育患者处理呼吸问题,从而增强患者的整体功能。对于存在呼吸系统障碍的烧伤患者,进行合适的呼吸训练非常重要。

1. 颜面部烧伤患者的呼吸训练 颜面部烧伤可能引起患者口鼻部软组织挛缩,导致口鼻部闭塞,从而影响正常的通气功能,致使患者出现呼吸困难。颈部烧伤时无论造成的颈前部屈曲挛缩、后部伸展挛缩或者侧方挛缩,都会影响气管位置及通畅度,造成患者呼吸不畅。对于此类患者,开放气道是保证正常呼吸的重要渠道。急救时通常采用气管插管以确保呼吸道通畅。呼吸训练应着重于帮助患者开放气道,对口鼻周围及颈部的软组织进行牵伸,不仅是防治挛缩和畸形的重要方法,同时也可帮助烧伤患者恢复或保持气道畅通。需要注意的是,气管插管及长时间张口会增加呼吸系统感染的概率,故开放气道的同时应注意对感染的预防。对于已经发生呼吸道感染的患者,咳嗽训练及体位引流排痰也是重要的训练项目。

2. 躯干部烧伤患者的呼吸训练　躯干部烧伤尤其是胸部烧伤的患者,会出现典型的躯干屈曲、肩前屈、头颈部屈曲前伸的异常姿势,将导致呼吸及移动障碍。烧伤处增生的瘢痕可能限制呼吸时胸廓的运动,从而造成患者呼吸费力。为防治瘢痕增生,患者需长时间穿戴压力衣,过高的压力可抑制组织增生,但也可能引起患者胸廓活动受限而影响呼吸功能。此时在患者病情稳定并可以耐受的情况下进行胸腔松动练习,即躯干或肢体结合深呼吸完成主动运动,可以帮助维持或改善胸壁活动范围,增强吸气深度或呼气控制力。当患者胸部一侧烧伤导致该侧软组织挛缩影响胸廓活动时,患者取坐位,吸气时朝组织挛缩相反方向弯曲—牵拉绷紧的组织,为加大牵张强度,吸气时还可将患侧上肢上举过肩,再向对侧侧屈,呼气时则向组织挛缩侧侧屈并用握拳的手推该侧胸壁。松动上胸部时,患者坐位,两手在头后交叉握住,深吸气时做手臂水平外展的动作,呼气时将手肘靠在一起,同时身体向前弯曲。或者患者坐位,吸气时双上肢伸直,掌心向前高举过头,呼气时身体前屈,以手触地。还可以结合器械,如让患者双手在体前握体操棒,吸气时肩前屈上举,呼气时下降。

同时,教导此类患者进行腹式呼吸训练也至关重要。腹式呼吸通过增大横膈的活动范围以提高肺的伸缩程度来增加通气。膈肌较薄,活动时耗氧不多,又可减少辅助呼吸肌的不必要代偿,因而提高呼吸效率,缓解呼吸困难。腹式呼吸训练时,首先让患者处于舒适放松姿势,仰卧位或坐位(如条件允许可前倾依靠坐位),治疗师将手放置于患者肋骨下方的腹直肌上,让患者用鼻缓慢地深吸气,肩部及胸廓保持平静,只有腹部鼓起,然后让患者有控制地呼气,将空气缓慢地排出体外,以上动作重复 3-4 次后休息,训练过程中注意不要让患者换气过度。此后让患者将手放置于腹直肌上,体会腹部的运动,即吸气时手上升,呼气时手下降。当患者学会腹式呼吸后,让患者用鼻吸气,以口呼气。

3. 呼吸道烧伤伴感染患者的呼吸训练　呼吸道灼伤除因吸入高温气流而造成的热力伤害外,还包括吸入烟雾中各种有毒有害成分而造成的损伤。大面积烧伤患者,不论有无呼吸道烧伤,由于早期输液而脱离休克期后,在伤后 24 小时左右可见到呼吸功能恶化,其原因包括出现异常体液再分配及成人呼吸窘迫综合征(adult respiratory distress syndrome, ARDS)等。在患者脱离休克期后,仍可能存在多种呼吸系统合并症,具体分为肺炎、肺不张、肺梗死、感染性 ARDS 等。其中以肺炎为最多见,发病原因主要为烧伤患者整体免疫功能低下;局部因素有烧伤创面感染伴行的血性播散;长期气管内插管,纤毛上皮运动的净化作用低下等。对存在上述问题的烧伤患者而言,除进行气管插管开放气道并进行抗感染药物治疗外,呼吸训练也十分重要。有效的咳嗽是为了排除呼吸道阻塞物并保持肺部清洁,咳嗽训练可教会患者正确的咳嗽方式或由治疗师及家属手法辅助诱发咳嗽。首先要指导患者以正确方法的完成咳嗽,让患者处于舒适放松的姿势,缓慢深吸气,屏气几秒钟,然后张口咳嗽 2~3 声,咳嗽时收缩腹肌,停止咳嗽,缩唇将余气尽量呼出。再缓慢深吸气,重复以上动作。连续 2~3 次后,休息几分钟后再重新开始。训练时,治疗师可以给患者示范咳嗽及腹肌收缩,患者双手置于腹部且在呼气时做 3 次哈气以感觉腹肌的收缩。让患者练习发"K"音以感觉声带紧绷声门关闭及腹肌收缩。有时患者可能需要治疗师手法辅助咳嗽。患者仰卧位,治疗师一手掌部置于患者剑突远端的上腹部,另一只手压在前一只手上,手指张开或交叉,患者尽可能深吸气后,治疗师在患者要咳嗽时向内向上压迫腹部,将横膈上推。或者患者坐在椅子上,治疗师站在其身后,在患者呼气时给予手法压迫。

对于痰量较多患者进行体位引流和叩击,痰液黏稠难咳者还可行雾化吸入治疗以稀释痰液。体位引流时首先要评定病情以决定肺部哪一段需要引流。将患者置于正确的引流体位,并尽可能让患者舒适放松,随时观察患者的脸色和表情。引流体位主要取决于病变部位,即从某一肺段向主支气管垂直引流。如有需要,引流过程中应鼓励患者做深度、剧烈的双重咳嗽,并可结合手法叩击等技巧,帮助痰液的排出。若患者可以忍受,维持引流体位30分钟左右,或直至分泌物排出为止,但不要超过45分钟,以免患者疲劳。引流次数根据患者病情而定,如有大量浓稠黏痰者2~4次/天,直至肺部干净;维持时1~2次/天,以防分泌物进一步堆积。绝对不能在餐后直接进行体位引流,傍晚做体位引流使睡前肺部较干净,有利于患者睡眠。

4. 吸气肌训练　吸气肌训练是锻炼以膈肌为主的具有吸气功能的肌肉,以增强其肌力和耐力,改善心肺功能,促进运动功能的恢复。吸气肌训练的主要目的是增加吸气肌肌力和耐力。传统的呼吸训练更侧重对呼气肌或呼气过程的训练,而较少关注对吸气肌的训练。呼气肌训练常使用缩唇呼吸、等长收缩、腹肌训练和吹蜡烛等方法来增加潮气量和肺泡通气量,提高血气交换率,只能间接改善呼吸功能;而适度增加吸气肌负荷可以使吸气肌力量和耐力增加,强化携氧能力,最终从根本上改善呼吸功能。目前文献公认的吸气肌训练方法主要有以下四种:非线性阻力呼吸器、阈值压力负荷训练器、限速阈压力负荷吸气肌训练仪和靶流量阻力装置。

5. 其他呼吸训练方式　除上述方法以外,还可进行缩唇呼吸和呼吸肌肌力训练。缩唇呼吸是指患者呼气时缩小嘴唇,将气体由口部小孔中呼出的方法,类似吹笛子时的呼吸方式,故又称吹笛式呼吸。缩唇呼吸练习可以降低呼气速率,增加潮气量及增强运动耐力。患者处于舒适放松的体位,治疗师指导患者缓慢地深吸气,然后让患者轻松地做出吹笛姿势呼气。训练时应避免用力呼气,因吹笛姿势下用力呼气会增加气道的乱流,以致细支气管功能进一步受限。呼吸肌训练中特别强调吸气肌的训练,通过增强吸气肌肌力来减少吸气肌疲劳,从而缓解呼吸困难。严重烧伤患者由于长期制动及胸廓活动受限、辅助呼吸肌过度代偿,可能导致呼吸肌无力、萎缩或无效率,特别是横膈及肋间外肌。横膈肌力训练可在腹式呼吸基础上进行治疗师徒手或沙袋加压。其余和呼吸肌训练则可以使用为吸气阻力训练特别设计的呼吸阻力仪器进行。

（二）循环系统

急性期心功能不全康复治疗的主要措施应以提高运动耐量,改善生活质量,防止心肌进一步损害,降低死亡率为目标,包括早期的体位改变,如翻身床翻身,抬高床头,被动坐立位等;在不影响创面愈合或烧伤创面已基本愈合的情况下,创造条件尽早离床活动,并进行心脏功能的运动试验,运动负荷量从低强度开始,以心率≤120次/min或年龄标准化预期最大心率的60%~70%为运动终点。

烧伤后深静脉血栓形成重点在于预防。深静脉穿刺置管部位,应优先选择上腔静脉(颈内静脉、锁骨下静脉)和避免经过烧伤创面穿刺,避免同一部位反复穿刺和长期留置深静脉导管。急性期的物理治疗和主动运动等康复治疗,如经常改变患者体位、被动肢体抬高和运动、肢体气压治疗、鼓励患者主动的肢体活动和肌肉收缩运动等措施,可有效加速静脉血流速度,减少深静脉血栓形成机会。此外,各种加速创面愈合的治疗措施可缩短卧床时间,让患者尽早离床下地行走,均可有效预防深静脉血栓形成。对于大面积烧伤患者,卧床治疗期间是否需要常规使用抗凝血药物如低分子肝素等,目前国内专家尚未达成统一共识。

（三）消化系统

1. 胃肠道功能紊乱 表现为消化吸收功能下降，易出现纳差、腹胀、腹泻、便秘等症状，这些症状可单独存在或交替发生，若无法得到及时纠正，远期可导致体重下降、营养不良、免疫力低下等后果。在消化系统功能下降时，除常规予以易消化吸收的低脂低蛋白饮食、应用外源性胰岛素外，特殊营养物质的肠内营养常可发挥重要作用。特殊营养物质是指具有抗炎、调控免疫作用以及可维持细胞结构和功能正常的营养物质，其中首推谷氨酰胺。此外，胃肠道功能可因情绪的波动而发生改变，严重烧伤患者心理负担普遍较重，情绪低落，食欲不振，而长期卧床、行动不便、疼痛困扰又加重了患者的抑郁症状，需要予以必要的心理疏导或精神药物治疗。

还可应用中医通里攻下、活血化瘀、清热解毒、调理脾胃等治疗原则辨证施治。许多中药成分含皂苷类、脂肪酸、维生素、酶类，具有调节中枢神经系统功能、增强机体抗病能力的作用。

2. 消化道应激性溃疡 消化道应激性溃疡是严重烧伤、感染、多器官功能衰竭等严重应激反应情况下发生的急性胃黏膜病变，表现为急性胃肠道黏膜糜烂、炎症和溃疡，严重时可出现消化道出血，甚至穿孔。严重烧伤后并发应激性溃疡，多与烧伤休克期度过不平稳，创面感染严重及无早期肠内营养支持等因素有关。早期多表现为一般的消化道功能紊乱症状，常因烧伤病情重而被掩盖，而当出现呕血、黑便等典型的上消化道出血症状，或出血腹胀、腹痛等症状时，多为溃疡已并发出血或穿孔。溃疡反复不愈合还可侵犯黏膜下组织，导致黏膜下组织中的血管破裂而出现大出血。

烧伤休克早期有效的液体复苏，纠正胃肠道组织的"隐匿性休克"；早期开始肠内营养或早期进食，改善胃肠道黏膜细胞代谢障碍，防治黏膜萎缩，促进胃肠蠕动，保护黏膜屏障；早期给予 H_2 受体拮抗药或质子泵抑制药以抑制胃酸分泌的抗酸治疗，使用硫糖铝等胃肠黏膜保护药；积极处理烧伤创面，减少感染机会等治疗措施，可有效降低消化道应激性溃疡的发生率。烧伤后应激性溃疡引起的胃肠道黏膜出血，多数经过内科保守治疗并及时有效的处理创面之后，出血可以得到有效控制。内科治疗主要包括使用止血药物及制酸剂，成分输血或输全血纠正休克并补充凝血因子。经内科治疗仍持续出血，或者大出血合并消化道穿孔者，应该积极外科手术治疗。

3. 肠系膜上动脉综合征 肠系膜上动脉综合征（superior mesenteric artery syndrome, SMAS）是指肠系膜上动脉或其分支压迫十二指肠水平部而引起的综合征，表现为非特异性腹痛、腹胀、呕吐等，特征性表现为腹胀时可见胃型，呕吐后腹胀缓解，呕吐物含有胆汁，俯卧位可有效缓解腹胀和呕吐等。严重烧伤后并发肠系膜上动脉综合征，主要是由于烧伤创面长期暴露，机体处于超高分解代谢而又缺乏有效的营养治疗致机体极度消瘦所致。随着近年来积极治疗烧伤创面和营养支持理念的更新和方法进步，该并发症已较少发生，其发病率已不足 1%。烧伤后 SMAS 的发病机制主要是因为营养不良、脂肪消耗所致。因此，积极处理烧伤创面，早期改善机体超高代谢状态和积极的营养支持治疗为主要预防手段。一旦发生，一般采取非手术治疗，给予胃肠减压、更换体位、营养治疗、创面处理等手段。通过留置鼻胃管，引流出胃内潴留消化液，缓解呕吐症状；患者病情稳定时，可使用翻身床治疗，延长患者处于俯卧位时间，减轻肠系膜上动脉对肠道的压迫。营养支持治疗可通过肠内营养联合肠外营养实施，肠内营养可通过鼻空肠置管，应用短肽类营养素，便于小肠直接吸收。对于症状重、病程长、已出现严重水电解质紊乱的患者,十二指肠中重度扩张,上述非手术治疗无效时,应积极手术治疗。

4. 肝功能不全　肝功能不全是严重烧伤后常见的并发症,可单独发生,也可成为多器官功能障碍综合征(MODS)的组成部分,其发生原因主要包括烧伤早期的缺血缺氧性损伤;创面感染修复阶段大量的细菌毒素吸收;黄磷、苯等化学物质烧伤时,化学物质对肝脏的直接损害;深度烧伤时肌肉组织坏死,大量需要肝脏代谢的药物使用等,均可导致不同程度的肝损害。由于肝细胞再生、修复能力很强,早期的肝功能不全多可以逆转,一旦发展至肝功能衰竭,往往可引起或加重 MODS,病死率极高。烧伤早期给予积极的液体复苏,早期肠内营养和胃肠黏膜保护以防止肠道菌群移位,早期积极手术处理烧伤创面减少创面暴露和感染,尽可能避免使用肝脏毒性药物,动态监测血清转氨酶及直接胆红素等,有助于预防或早期发现肝功能不全的发生。

5. 食管烧伤后瘢痕狭窄　食管烧伤以儿童居多,主要是自己误食或者在成人误给腐蚀剂吞食后发生。而成人病例常因企图自杀而吞服腐蚀剂,导致食管瘢痕性愈合并形成狭窄。食管狭窄患者常出现不同程度的吞咽困难、脱水、营养不良等症状,临床上不难诊断,更重要的是需准确判断狭窄严重程度。临床上广泛应用无创性超声内镜技术对狭窄处食管肌层的损伤程度及累及周径进行诊断,以判断预后及指导治疗。药物治疗主要用于烧伤早期预防和减轻食管瘢痕狭窄,包括糖皮质激素、硫糖铝、常山酮、异烟肼、干扰素等。而在食管瘢痕狭窄形成后早期,可尝试应用食管扩张术治疗,包括应用硬质扩张器、球囊扩张器及循环扩张法。临床上还有在内镜下采用激光、微波、高频电刀进行食管瘢痕狭窄的治疗。对于药物和无创、微创操作治疗无效的患者,则需采用手术治疗。

（四）泌尿系统

1. 急性肾衰竭　烧伤后急性肾衰竭(acute renal failure, ARF)是指严重烧伤所引起的肾功能在短时间内急剧下降而出现的临床综合征。烧伤后 ARF 的发病机制主要与肾脏灌注不足、肾毒性物质损害及全身感染等因素有关。肾脏是机体血流最大的器官,可占全身血流量的一半。大面积烧伤休克期,由于有效循环血流的急剧减少,肾血流量相应急剧下降,同时神经 - 内分泌调节机制发挥作用,使全身血流量重新分布以保证重要脏器血供,尤其是肾小球动脉收缩,导致肾血流量进一步减少。肾脏微血管通透性增高,肾间质水肿,组织间压力增加进一步减少肾脏灌注。烧伤后红细胞的破坏,大面积深度烧伤、电击伤、严重热压伤或烧伤后肢体环形焦痂未及时切开减压或减压不彻底而造成的挤压综合征,大量横纹肌的坏死产生大量的血红蛋白和肌红蛋白,造成血 - 肌红蛋白在肾小管形成管型,不仅阻塞肾小管,还使肾小管上皮细胞对其摄取增多,造成肾小管的直接损害。治疗过程中,长期使用具有肾毒性的药物,如氨基糖苷类抗生素、两性霉素 B 等,特殊化学物质如黄磷、苯烧伤也可造成对肾脏的直接损害。烧伤后的全身严重感染可造成感染性休克,也可造成肾脏缺血缺氧损伤。

预防烧伤后 ARF 的发生,重点在于休克期有效的液体复苏、抗感染治疗和积极的烧伤创面专科处理。一旦发生 ARF,应立即进行血液透析治疗。由于肾脏组织代偿和修复能力相对较强,肾功能恢复后较少遗留肾实质的病理性损害。但笔者单位近年收治 3 例烧伤后并发 ARF,经积极创面处理和长时间血液透析(32~50 天)治疗后,住院期间创面愈合、肾功能恢复,但转院至康复医院康复治疗数月后再次出现肾功能异常的临床症状,经肾内科诊断为肾病综合征微小病变性肾小球病,分析其原因可能与烧伤后机体长期、持续存在的炎症反应以及大量分解代谢产物在肾脏堆积有关。此类患者可出现全身或局部不同程度的凹陷性浮肿，开始多见于踝部，渐及全身，严重者可出现胸、腹腔积液或心包积液，更有甚者可出现大量蛋白尿继而并发急性肾功能衰竭。实验室检查提示有大量蛋白尿、低蛋白血症、高脂血症以及血 IgG 和补体水平下降。治疗方面，糖皮质激素和细胞毒性药是治疗的主要药物，还可选用环磷酰胺、氮芥等协同激素治疗。此外，还应限制水、盐摄入，适当选用利尿剂达到利尿消肿作用，降血脂治疗可减轻肾小球病变损害。

2. 泌尿系统感染　病因多与会阴部严重烧伤或长期、反复留置尿管而导致尿路逆行性感染有关，或继发于全身性血行播散性感染，以女性多见。患者常表现为间歇性无症状性细菌尿，或尿频、排尿不适、夜尿等尿路刺激症状，部分患者可伴有间歇性低热、腰部不适，有慢性肾小管间质损害者还可出现高钾血症和酸中毒。实验室检查常可见尿培养有真性菌尿、轻度尿蛋白。影像学检查或可发现局灶、粗糙皮质瘢痕，肾盂变形，出现扩大、积水等。治疗上需采用长疗程低剂量抑菌治疗，若出现急性发作症状，则按急性感染治疗原则处理；若出现尿路梗阻，则可实施外科手术纠正可逆性梗阻，术后仍需完全控制尿路感染。

3. 泌尿系结石　烧伤并发尿路结石的发生原因尚不十分清楚，可能与烧伤后长期卧床不活动、尿路感染、尿潴留以及烧伤后钙、磷代谢障碍，维生素 A 缺乏有关。常表现为尿路刺激征以及不同程度血尿，结石嵌顿时可出现急腹症，若患侧结石长期嵌顿可致患侧肾积水而影响肾功能，严重者可出现肾衰，并伴随相应症状。结合 X 线片以及 B 超可较易诊断。治疗上可根据结石大小、数量、位置以及是否存在尿路感染而采用保守治疗或手术治疗，治疗原则同非烧伤患者。

（五）营养支持

烧伤后由于应激及感染等的影响导致以机体总体代谢率升高，瘦体组织分解代谢增加，脂肪分解加速，高血糖及胰岛素抵抗为特征的广泛而复杂的营养代谢紊乱。这种高代谢反应从伤后 5 天开始，在严重烧伤病人甚至可持续到伤后 24 个月。导致瘦体重（lean body mass，LBM）与骨密度丢失，肌肉消耗、无力以及免疫功能下降、创面愈合缓慢，从而严重影响烧伤患者的救治成功率和康复质量。合理的营养支持和代谢调理有利于降低代谢消耗，为保护脏器功能，增强免疫功能，防止感染，提高手术成功率，促进创面愈合并提高康复质量。

1. 烧伤患者的营养补充应以胃肠道营养为主，周围静脉营养为辅，必要时选用中心静脉营养。

2. 以第三军医大学烧伤热量供应公式 kcal/d=1 000 × 体表面积（m^2）+25 × 烧伤面积（%）或 Curreri（柯雷里）公式（kcal/d）=25 × 体重（kg）+40 × 烧伤面积（%）估算成人烧伤总热量，必要时可使用代谢车测定调整。

3. 三大营养素占总热量的比例约为蛋白 15%~20%、糖 50%~65%、脂肪 20%~30%。非蛋白热卡∶氮（g）一般为 150∶1，小儿为 200∶1，严重成人烧伤可达 100∶1。在供应氨基酸时，除 8 种必需氨基酸，其中支链氨基酸（缬氨酸、亮氨酸、异亮氨酸）以及精氨酸、谷氨酰胺等应予特别注意。供应脂肪时应注意减少亚油酸代谢所致的炎性介质产物。输注葡萄糖速度一般不宜超过 5mg/（kg·min）。

4. 休克度过平稳，胃肠情况较佳者，尽可能给予早期肠道营养，可维护肠黏膜质量，降低分解代谢，预防肠源性感染。

（谭江琳　罗高兴）

参 考 文 献

1. Otawara M, Roushan M, Wang X, et al. Microfluidic Assay Measures Increased Neutrophil Extracellular Traps Circulating in Blood after Burn Injuries[J]. Sci Rep, 2018, 8(1): 16983.

2. Kimmel LA, Wilson S, Walker RG, et al. Acute Kidney Injury: It's not just the 'big' burns[J]. Injury, 2018, 49(2): 213-218.

3. Rakkolainen I, Lindbohm JV, Vuola J. Factors associated with acute kidney injury in the Helsinki Burn Centre in 2006-2015[J]. Scandinavian journal of trauma resuscitation and emergency medicine, 2018, 26(1): 105.

4. Clark AT, Li X, Kulangara R, et al. Acute Kidney Injury After Burn: A Cohort Study From the Parkland Burn Intensive Care Unit[J]. Journal of burn care & research, 2019, 40(1): 72-78.

5. Talizin TB, Tsuda MS, Tanita MT, et al. Acute kidney injury and intra-abdominal hypertension in burn patients in intensive care[J]. Revista Brasileira de terapia intensiva, 2018, 30(1): 15-20.

6. Gong Y, Long X, Xu H, et al. The changes and prognostic value of liver function in young adults with severe burn: A retrospective observational study[J]. Medicine, 2018, 97(51): e13721.

7. Cambiaso-Daniel J, Rivas E, Carson JS, et al. Cardiorespiratory Capacity and Strength Remain Attenuated in Children with Severe Burn Injuries at Over 3 Years Postburn[J]. The Journal of pediatrics, 2018, 192: 152-158.

8. 戴尔·埃德加. 烧伤康复指南[M]. 吴军, 译. 北京: 科学出版社, 2018.

9. 吴军, 唐丹, 李曾慧平. 烧伤康复治疗学[M]. 北京: 人民卫生出版社, 2015.

10. Hu HC, Chang CH, Hsu HH, et al. Inhalation injury caused by cornstarch dust explosion in intubated patients-A single center experience[J]. Burns, 2018, 44(1): 134-139.

11. Jagnoor J, Lukaszyk C, Fraser S, et al. Rehabilitation practices for burn survivors in low and middle income countries: A literature review[J]. Burns, 2018, 44(5): 1052-1064.

12. Kornhaber R, Rickard G, McLean L, et al. Burn care and rehabilitation in Australia: health professionals' perspectives[J]. Disabil Rehabil, 2019, 41(6): 714-719.

13. Bores JM, Murton AJ, Glover SQ, et al. Use of Isokinetic Dynamometry to Assess Muscle Function in Burned Patients is a Reliable Tool to Assist Progressive Resistance Exercise Prescription[J]. Journal of burn care & research, 2019, 44(3): 546-550.

14. Soltani M, Drever SA, Hoffman HG, et al. Virtual reality analgesia for burn joint flexibility: A randomized controlled trial[J]. Rehabilitation psychology, 2018, 63(4): 487-494.

15. Cambiaso-Daniel J, Parry I, Rivas E, et al. Strength and Cardiorespiratory Exercise Rehabilitation for Severely Burned Patients During Intensive Care Units: A Survey of Practice. Journal of burn care & research, 2018, 39(6): 897-901.

第七章 烧伤后康复评定指南

第一节 烧伤后的康复问题

烧伤后的康复问题从受伤起就开始出现,有一些康复问题在病程不同阶段除既有共性外也表现不同,烧伤的康复问题因人而异,与烧伤的程度密切相关,有一些康复问题会存在比较长时间,比如:疼痛、心理、瘢痕问题。下面根据烧伤病程的特点就烧伤急性期(体液渗出期;急性感染期)、创面修复期、烧伤康复期三个阶段的康复问题作论述。因疼痛、心理问题在三个阶段表现有共性,而烧伤后的体位摆放一直都很重要,故将在三个阶段都会出现的这三种情况放在烧伤急性期的康复问题进行论述。

一、烧伤急性期的康复问题

(一)疼痛问题

1. 概述　烧伤后疼痛,是由于烧伤造成皮肤、黏膜甚至深部组织的结构与完整性受损,皮肤的神经末梢损伤、暴露或受到刺激,以及在烧伤病程中各种诊疗性操作,给患者带来的各种不愉快感觉与体验。

2. 指南　对于烧伤疼痛临床上可以接受的疼痛程度及如何减少疼痛在文献中有持续的讨论。除了对伤害、经验、信念和记忆可能增加情感困扰,操作性焦虑和预期的担心都会增加大脑皮质层承受的疼痛量。疼痛评估对烧伤疼痛的有效治疗起着重要的作用,关于烧伤疼痛评估及治疗(详细内容见指南的相关章节)。

3. 机制　皮肤完整性受损使皮肤神经末梢暴露,受损暴露的神经受空气和周围环境中各种因素刺激,以及本身具有的异位电流等,产生疼痛。此外,烧伤后继发的创面肿胀、局部组织张力增高等刺激或压迫皮肤神经;烧伤创面局部或周围血管收缩、血液淤滞或微血栓形成导致的局部缺氧、酸性环境等因素也是导致烧伤后急性疼痛的原因。

(二)心理问题

1. 概述　虽然烧伤患者心理问题在康复各阶段有差异,伤者的心理反应存在一些基本、共同的特点和行为表现;其心理症状也可呈现从轻度(如恐惧、悲伤、担忧、缺乏自信等)到严重(如抑郁、焦虑、谵妄、创伤后应激障碍等)。烧伤患者心理问题与烧伤前个性特征和心理素质、烧伤程度、烧伤者的社会支持等因素密切相关。烧伤患者后期的注意力多集中于瘢痕对个人容貌的影响以及烧伤对肢体功能、生活能力和工作、社交能力的影响。

2. 指南　由于存在不同程度的躯体和精神创伤,患者自尊心、自信心都会受到一定的损害,常会对生活丧失信心,有很强的依赖心理,无法坚持日常生活和工作。同时,因烧伤治疗较大的花费会使部分病人担心家庭的经济困难,有时会表现为焦虑和自责。

3. 机制　烧伤者伤后早期乃至康复全程均可出现多种创伤后应激症状,如噩梦、闪回、回避等。急性应激障碍(acute stress disorder, ASD),是伤后 1 个月内伤者可能出现的心理病症之一。ASD 为一过性障碍,作为对严重躯体或精神应激的反应发生于无其他明显精神障碍的个体,常在几小时或几天内消退。如果症状存在时间超过 4 周,考虑诊断为创伤后应激障碍(post-traumatic stress disorder, PTSD)。PTSD 指当事人对亲身经历或目击的导致或可能导致自己或他人死亡或严重躯体伤害的意外事件或严重创伤的强烈反应,是一种延迟或延长的焦虑性反应,它以反复发生闯入性的创伤性体验重现(病理性重现)、梦境、持续的警觉性增高、回避、对创伤性经历的选择性遗忘及对未来失去信心为主要症状表现。

(三)体位摆放问题

1. 概述　严重烧伤病人急性期,由于病情危重、创面的疼痛、深度创面焦痂的限制等因素,限制了身体的活动而被动制动。短期制动可导致血液循环功能减弱;长期制动可导致心血管功能衰退,深静脉血栓形成的机会增加;肺通气/血流比例失调;肺通气效率降低;坠积性肺炎发生率增加。制动还使背侧创面受压,增加创面感染并发脓毒症甚至多器官功能障碍综合征(multiple organ dysfunction syndrome, MODS)的危险。

2. 指南　对于大面积烧伤病人,要给予被动抬高、活动肢体,特别是悬浮床治疗的病人,要鼓励病人床上练习抬腿、伸手、握拳等运动。对于颈部、手、腋窝等部位烧伤,要配合采用支具,摆放功能体位,以减少创面挛缩。预防和减轻关节畸形和挛缩的发生;维持和改善关节活动度;改善机体素质,包括心肺功能、血管张力、肌肉力量、耐力和平衡能力;减少并发症,如压疮、深静脉血栓、肺部感染等;提高后期康复治疗的依从性,从整体提高治疗效果。

3. 机制　创面愈合过程最舒适的体位是胎儿在母体子宫内的体位,此体位可减轻创面愈合过程中的痛苦,但这也是一种导致关节挛缩和脱位的错误体位。大面积烧伤患者卧床时间长,如不注意体位摆放,关节经常处于非功能位,以致创面尚未痊愈即出现了功能异常,造成难以纠正的畸形。

二、创面修复期康复问题

(一)概述

创面修复期在伤后不久即开始,其后紧临康复期,时间跨度较大,对烧伤患者的预后至关重要。烧伤患者本身的伤情即受损组织程度、全身状况等差异悬殊,而不同的伤情应施予不同的康复治疗方案。封闭、消灭创面是创面治疗的最基本要求,但患处的功能更与患者今后的生活息息相关,创面修复期患处功能及外形恢复才是治疗的终极目标。

(二)指南

对烧伤康复影响最大的就是深度烧伤创面,而瘢痕增生又是深度创面愈合过程中的一个环节,为阻止或减轻这种病理过程的转化,手术是最有效的手段。对部分皮源不受限制的深度烧伤,创面处理早期即前移实施以往传统方法在后期进行的整形修复手术,可获得理想的外貌与功能修复。将美容整形外科技术用于烧伤创面处理、及早封闭创面,是防止瘢痕增生、取得最佳康复效果的最重要手段。

(三)机制

美容修复是指在创面修复过程中,充分应用美学理论与整形美容外科技术,达到在创面修复的同时,获得良好的功能恢复,并使外形尽可能符合美学要求。功能部位深度烧伤创面的美容修复是在恢复受损组织完整性与生理功能的基础上,达到无或少瘢痕增生和色素沉着,使修复部位外形逼真,符合美学要求。烧伤属开放性损伤,按照外科学基本原则,在患者病情允许的情况下,必须尽早借助切痂或削痂等手段彻底清除坏死组织,然后根据创面的深浅、大小、部位,分别选择大张自体皮(中厚乃至全厚)移植或皮瓣、肌皮瓣转移等方法修复创面。合理进行创面修复为患者功能的康复打下良好的基础。

三、烧伤康复期的问题

（一）概述

烧伤后由于组织器官的损害、长期制动带来的不利影响、并发症的出现、心理状态的改变等，常会带来一系列的烧伤恢复过程中的康复问题。如不及时处理问题或处理不得当，将会造成新的或更严重的功能障碍。

（二）心、肺等内脏器官功能障碍的恢复

1. 概述　有一些急性期出现过内脏器官损害并发症的严重烧伤患者，内脏器官功能恢复需要一个相对较长时间，比如烧伤后的呼吸系统、肝功能损害等。

2. 指南　大面积烧伤常合并吸入性损伤，吸入性损伤会导致患者呼吸道黏膜的损伤，吸入性损伤一旦导致呼吸功能障碍，一定会影响烧伤创面的修复，包括烧伤手术时机、手术效果等，最终延长创面愈合的时间和影响创面愈合的质量。烧伤后常见的呼吸系统功能障碍要加强呼吸训练，通过改善换气，增加咳嗽机制的效率，改善呼吸肌肌力，保持或改善胸廓的活动范围，教育患者处理呼吸问题，从而增强患者的整体功能，预防或减少呼吸系统并发症。必要时需要增强心肌收缩力，增加心排出量以及改善心肌能量与代谢的药物应用。其他有损害内脏器官在康复期需要对其进行详细检查评估后针对性进行康复。

3. 机制　烧伤常见的并发症主要有脑水肿、肺水肿、心功能不全、肾功能衰竭和消化道出血，在纠正全身情况的同时，应针对性采取一些措施保护改善重要脏器功能。

（三）瘢痕挛缩引起的功能障碍

1. 概述　人们很早就关注到烧伤后会发生挛缩的现象，但对于具体的发生率及严重程度却没有确切的认识。Dobbs 和 Curreri 回顾性的调查了 681 例烧伤患者，发现 28% 的患者出现了关节的挛缩，手、肘、肩是最多被累及的部位，烧伤面积和深度与挛缩的发生密切相关。Kraemer 报道约有 3.7% 的烧伤患者进行了挛缩松解的手术，手和腋窝是最易累及的部位，烧伤面积与挛缩关节的数量密切相关。Kowalske 报道了 1 749 例符合美国烧伤协会严重烧伤（major burn injury）诊断标准的患者，在出院时挛缩的发生比例高达 42%，肩、肘、手是最常累及的部位。2008 年在 *Journal of Burn Care and Research* 发表的 *Burn Rehabilitation and Research: Proceedings of a Consensus Summit* 中给出了烧伤瘢痕挛缩的定义：烧伤后挛缩是因缺乏延展性且长度不足的病理性瘢痕取代正常皮肤所导致的相关关节或解剖结构的活动度下降或线性改变，挛缩可以影响皮肤的皱褶、皮肤的连接、边界从而导致继发的邻近正常结构的变形，烧伤瘢痕挛缩一般根据所导致的运动障碍、组织偏移以及功能畸形的情况来描述。

挛缩将严重影响关节活动，导致关节运动功能下降，并有可能造成关节结构与功能的永久性损害。患者的日常生活也因此受到不同程度的影响，如下肢关节的挛缩将影响病人的转移、蹲坐与行走，上肢的挛缩也将影响到吃饭、洗漱、穿衣、洗澡等日常活动，对一些需要精细操作与协调性工作的影响更为显著。

2. 指南　挛缩发生的高危因素包括：住院时间长、烧伤程度重、接受皮肤移植手术。挛缩严重程度与手术面积、截肢、吸入性损伤有较高的相关性。研究呼吁在烧伤患者急性期应更加重视体位摆放及深入的康复治疗介入以减少挛缩严重程度。

3. 机制　深度创面的愈合必将伴随成纤维细胞的增生与胶原纤维的沉积以填补组织的缺损、增加损伤部位的组织强度，而肌成纤维细胞收缩牵拉创缘会使创面缩小，这是创面

愈合的机制,但同时也导致了挛缩的出现。

深Ⅱ以上烧伤的创面必须通过肉芽组织或手术植皮的形式修复。肉芽组织存在丰富的成纤维细胞和细胞外基质成分,胶原纤维增生,排列紊乱,产生大量瘢痕,导致皮肤延展性下降。同时,瘢痕下的肌肉粘连会使肌肉活动力量下降,肌肉收缩及肌腱滑行受限,进一步导致肢体功能受限。此外,当全层皮肤损伤时,创伤愈合过程中的伤口收缩,进一步导致瘢痕周围皮肤张力增高,关节活动受限。

严重烧伤的病人由于创面需要植皮,植皮部位及其远、近端关节不可避免地要进行制动,而长期维持舒适体位或制动时间过长,均会出现关节内外纤维组织的挛缩或瘢痕粘连,进一步加重肢体活动障碍。制动或关节肌肉反复损伤后出现的异位骨化,也会导致关节活动受限。

儿童患者关节及关节周围烧伤瘢痕可导致骺板部分或全部提早闭合、骨生长障碍或畸形生长,造成关节活动障碍。

(四)肌肉萎缩和肌力下降

1. 概述 因制动造成的肌肉萎缩以及肌力、耐力、平衡能力和协调能力下降,因瘢痕限制、挛缩或制动后肌腱、肌肉等软组织挛缩造成的关节僵硬、畸形。

2. 指南 烧伤后一个月左右,肌成纤维细胞数稳定增加并逐步活跃,高峰期出现在烧伤后 4~6 个月。在伤口挛缩和后续皮肤挛缩的共同影响下,如果没有挛缩力相应的对抗措施,将会导致皮肤和相关皮下组织缩短,从而导致较受伤前功能水平的严重下降。

除了伤口愈合还有很多因素会增加烧伤后挛缩的发展,包括但并不局限于:①关节制动持续的时间;②对抗皮肤挛缩作用的肌肉功能失调和肌力下降;③其他软组织和骨骼病变。挛缩最终会使得患者出现明显的功能缺失,例如上肢挛缩可能影响患者独立进食和穿衣,而下肢挛缩可能很会影响患者独立活动和步行能力。

挛缩发展的另外问题,所以涉及大面积的烧伤会表现出对损伤的高代谢的反应。这种高代谢反应导致肌蛋白的分解增加,从而使得肌肉量下降,最终导致肌肉无力,肌肉量减少和功能丧失。

3. 机制 深度烧伤出现周围神经损伤,导致所支配的肌肉失去神经营养作用,引起神经源性肌萎缩。长期的制动,肌肉缺少锻炼或锻炼不够时也会造成肌力的改变。烧伤后的瘢痕造成肌肉组织的粘连等因素会导致肌力的下降,这种烧伤患者的肌萎缩多为失用性肌萎缩。烧伤导致的失用性肌萎缩恢复期康复的效果好于神经源性肌萎缩。

(五)深度烧伤后瘢痕影响外观

1. 概述 深度烧伤愈合后出现瘢痕增生,增生瘢痕组织从生长到成熟这一阶段要延续到伤后数月甚至几年,并遗留终身的印迹。瘢痕将严重影响患者外观,继而引起患者不同程度的心理问题。

2. 指南 瘢痕是各种皮肤损伤所引起的正常皮肤组织外观形态和组织病理学改变的统称,是人体创伤修复过程中必然的产物。伤口愈合过程中,各种原因导致的胶原的合成代谢与降解代谢之间的平衡被破坏即可形成病理性瘢痕。瘢痕从外观和机体功能方面均可给患者带来心理和生理上的痛苦,严重者甚至影响患者自信心,使其产生自卑心理。因此,无论在烧创伤科、整形科还是皮肤科,瘢痕都是临床上高度关注的焦点。

3. 机制 瘢痕形成机制虽未完全清楚,但相关认知探索在微观和宏观两方面均得以不断深化。微观方面不仅涉及细胞(成纤维细胞、肌成纤维细胞、肥大细胞、中性粒细胞等)、细胞因子(转化生长因子-β、肿瘤坏死因子-α、血管内皮生长因子等)、细胞外基质(胶原的代谢与排列失常、糖胺聚糖的改变等)等成分的相互作用,组织空间结构(修复细胞间形成的空间调控网络等)的三维层面也可能参与瘢痕形成的全过程。而宏观方面的因素对瘢痕的形成也有着极大影响,包括患者个体的人口学特征(种族、性别、年龄等),以及外在因素(伤情、手术切口等治疗因素)等。多维度、多层面的复杂因素造成了瘢痕形成的复杂性、多元性。深度烧伤(深Ⅱ度、Ⅲ度)后创面形成大量肉芽组织,其中包括丰富的毛细血管、成纤维细胞、胶原和弹性蛋白等,随着病程发展,肉芽组织内毛细血管网消退,Ⅰ型胶原含量显著增加,胶原纤维交联增加,上皮细胞等分泌胶原酶降解多余的胶原纤维,逐渐形成瘢痕组织。瘢痕组织从生长到成熟这一阶段要延续到伤后数月甚至几年。

(六)日常生活活动和职业能力障碍

1. 概述　较大面积或深度烧伤可严重影响患者肢体功能,出现关节活动障碍、肌力下降,并伴有心肺功能下降和心理障碍,导致患者的日常生活活动能力和职业能力障碍。

2. 指南　即使早期治疗及时、适当,由于创面及皮源的因素,大面积深度烧伤仍不可避免造成瘢痕增生及躯体功能障碍。

眼睑部严重的瘢痕可引起眼睑外翻,造成双眼不能闭合,泪管堵塞与移位,导致流泪,严重会影响视力。耳鼻道有时会因瘢痕堵塞造成鼻孔通气不适或听力下降。口周瘢痕增生会造成小口畸形,病人张口困难,进食费力。

颈部的瘢痕可引起颈部俯仰、旋转运动受限,语言、咀嚼功能受影响,甚至下唇、下颌部、面部皮肤、鼻翼、下睑等都被牵拉造成畸形外翻,更严重的病侧中、下唇,颈部与胸部粘连影响呼吸,病人甚至不能平卧。

肩关节及肘关节的瘢痕造成患者上肢外展、内收、抬肩障碍,病人生活不能自理。

手部瘢痕轻者,表现为握拳不紧、指蹼畸形;重度可表现为不同程度手指僵硬与畸形,如"爪形手",更严重甚至完全丧失手的外形。

下肢有较严重的瘢痕挛缩畸形时,病人不能站立与行走,臀部有广泛性瘢痕时,髋关节前屈受限制,无法下蹲,腹股沟瘢痕较严重时,髋关节屈曲不能伸直或站立时躯干前倾;腘部瘢痕挛缩,小腿不能伸直,踝关节周围瘢痕严重会引起踝关节的内翻或外翻趾屈等造成行走困难。足底瘢痕严重时影响负重,病人无法正常站立与行走;会阴部瘢痕会影响双腿外展,肛周瘢痕影响排便。

3. 机制　因瘢痕限制、挛缩或制动后肌腱、肌肉等软组织挛缩造成的关节僵硬、畸形。

(七)瘢痕瘙痒

1. 概述　德国医生 Samuel Hafenreffer 于 350 年前提出瘙痒(pruritus)是多种皮肤病和系统性疾病的自觉症状,是一种令人感觉不甚舒适,进而引发搔抓意愿和搔抓反射的感觉。对于烧伤后瘙痒目前还没有一个公认的准确定义,一般来讲指的是对烧伤愈合形成的瘢痕持续存在的一种搔抓意愿。瘙痒,类似于疼痛,是一种复杂的主观感觉,是不可以客观检测量化的。

2. 指南　大多数瘢痕尤其增生性瘢痕会出现瘙痒,病人表现为瘢痕持续瘙痒难忍,有时夜间加重,将持续数月或更长时间,随着瘢痕的成熟变软、重塑完成,瘙痒减轻或消失。

3. 机制　烧伤后瘙痒的病理生理学曾被广泛地认为是周围源性的,组胺的释放作用于初级神经传入纤维是瘙痒刺激的首要因素。但是烧伤愈合后瘙痒产生的精确机制尚不清楚,依然被认为是组胺介导的复杂反应,目前尚缺乏足够的理论认识以至于形成确定的结论。也许,内啡肽、缓激肽以及其他一些血浆酶类物质也可以不依赖组织胺的途径引起瘙痒的产生。研究发现,组织胺、白介素(白介素-2,白介素-6,白介素-31)以及蛋白酶活化受体和神经生长因子等都是瘙痒形成的局部介质。在烧伤创面愈合过程中,引起瘙痒的组织胺被释放导致胶原的过度产生与沉积,这一点在肥厚性瘢痕的产生中胶原的过度形成与沉积从而导致瘙痒感的产生得到充分的体现。

(八)色素异常

1. 概述　烧伤,特别是较大面积烧伤后皮肤色素的改变是烧伤治疗中不可忽视的问题。随着患者生活水平的提高,对烧伤治疗的要求不仅仅是挽救生命和治愈创面,对愈合质量及后续容貌恢复的要求也日益增高。因此,烧伤后皮肤瘢痕色素异常的治疗也是烧伤康复的内容之一。无论何种原因的烧伤,只要留下色素异常均需要康复期的处理。如果色素异常程度轻或位置隐蔽,对病人心理的及美观上的影响较轻。如色素异常程度重或处在身体暴露部位将会成为困扰病人的一个问题。

2. 指南　皮肤损伤愈合后瘢痕色素异常仍是一个尚未解决的问题。色素形成过程十分复杂,并受到许多内在及外在因素的影响,而且皮肤瘢痕的色素再形成方式也是难以预测的。外伤后黑色素形成破坏导致瘢痕中色素形成异常,不仅破坏外貌,还可使患者心理异常,造成群居障碍、孤独感及精神抑郁。而且,在生活中每个人都有皮肤损伤从而导致色素异常的危险。

3. 机制　烧伤导致色素异常以色素沉着多,少数患者色素脱失,有的患者兼而有之。一般认为,烧伤后皮肤血液循环不良、局部炎症刺激、理化因素导致局部代谢紊乱等有关。烧伤后皮肤微循环异常也可能是色素沉着的因素。色素脱失则是由于黑色素细胞受损或丧失,导致类似白癜风样的皮肤色素脱失。

(九)残余创面

1. 概述　烧伤/创伤的后续治疗中,经常会遇到一些残留的小创面,临床上习惯用"残余创面"表述。然而,这一术语至今没有明确定义。一般认为,所谓"残余创面"是指通过初步治疗后存留的散在分布、直径不超过5cm、总面积小于5%~10%;或者创面愈合后因活动不当、瘢痕皮肤破溃、微生物感染等因素而重新出现的创面。

2. 指南　对于烧伤患者来说,只要有创面存在就认为自己的烧伤治疗未彻底,成为困扰患者的一大因素,即使一个很小的创面也会引起病人的担心。创面存在直接影响到烧伤病人康复治疗能否顺利开展。

3. 机制　烧创伤后残余创面的形成原因复杂,是多方面诱因、各种致伤因素交织在一起所致,具体包括:①大面积深度烧伤,由于自体皮源有限,所植皮片越薄、间距越大,或部分移植皮片未能成活,导致残余创面形成。②勉强自愈的创面,如深Ⅱ度、Ⅲ度创面和取皮较深的供皮区。上述创面愈合后的表皮层薄,且弹性差、不耐磨,尤其在负重部位易出现水疱并破溃。③局部感染,植皮后皮脂腺、汗腺的分泌受阻,易形成潴留小囊疱并发感染,形成恶性循环,导致残余创面;或者由于长时间抗生素的使用,使后期创面感染多为耐药细菌。细菌及其各种代谢产物阻碍了上皮生长,对新生上皮有破坏作用,而且细菌繁殖产生氨,使创面呈碱性,不利于上皮生长,形成残余创面。④全身和局部条件差,经过烧伤、多次手术、麻醉打击后,机体抗感染能力下降、营养差,创面难愈合。后期创面肉芽水肿老化,创面易出现反复不愈。患者基础条件差,如年龄大或合并其他疾病,如糖尿病、肢体血管病变等。此外,创面发生于瘢痕部位,局部循环差,创面也难于愈合。

(虞乐华　易先锋)

第二节　烧伤相关康复评价量表

一、关节活动度评定

（一）概述

关节活动度（range of motion, ROM）是指关节远端向着或离开近端运动，远端骨所达到的新位置与开始位置之间的夹角。关节活动度是功能性活动的基本要素和主要保证。

（二）指南

具有关节活动度障碍的患者应优先采用量角器测量其关节活动度。

（三）机制

在烧伤早期治疗中处理不当、伤愈后活动不及时，可能会导致瘢痕挛缩、关节粘连，从而引发关节活动度受限，并进一步影响患者肢体功能和日常生活能力。关节活动度评定是烧伤康复评定中最基础的评定内容之一，通过详细的评定，方能制定相应的治疗目标与计划。

1. 量角器（各关节）　关节活动度评定通常采用专用的关节量角器进行测量，根据不同的关节选择不同的量角器测量。

2. 卷尺法（脊柱）　由于脊柱运动是多个关节同时参与的运动，无法通过量角器准确判断运动关节的轴心位置，因此临床上评定脊柱关节活动度往往采用卷尺法。

二、肌力与耐力的评定

（一）概述

肌力是肌肉收缩或紧张时所表现出来的能力，以肌肉最大兴奋时所能负荷的重量表示。肌肉的评定可以根据是否使用机械分为徒手肌力评定和器械肌力评定；根据肌肉收缩形式分为等长肌力评定、等张肌力评定和等速肌力评定。耐力是指人体进行持续性活动的能力，即对抗疲劳的能力，是衡量体力和健康状况的尺度。肌肉耐力可分为静态耐力和动态耐力，前者是指肌肉在较长时间的动态收缩中克服疲劳的能力，后者主要是指肌肉在较长时间的动态收缩状态下进行的能力。

（二）指南

可通过等速肌力测试测定烧伤患者的肌力，采用功率自行车测试患者的耐力。

（三）机制

若烧伤患者早期肢体运动不足或长期制动可导致实用性肌肉萎缩，也可能出现因周围神经损伤导致的神经源性肌肉萎缩，或因切痂、削痂导致的肌肉缺失。通过对患者肌肉功能的检查，了解其损害的程度和范围，从而制定康复计划及评估治疗效果。

1. 徒手肌力评定（manual muscle test, MMT）　徒手肌力评定是检查者不借助任何器械，凭借双手，通过观察患者主动运动的范围及感觉肌肉收缩的力量，确定所检查肌肉或肌群的肌力是否正常及其等级的一种检查方法。该方法操作简便，临床上应用广泛。目前国际上主要采用1916年由美国哈佛大学教授Robert Lovett提出的方案，根据肌肉收缩情况，分为6等级（0~5级）。

2. 器械肌力评定［等长肌力评定（握力计、捏力计、背肌力）、等速肌力测试］

（1）握力测试：烧伤患者站立或坐位，上肢放在体侧，屈肘 90°，前臂和腕中立位，用力握住握力计的手柄，避免用上肢其他肌群来代偿，测 2~3 次，取平均值，正常值一般为体重的 50%，结果可以用握力指数判定。

（2）捏力测试：用拇指与其他手指相对，捏压捏力器指板，测得其捏力。

（3）背肌力测试：烧伤患者双脚站在拉力计上，伸直双膝，双手握在拉力计手柄两端，高度平膝，用力向上。结果以拉力指数判定，拉力指数 = 拉力（kg）/ 体重（kg）× 100，正常标准为男 150~300，女 100~150。

（4）等速肌力测试：等速运动是指利用专门设备，根据运动过程的肌力大小变化，相应调节外加阻力，使整个关节依照预先设定的速度运动，而在运动过程中只有肌肉张力和力矩输出的改变。等速运动中肌肉承担的负荷是变化的，而运动速度相对稳定（角速度不变），不会产生加速运动。因此，设备给予的阻力与肌群力量成正比，肌肉在运动过程中的任何一点都能产生最大的力量。等速肌力测试具有仪器先进、操作安全、结果安全、结果可靠、重复性好等特点。目前临床上常用的等速肌力检查器械为 Cybex 等速系统、Biodex 多关节等速训练测试系统等。

3. 耐力评定　根据烧伤患者运动目标和心肺功能状态来选择是做静态耐力评定还是动态耐力评定。静态耐力评定是记录在一定水平的最大随意收缩下，被测试者所能持续的时间。正常人可保持：25% MVC（最大随意收缩）为 5~10 分钟；50% MVC 为 1~2 分钟。动态耐力评定：根据预先设定的关节活动度、收缩速度（次 / 分）、肌肉负荷量、对肌肉反复收缩持续时间和一定时间内收缩的次数进行测定。也可采用功率自行车、Cybex 仪器测定动态耐力。

三、感觉功能评定

（一）概述

感觉功能以神经系统为基础，感觉细胞受某种刺激而产生神经冲动，通过传入神经传到大脑皮层相应区域，通过综合分析产生某种感觉。躯体感觉包括浅感觉、深感觉及复合感觉。

（二）指南

可采用视觉模拟评分法评定烧伤患者的疼痛情况。

（三）机制

烧伤会导致不同程度皮肤及皮下组织感觉功能的损害。烧伤后最常见的感觉障碍为瘢痕的痛痒。通过确定感觉的类型、部位和范围，判断引起感觉障碍的原因，及分析可能对日常生活、功能活动及使用辅助器具产生的影响，从而制定康复治疗计划，并在治疗后评估疗效，才能能确保患者安全，预防继发性损害。

1. 浅感觉　浅感觉包括皮肤及黏膜的痛温觉和触觉。浅感觉感受器大多浅表，感受外界环境的理化刺激而产生神经冲动。触觉检查：让患者闭目，检查者用棉花或软毛笔划过其体表，比较两侧对称部位，询问患者感觉情况。痛觉：让患者闭目，检查者用大头针刺激皮肤，询问患者疼痛感觉情况。温度觉：包括冷觉与温觉。冷觉用装有 5~10℃ 的冷水试管，温觉用 40~45℃ 的温水试管。在患者闭目情况下接触患者皮肤，患者说出感觉情况。

2. 深感觉

（1）位置觉：将患者手指、脚趾或一侧肢体被动摆在一个位置上，让患者说出其所在位置,或用另一侧肢体模仿出相同的角度。

（2）运动觉:患者闭目,将患者的手指或足趾上下移动 5°,让患者辨别是否有运动及移动方向。如患者无法明确,检查者可加大幅度或测试较大的关节,让患者说出肢体运动的方向。

（3）振动觉:让患者闭目,频率为 128Hz 或 256Hz 的音叉置于患者骨骼突出部位上,请患者指出音叉有无振动和持续时间,并作出两侧、上下对比。

3. 复合感觉　大脑皮层(顶叶)对感觉刺激的综合、分析、统一与判断的能力。两点辨别觉:用特制的两点辨别尺或双脚规,两点分开至一定距离,同时接触患者皮肤。若患者能感到两点,则缩小距离直至两接触点被感觉为一点,测出两点间最小距离。图形觉:患者闭目,用铅笔在患者皮肤画出图形,观察患者可否辨认。实体觉:患者闭目,将生活中熟悉的物品放入患者手中,观察患者可否辨认其名称、大小及形状。

4. VAS 评定　视觉模拟评分法(visual analogue scale, VAS)是一种用作评价急性或慢性疼痛的方法,具体操作为:在纸面上画一条 10cm 的横线,横线一端为 0,表示无痛;另一端为 10,表示所遭受过最剧烈的疼痛。让患者根据自我感觉在横线上画一记号,表示疼痛的程度。

四、手功能评定

（一）概述
手作为结构精细的器官,具有重要的运动功能和感觉功能。手功能包括灵敏的感觉、精细运动、稳定性、灵活性、协调性、握力及捏力,对烧伤患者手功能评定应包括上述各方面。

（二）指南
关节活动度、握力可用于评定烧伤患者功能恢复到基于年龄、性别及相应肢体的正常功能水平。用 Jebsen 手功能测试及 Purdue 钉板测试测评估烧伤患者的综合功能。Sollerman 评定可用于测定烧伤患者手完成日常生活活动功能。

（三）机制
在烧伤中,因其部位暴露而容易受到伤害。手部的烧伤占烧伤患者的 40%~50% 左右,深度烧伤又占手部烧伤的 30% 左右。因手部皮肤薄,皮下组织少,烧伤时极易伤及肌腱、骨、关节,愈合后常有瘢痕挛缩畸形,并影响手部功能。通过全面的手功能评定来确定患者手功能情况,为制定康复计划提供依据。

1. 一般检查

（1）外形:包括是否肿胀、缺如、畸形、创面分布、水疱、色素沉着、手部姿势维持。

（2）血液循环:包括皮肤的光泽、温度,毛细血管充盈试验。

（3）是否覆盖瘢痕及瘢痕情况:增生期瘢痕色红、质硬、突出于皮肤表面,甚至可见毛细血管分布。瘢痕评定常用温哥华瘢痕量表。在评估瘢痕同时需要考虑瘢痕的粘连和挛缩情况。

（4）畸形:在正常情况下,手在不用任何力量时,手内在肌和手外在肌处于相对平衡状态,这种手的自然位置称为"手的休息位"。手的另一种姿势为手的功能位,烧伤后手的姿势遭到破坏。常见的手部畸形位有轻度畸形、爪形畸形、严重歪扭畸形和残缺畸形四种。轻度畸形时手背存在轻度瘢痕挛缩,但无继发性掌指关节背屈或肌腱粘连情况。爪形畸形是手背部皮肤严重烧伤后造成瘢痕及深部组织挛缩性畸形。其特征包括掌横弓平坦或消失；掌指关节过伸畸形或背侧半脱位或全脱位；近端指间关节屈曲挛缩，远端指间关节屈曲或过伸畸形；拇指内收畸形、拇指内收向背侧旋转或掌指关节脱位；指蹼挛缩畸形；手内在肌纤维化和挛缩。严重歪扭畸形通常是手背手掌同时受到深Ⅱ度或三度烧伤而导致的瘢痕挛缩畸形。残缺畸形是指手指部分或全部坏死脱落或行截指而致。

2. 手运动功能评定

（1）ROM 测定：使用量角器分别测量腕关节、手指及拇指的掌指关节、近端指间关节和手指的远端指间关节的主动及被动活动度。

（2）肌力检查：包括对腕、手内在肌及外在肌的徒手肌力检查，使用握力计测试握力，使用捏力计测试侧捏（拇指与示指桡侧）、三指捏（拇指、示指与中指同时的捏力）和对指捏（拇指分别与示指、中指、环指和小指捏力）。

（3）肌腱功能评定：测量指腹至掌横纹的距离。测量总主动活动度（total action motion，TAM）。TAM 的测量能较全面反映手指的屈伸功能。TAM= 伸直位（MP+PIP+DIP）– 屈曲位（MP+PIP+DIP）注：MP. 掌指关节；PIP. 近位指间关节；DIP. 远位指间关节。评定标准为：优（正常：TAM=260）；良（TAM 为健侧的 75%）；中（TAM 为健侧的 50%）；差（TAM< 健侧的 50%）。

3. 手感觉功能评定　如果烧伤患者合并手指缺失，在早期常出现手指残端的感觉过敏，通常为痛觉过敏。瘢痕覆盖部位的常出现浅感觉减退，而瘢痕本身也可能出现疼痛及瘙痒。瘙痒可持续至瘢痕成熟或更久。

4. 手部灵巧度评定　用测定手指协调的九孔插板试验进行。九孔插板为一块 13cm×13cm 的木板，上有九个孔，孔深 1.3cm，孔与孔之间间隔 3.2cm，每孔直径 0.71cm，插棒为长 3.2cm、直径为 0.64cm 的圆柱形棒，共 9 根。其试验方法如下述：在板旁测试手的一侧放一浅皿，将 9 根插棒放入其中，让患者用测试手一次一根地将木棒插入洞中，插完 9 根后再每次一根地拔出放回浅皿内，计算共需的时间，测定时先利手后非利手。

5. 手部综合功能评定　烧伤后由于手部的感觉和运动功能障碍，手的综合功能也受到影响。常用的手的综合功能测试包括：Jebsen 手功能测试、明达苏尼操作等级测试（MRMT）、Purdue 钉板测试。Jebsen 手功能测试主要用于评估手部日常活动。测试包括七项记时的测试，包括书写文字、模拟翻书页、捡拾细小的物品、模拟进食、摆放物品、挪动空的盛物罐子、挪动重的盛物管。明达苏尼操作等级测试评估手部及上肢粗大活动的协调与灵活性。内容由五部分组成，包括上肢和手部前伸放置物件、翻转物件、拿起物件、单手翻转和放置物件、双手翻转和放置物件。结果以操作的速度和放置物品的准确性表示。Purdue 钉板测试主要评估手部的精细动作的操作能力。

6. 手日常生活活动评定　20 世纪 80 年代瑞典 Sollerman 提出了一种试验方法，主要测定手完成 20 种日常生活活动功能的能力，相应的操作试验项目有：将钥匙插入锁，拾起硬币并放入钱包，从钱包拿出硬币，开、闭拉链，拿起方木，拿起电熨斗，用螺丝刀上螺丝，在螺栓上套进螺母，在水平放的广口瓶上取下瓶盖，扣上四颗扣子，切模拟的肉卷，戴上手套，用笔写字，折叠信纸并放入信箱，夹上纸夹子，拿起话筒，旋转门把手，将无柄罐内水倒入杯中，将有柄罐内水倒入杯中，将杯中水倒回罐中。

评定指标是观察患者完成 20 项试验所需的时间。左右手分别测试，将治疗前后结果相比较即可了解患者治疗后有无进步。评分标准如下：20 秒内轻易完成，无障碍，抓握质量正常，4 分；可以完成，有点困难或完成超过 20 秒但不超过 40 秒，离正常稍有差距，3 分；较困难的完成，时间超过 40 秒但不超过 60 秒，2 分；在 60 秒内完成，1 分；完全不能完成，0 分。

7. 手的工作能力评定　介绍 Swanson 评定方法如下：极轻度指工作时确有一些恼人的感觉，表示有 <25% 的障碍；轻度指干扰但不妨碍某些动作，表示有 25%~50% 的障碍；中度指妨碍了某些动作，表示有 50%~75% 的障碍；重度指妨碍了绝大部分或全部的动作，表示有 75%~100% 的障碍。

五、烧伤后瘢痕的评定

（一）概述

瘢痕指皮肤损伤愈合过程中，胶原合成代谢功能失去了正常的控制，处于持续亢进状态，以致胶原纤维过度增生。瘢痕主要表现为突出正常皮肤平面，形状不一，色红质硬的良性肿块。瘢痕常常伴有不同程度的瘙痒和疼痛，对其躯体功能、容貌、心理、生存质量造成巨大的负面影响。

（二）指南

烧伤患者瘢痕颜色的方法可采用光学色谱仪进行测试。温哥华瘢痕量表是评价烧伤患者瘢痕有效、可靠的评价量表。

（三）机制

瘢痕的评定主要从颜色、形态、硬度、伸展性、厚度来进行评定。

1. 瘢痕颜色　皮肤颜色受毛细血管充血程度及色素沉着 / 脱失的影响。因为毛细血管增生等原因，烧伤后瘢痕组织与正常周围皮肤的颜色不一样。因此，瘢痕颜色常作为评估瘢痕严重程度及瘢痕治疗效果的一个重要指标。常见于临床报道的测试瘢痕颜色的方法是应用光学色谱仪进行测试。光学色谱仪根据国际照明委员会设立的模式，按照三基色原理，通过红、绿、蓝三种颜色导出任何其他颜色；并将颜色数字化，使用 L-a-b 三轴模型。纵轴 L 表示颜色的深浅（lightness），即 0 代表黑色，100 代表白色，通过观察纵轴 L 的数值，我们可以知道瘢痕颜色的深浅。水平轴 a 为红 - 绿轴，a 表示红色，数字为正代表颜色为红色，数字为负则代表为绿色。水平轴 a 可以观察瘢痕颜色的鲜红程度，水平轴 a 的数值越高，血管增生程度越深。矢状轴 b 为黄 - 蓝轴，b 表示黄色，数字为正代表为黄色，数字为负代表为蓝色。评估的时候，要标记并记录清楚评估的瘢痕的确切位置，并用相机拍照存证；避免瘢痕产生任何形变，防止瘢痕因受压产生内部微细血管循环改变，进而影响瘢痕颜色；每次评估时候的环境的温度和光线相似，避免人为或外界因素造成误差。

2. 瘢痕形态　瘢痕形态评定主要包括对瘢痕面积、表面轮廓和厚度进行评定。瘢痕面积的评定通常通过计算机成像分析技术来记录和比较瘢痕面积的变化，最常用的方法有胶片瘢痕边缘示踪法和摄影测量法。在比较平坦、面积较大的部位，摄影测量法比较准确，而在四肢表面，胶片瘢痕边缘示踪法则优于摄影测量法。

瘢痕的表面轮廓通常高低不平，形态不一。可以通过仪器直接或间接地重建皮肤的外形轮廓，再采用光学和 / 或力学面形测量仪进行分析。另一种较为简单的方法时利用数码成像技术比较。

3. 瘢痕硬度　瘢痕硬度可以反映瘢痕严重程度和治疗的效果。若瘢痕硬度越接近正常皮肤，说明瘢痕严重程度越轻，治疗效果越好。常见于报道的评定方法是应用硬度计测定瘢痕硬度。

4. 瘢痕伸展性　采用牵拉、吸引、施压等物理方法施加外力，并通过计算机记录分析在外力作用下瘢痕形态变化数据，可以较为量化地反映出瘢痕的伸展性。比如采用有限元法

（finite element model）评估瘢痕伸展性，在瘢痕上均匀划分很多小的格栅，通过计算机记录分析格栅在外力作用下形变的程度，并和周围正常皮肤组织进行比较。

5. 瘢痕厚度　瘢痕厚度分为表面厚度和总厚度。前者指突出正常皮肤表面的厚度，通常可通过肉眼进行主观测量分析，也可用牙科印模材料制作模型，通过计算机计算其三维结构和平均厚度。后者是指瘢痕实际厚度，包括表面厚度和未突出正常皮肤表面的瘢痕厚度，通常运用超声波技术进行测量。可采用超声波测定，通过超声反射在电脑上生成瘢痕的二维影像，并通过计算机计算出瘢痕厚度。也可采用超声波与软组织触诊系统进行测量或高分辨磁共振图像分析法进行测量。

6. 温哥华瘢痕量表　温哥华瘢痕量表（Vancouver scar scale, VSS）是临床上最为常用的评定烧伤后瘢痕的综合性评估量表，该量表从色泽（melanin, M）、厚度（height, H）、血管分布（vascularity, V）和柔软度（pliability, P）四个方面对瘢痕进行描述性评估，并可获得半定量的数据。VSS 不需要借助特殊设备，仅依靠测试者的肉眼观察和徒手触诊就可进行评定，具有操作简单、内容全面的特点，且具有较好的重复性和信度。量表总分 15 分，评分越高代表瘢痕越严重。

VSS 评分标准如下：

（1）色泽（M）：瘢痕颜色与身体正常部位皮肤颜色近似，0 分；色泽较浅，1 分；混合色泽，2 分；色泽较深，3 分。

（2）厚度（H）：正常，0 分；<1mm，1 分；1~2mm，2 分；2~4mm，3 分；超过 4mm，4 分。

（3）血管分布（V）：瘢痕肤色与身体正常部位近似，0 分；瘢痕肤色偏粉红，1 分；瘢痕肤色偏红，2 分；瘢痕肤色呈紫色，3 分。

（4）柔软度（P）：正常，0 分；柔软的（在最小阻力下皮肤能变形的），1 分；柔顺的（在压力下能变形的），2 分；硬的（不能变形，移动呈块状，对压力有阻力），3 分；弯曲（组织如绳装，瘢痕伸展时会退缩），4 分；挛缩（瘢痕永久性短缩导致残疾与扭曲），5 分。

六、日常生活能力评定

（一）概述

日常生活活动（activities of daily living, ADL）时人们为了维持生存及适应生存环境而每天必须反复进行的、最基本、最具有共性的活动。按 ADL 的层次和要求，一般将 ADL 分为基本的 ADL（basic ADL, BADL）和工具性 ADL（instrumental ADL, IADL）。基本的 ADL 是指每日生活中与穿衣、进食、保持个人卫生等自立活动和坐、站立、行走等身体活动有关的基本活动。其反应较粗大的功能，往往不需要使用工具。工具性 ADL 是指人们在社区中独立生活所需要的关键性的较高级的技能，如家务杂事、炊事、采购、骑车或驾车、处理个人事务等，大多数借助工具进行。

（二）指南

对于烧伤患者，可采用改良 Barthel 指数（巴塞尔指数）来评估患者日常生活能力。

（三）机制

大面积烧伤后，患者会出现不同程度的生活自理能力下降。在进行康复治疗前首先评估患者日常生活活动能力，从而制定康复目标及治疗计划。ADL 的评定可以是治疗师通过观察患者在实际生活环境（病房或家庭）或模拟生活环境（如 ADL 评定室）中进行。治疗师通过观察患者 ADL 完成情况来评定其 ADL 能力。当有些不便完成或不易完成的动作，可以通过询问患者本人或家属的方式获得结果。如患者大小便控制、个人卫生管理等。

七、心理评定（焦虑量表、抑郁量表）

（一）概述

心理评定或称心理评估，一般由受过专业训练的心理学工作者通过使用专业技术和工具，获得对个体全面或某一心理现象的相关信息，对个体当前行为和心理功能进行预测。

（二）指南

贝克忧郁量表及临床医师专用 PTSD 量表评定烧伤后抑郁及烧伤后创伤后应激障碍。以上 2 个量表均被认为是评价心理状态的金标准，并能在烧伤后任何时间进行评价。

（三）机制

烧伤大多属于意外，患者无心理准备，加上创面的疼痛、功能丧失、颜面毁损等因素，患者常在伤后产生一系列情绪和相继发生的心理问题，常见的如抑郁、焦虑、创伤后应激。与烧伤后心理问题相关的高危因素包括：烧伤面积、烧伤部位、药物依赖、人格特点等。

1. 焦虑自评量表（self-rating anxiety scale，SAS）　该量表主要用于评定患者焦虑状态的轻重程度及其在治疗过程中的变化情况。其包含了 20 个焦虑症状条目的自评量表。其因子结构包括：焦虑、害怕、惊恐、发疯感、不幸预感、手足颤抖、躯体疼痛、乏力、静坐不能、心悸、头晕、晕厥感、呼吸困难、手足刺痛、胃痛消化不良、尿意频繁、多汗、面部潮红、睡眠障碍和噩梦。SAS 采用 4 级评分，主要评定症状出现的频度。该量表操作简单，计算方便快捷，可用于对焦虑症状严重情况的检查及治疗效果的评估，是在医院实际工作及科研中常用的焦虑问卷之一。

2. 抑郁自评量表（self-rating depression scale，SDS）　抑郁自评量表主要用于判断患者抑郁状态的轻重程度及其在治疗过程中的变化情况，评定时间跨度为最近一周。SDS 由 20 个与抑郁症状相应的条目组成。每一条目描述一个和抑郁相关的症状，每个条目采用 1~4 级的评分等级，根据最符合受试者情况的时间频度选出。20 个条目分别是：抑郁心境、哭泣、情绪的日间差异、睡眠障碍、食欲减退、性欲减退、体重减轻、便秘、心动过速、易疲劳、精神运动迟滞、激越、思维混乱、无望感、易激惹、犹豫不决、自我贬值、空虚感、反复思考自杀和不满足。其从属于四组反映抑郁状态的特异性症状，包括精神性 - 情感症状、躯体性障碍、精神运动性障碍和抑郁的心理障碍。由于 SDS 操作方便，容易掌握，且不受年龄、性别和经济状况等因素的影响，能有效反映抑郁状态的有关症状级其严重和变化，特别适用于抑郁症的筛查。

3. 贝克焦虑量表（Beck anxiety inventory，BAI）　贝克焦虑量表由美国阿隆·贝克（Aaron T. Beck）等于 1985 年编制，主要评定受试者被焦虑症状烦扰的程度。该量表是一个含有 21 个项目的自评量表，把受试者被多种焦虑症状烦扰的程度作为评定指标，其总分能充分反映焦虑状态的严重程度。21 个有关于焦虑症状的条目采用 4 级评分，适用于具有焦虑症状的成年人，能比较准确地反映受试者主观的焦虑程度。BAI 是我国临床心理工作中了解焦虑症状的常用检测工具。

4. 创伤后应激障碍检查表（posttraumatic stress disorder checklist，PCL）　由美国 PTSD 国立研究中心编制的创伤后应激检障碍查表是目前用于评估 PTSD 症状及其严重程度使用最为广泛的自评工具之一。量表是由 17 个项目构成的自我报告量表，包含和 PTSD 对应的三个维度：再体验、回避和警觉。该量表省时高效，具有较好的心理测量学特征，广泛用于临床辅助筛查。目前 PCL 一共有两个版本：军用版和平民版。平民版中（PCL-C）再体验和回避两个维度适用于任何形式的压力，采用 1~5 五级评分，从没有发生到极重度。每个条目分数在 3 分及以上才确定存在此条症状，得分越高说明时间对其影响越大。必须同时具有 1 项以上再体验症状、3 项以上回避症状和 2 项以上过度唤起症状才能做出 PTSD 的诊断。

八、烧伤调查量表（BSHS、BSHS-A、BSHS-R、BSHS-B）

（一）概述

生存质量（quality of life，QOL）是指不同文化和价值体系中，个体对与他们的目标、期望、标准以及所关心的事件有关的生存状态的体验。随着医学水平的发展，烧伤治疗的最终目的已不再是封闭创面、挽救生命。患者伤后的生存质量（QOL）正逐渐受到人们的重视。评定烧伤患者的生命质量和综合健康情况，了解和关心烧伤患者的生存现状，有助于对他们进行更有针对性的治疗，从而提高烧伤患者的生命质量。烧伤领域内的 QOL 研究可以追溯到 19 世纪 40 年代对烧伤患者神经精神并发症的探讨。20 世纪 80 年代以后，人们较重视对烧伤患者出院后的健康状况进行分析，QOL 测评就是其中的主要部分。烧伤对患者的影响包括躯体机能、日常家庭生活、社会功能、情绪状态、认知、睡眠与休息、精力和主观健康感受等，因此烧伤后的 QOL 也应当从这些方面进行测定。为了更好地了解烧伤患者的生存状态，美国的 Blades 等在前期研究基础上于 1982 年设计了烧伤健康量表（burn specific health scale，BSHS）。

（二）指南

优先采用精简烧伤健康量表（BSHS-B）于烧伤后 6 个月内的患者，或者患者 BSHS-B 评分达到 150 分。对于超过出院 2 年的患者，仍可采用 BSHS-B 评价与患者生活质量有关的长期健康情况。

（三）机制

1. BSHS　BSHS 是美国 Blades 等（Baltimore Regional Burn Center）在对烧伤患者 QOL 的研究基础上，集合疾病影响程度量表（sickness impact profile，SIP）、日常生活活动指数（index of activities of daily living，IADL）和总体幸福量表（general well-being schedule，GWS）等，提出并发展的包含 114 个条目的烧伤健康量表 BSHS。

2. BSHS-A　为方便临床应用，Munster 等对 BSHS 进行了精简，发表了 80 个条目的简明烧伤量表 BSHS-A（abbreviated burn specific health scale，BSHS-A）。BSHS-A 在我国已经被汉化并应用于临床。BSHS-A 是自我评价量表，原则上应由受访者独立填写，当受访者不能阅读时，可在代理人帮助下阅读或填写。填写过程中，代理人应避免使用暗示性或诱导性语言影响受访者的回答。BSHS-A 主要包括计分部分和非计分部分，计分部分共有 80 个条目，问题分别涉及受访者 QOL 的 4 个领域及 7 个次领域（subdomain），即：①躯体功能领域（20 个条目），包括独立活动、角色活动、手的功能 3 个次领域；②心理功能领域（30 个条目），包括体像、情绪 2 个次领域；③社会关系领域（15 个条目），包括家庭与朋友、性生活 2 个次领域；④一般健康状况（15 个条目）。

量表计分部分的每个条目均有 5 个程度选项，即极度、很大程度、中等程度、略有和无，并分别定义为 0、1、2、3、4 分。各领域的初始分值即该领域所有条目得分的总和。BSHS-A 各领域的最终得分需经换算处理，其转换公式为：最终得分 = 该领域初始得分 / 该领域可能

最高得分 ×100。换算值反映受试者实际功能与正常值之间的差距,从而可进行不同受试者之间的比较研究。在评定中需进行调查的可靠性判断。因此设计者在量表中设置了 2 个意思完全相同的条目,如果受试者在这 2 个条目的回答上得分差值 >1 分,则该份测定量表被判定为不可靠,须从研究中淘汰。非计分部分列举了一些工作状况,,受访者根据实际情况进行选项回答,据此可了解受访者烧伤后的工作变化。应用 BSHS-A 时,可根据研究设计与预期目的增加表格,获取诸如受试者一般情况、家庭情况等方面的信息,以利于最后对资料进行总结分析。

3. BSHS-RA 修订版烧伤健康量表(revised burn specific health scale, BSHS-R)由 Blalock 等从 BSHS 修订调整的,我国目前尚无该量表的汉化,其包括基本功能活动、热敏感、配合治疗、工作、体像、情感、社交等方面,共 31 个条目。

4. BSHS-B 精简烧伤健康量表(burn specific health scale-brief, BSHS-B)是目前在国外使用较多的烧伤患者生存质量测评工具,比 BSHS-A 简短,又优于 BSHS-RA,包含基本生活能力、手功能、体像、情感、社交、配合治疗、工作、性生活、热敏感等 9 个方面,40 个条目。我国暂无该量表的汉化和使用相关报道。

(虞乐华 易先锋)

第三节 烧伤康复评价方法的建立和康复评价组合

一、概述

烧伤可能影响患者的多个方面,因此烧伤患者的评定可能涉及多个方面。制定一个生物心理评价体系和国际共识则需要参照 ICF 中所制定的选项来制定。专业医师所采用的烧伤患者评估框架必须基于国际病损、残疾、残障分类。鉴于烧伤及后期康复的复杂性,建议采用多学科的方法来评估烧伤的结果。为了优化个别患者的护理以及对一组患者的评价结果进行有效分析,必须选择那些在评价烧伤患者中被证实有效的通用性结果测量工具。

二、指南

模块量表的实施须首先评估病人,再对单个患者设计治疗方案或对一组患者疗效的进行有效对比。心肺系统、口腔及上呼吸道病变等的专业评估需要仔细考虑,因为这些专业的评估并不包含在基本的评价量表的内容中。基本的结果评价组合量表包括瘢痕评价、功能评定、生活治疗评价和心理状态评定。具体的量表包括:温哥华瘢痕量表、握力、受累关节主动活动度、BSHS-A、贝克忧郁量表及临床医师专用 PTSD 量表。目前对完成烧伤结果的评定没有标准化的时间框架,但时间点的选择应该遵循以下原则:①适当的年龄及获得规范的人口学数据;②评定结果已经恢复到病前状态;③瘢痕成熟;④符合患者所期待的结果。

三、机制

康复评定量表种类是由烧伤的范围及程度决定的。患者所处的专业医疗环境不同,伤口类型或瘢痕等因素为烧伤后选择适当的评价方法带来了一定的困难。同时,烧伤后即刻护理的不同、烧伤后康复及瘢痕成熟的漫长过程中发生的变化为选用何种适宜的评价方法带来巨大的挑战。目前,在国际上,烧伤医师对于烧伤康复中常规的评定内容以及评价的时间点仍缺乏共识。目前的出版物中存在着大量的关于烧伤的研究,为烧伤后康复评价体系搭建了框架。

为烧伤患者选择有效而相匹配的评价方法包括建立:①烧伤结果测量方法;②评定的领域;③核心结果的测量工具;④完成烧伤后康复常规结局评定的时间。在过去的 10 年中,烧伤患者的死亡率以及住院天数是测量的首要指标。时至今日,我们更加关注的是患者的生活质量、生理及心理的健康状态、疾病对于功能的影响以及患者的参与能力。

专业医师所采用的烧伤后结果测量框架必须基于《国际功能、残疾和健康分类》。鉴于烧伤及后期康复的复杂性,建议采用多学科的方法来评估烧伤所带来的后果。《国际功能、残疾和健康分类》定义了八个方面反映对健康及社会的影响:身体功能、身体结构、损伤、活动、参与、活动受限、参与能力受限及环境因素。烧伤可能影响以上任何一个或者多个方面。美国烧伤协会将烧伤的具体结果主要分为五个方面:复苏、伤口恢复、功能结局、营养及心理状态。然而,国际病损、残疾、残障分类中各个领域之间的区别是非常困难的,尽管有参考框架,但是对各个领域的评估通常是模糊的,应根据具体情况选用烧伤专用或者通用量表作为具体结果的测量工具。可以优先选用被证实特别适合评价烧伤患者的通用评价方法。使用通用的方法评价烧伤患者优势在于其评定的结果之间更具有可比性及一致性。

除了针对不同的康复领域采用不同的评定工具以外,每个结果测量工具必须评估其可靠性、有效性、敏感性、特异性、反应性、地板效应或天花板效应、可解释性、可行性以及对结果及评分的可重复性,同时把握好经济费用和医生的时间限制这些数据的数量和质量之间的平衡。临床研究者输入评价结果应基于真实性、区分度及可行性原则。此外,对于患者疾病的评估应该基于以患者为中心来选择评定项目。例如,涉及简单任务问题的评估方法则无法对意识不清的患者进行评定。此外,不推荐从旁系亲属中询问病史从而完成评价问卷,虽然这样的方法可行,但因具有可变性造成评价的有效性不确定。

烧伤预后的判断,或者达到烧伤"痊愈"的康复治疗方法必须具有循证医学参考文献,而不仅仅依靠临床经验。我们意在通过工具对烧伤结果进行评价,由此得到的数据来预测恢复的情况,这样得出的数据结果在个体及群体中恒定而具有可比性。烧伤是一种慢性疾病,烧伤后损伤和瘢痕对躯体的后遗症可持续几个月到数年,而心理恢复的过程则需要更长的时间。因此,很难明确提出测量烧伤后恢复的最佳时间点。测量结果的时间表应以患者为中心,一般默认测量康复结果的时间点是烧伤后两年。

(虞乐华　易先锋)

参 考 文 献

1. Loncar Z, Bras Mickovic V. The relatioaship between burn pain, anxiety and depression[J]. Collegium Antropologicum, 2016, 30(2): 319-325.

2. Kipping B, Rodger S, Miller K, et al. Virtual reality for acute pain reduction in adolescents undergoing burn wound care: A prospective randomized controlled trial[J]. Burns, 2014, 17(6): 323-328.

3. Loreto-Quijada D, Gutiérrez-Maldonado J, Nieto R, et al. Differential effects of two virtual reality interventions: distractionversus pain control[J]. Cybersychol Behav Soc Netw, 2014, 17(6): 353-358.

4. Tan X, Yowler CJ, Super DM, et al. The efficacy of music therapy protocols for decreasing pain, anxiety, and muscle tension levels during burn dressing changes: a prospective randomized crossover trial[J]. Journal of Burn Care & Research, 2010, 31(4): 590-597.

5. Neugebauer CT, Serghiou M, Herndon DN, et al. Effects of a 12-Week Rehabilitation Program With Music & Exercise Groups on Range of Motion in Young Children With Severe Burns[J]. Journal of Burn Care & Research, 2008, 29(6): 939-948.

6. Son JT, Kim SH. The effects of self-selected music on anxiety and pain during burn dressing changes[J]. Taehan Kanho Hak- hoe Chi, 2006, 36(1): 159-168.

7. Ferguson S L, Voll KV. Burn pain and anxiety: the use of music relaxation during rehabilitation[J]. Journal of Burn Care & Rehabilitation, 2004, 25(1): 8-14.

8. Miller AC, Hickman LC, Lemasters GK. A distraction technique for control of burn pain[J]. Journal of Burn Care Rehabilitation, 1992, 13(5): 576-580.

9. Cowan AC, Stegink-Jansen CW. Rehabilitation of hand burn injuries: Current updates[J]. Injury. 2013, 44(3): 391-396.

10. Chen J, Li-Tsang CW, Yan H, et al. A survey on the current status of burn rehabilitation services in China[J]. Burns. 2013, 39(2): 269-278.

11. Dahl KN, Ribeiro AJ, Lammerding J. Nuclear shape, mechanics, and mechanotransduction[J]. Circ Res, 2008, 102(11): 1307-1318.

12. Kamolz LP, Kitzinger HB, Karle B, et al. The treatment of hand burnsj[J]. burns, 2009, 35(3): 327-337.

13. Bailey P, Thomsen GE, Spuhler VJ, et al. Early activity is feasible and safe in respiratory failure patients[J]. Crit Care Med, 2007, 35(1): 139-145.

14. Beitler JR, Shaefi S, Montesi SB, et al. Prone positioning reduces mortality from acute respiratory distress syndrome in the low tidal volume era: a meta-analysis[J]. Intensive Care Med, 2014, 40(3): 332-341.

15. Clark DE, Lowman JD, Griffin RL, et al. Effectiveness of an early mobilization protocol in a trauma and burns intensive care unit: a retrospective cohort study[J]. Phys Ther, 2013, 93(2): 186-196.

16. Kraemer MD, Jones T, Deitch EA. Burn contractures: incidence, predisposing factors, and results of surgical therapy[J]. J Burn Care Rehabil, 1988, 9(3): 261-265.

17. Tapking C, Armenta AM, Popp D, et al. Relationship between lean body mass and isokinetic peak torque of knee extensors and flexors in severely burned children[J]. Burns, 2018, 45(1): 114-119.

18. Björnhagen V, Ekholm K, Larsen F, et al. Burn survivors' pulmonary and muscular impairment, exercise tolerance and return-to-work following medical-vocational rehabilitation: A long-term follow-up[J]. Journal of Rehabilitation Medicine, 2018, 50(5): 465-471.

19. Najafi Ghezeljeh T, Mohades Ardebili F, Rafii F. The effects of massage and music on pain, anxiety and relaxation in burn patients: Randomized controlled clinical trial[J]. Burns, 2017, 43(5): 1034-1043.

20. Clifford MS, Hamer P, Phillips M, et al. Grip strength dynamometry: Reliability and validity for adults with upper limb burns[J]. Burns, 2013, 39(7): 1430-1436.

第八章

烧伤各阶段的康复指南

第一节　急性期康复治疗

现代康复治疗的理念认为:严重烧伤病人,康复治疗要尽早介入,并贯穿整个烧伤治疗过程,但不同时期康复的重点则有所侧重。烧伤急性期,特别是大面积烧伤,康复治疗不仅包括烧伤后病人的心理适应、康复,也包括治疗过程中的各种治疗方案、治疗方法和各种操作对其功能康复的影响,以及治疗过程中各种康复措施的介入等。

一、心理治疗

（一）概述

虽然烧伤患者心理问题在康复各阶段有差异,但伤者的心理反应存在一些基本、共同的特点和行为表现;其心理症状也可呈现从轻度(如恐惧、悲伤、担忧、缺乏自信等)到严重(如抑郁、焦虑、谵妄、创伤后应激障碍等)。烧伤患者心理问题与烧伤前个性特征和心理素质、烧伤程度、烧伤者的社会支持等因素密切相关。烧伤患者急性期的心理特点主要表现为:恐惧、紧张、焦虑、抑郁等心理治疗是烧伤患者急性期治疗中的一个重要环节,对配合烧伤的各项治疗具有重要意义。

（二）指南

1. 轻度心理问题

（1）树立患者治疗的信心:首先医务人员用温柔的语言和良好的服务态度解除患者的疑虑,医护人员娴熟的操作技术,沉着、稳重的举止,会给患者以安全、信任感。伤后早期几乎都会经历自我完整性、生活目标、角色功能的丧失和混乱,通过适当途径让其发泄情绪、转移注意力到创伤以外的其他方面,应对负性情绪。

（2）加强情感、信息支持:向伤者解释说明烧伤的治疗过程、康复治疗的相关信息。正确专业的信息支持可使伤者的焦虑情绪减轻,并调动其配合治疗的主动性、积极性。家属、单位、朋友的支持可极大地促进严重烧伤者的心理康复。在隔离病房治疗的伤者,也要安排家属来到病人身边,给其支持和鼓励。

（3）创造安静、舒适、整洁的治疗环境:安排单人病房,入住 ICU 时,根据烧伤面积和创面治疗处理方法,调节合适的病房温度和湿度。身体的各种治疗管道、检测设备导线整理整齐。治疗期间,病房内播放一些柔和的背景音乐,对改善病人的心理感受、减轻焦虑情绪也有一定的效果。

2. 重度心理问题

（1）心理治疗医师介入:烧伤患者出现失眠、精神病时,一般的疏导、安抚不能解决心理问题,需要专业心理医生及精神科医生有效的介入。

（2）必要的药物治疗:对于需用药物进行干预的烧伤后抑郁症患者,需要与精神科之间建立明确的转诊路径(参见英国国家健康与临床优化学会临床指南《成年人抑郁症的治疗和管理》)。

（三）机制

烧伤者伤后早期乃至康复全程均可出现多种创伤后应激症状，如噩梦、闪回、回避等。急性应激障碍(acute stress disorders, ASD)，是伤后 1 个月内伤者可能出现的心理病症之一。伤后早期几乎都会经历自我完整性、生活目标、角色功能的丧失和混乱。通过适当途径让其发泄情绪、转移注意力到创伤以外的其他方面，应对负性情绪。

二、镇静、镇痛治疗

（一）概述

对于严重烧伤病人急性期表现的疼痛、烦躁，可采用药物镇静、镇痛治疗。镇痛性药物包括阿片类药物、非阿片类药物、非甾体抗炎药和局部麻醉药等。

（二）指南

1. 烧伤镇痛使用阿片类镇痛药物时：

（1）血流动力学稳定后，首选吗啡。

（2）血流动力学不稳定，可选择芬太尼或瑞芬太尼。

（3）休克期不推荐使用肌内注射；持续静脉给药常比肌内注射用药量要少，镇痛效果更好；使用剂量应根据个体差异调整。

2. 大面积烧伤休克期的镇痛，静脉注射吗啡比较有效，同时要密切注意观察呼吸、循环指标。

3. 大面积烧伤病人创面大换药时，最有效的镇痛措施是静脉注射瑞芬太尼。

4. 大面积烧伤并发脓毒症、ARDS 时，最佳镇痛方案是持续静脉注射阿片类镇痛药物，联合持续静脉注射咪达唑仑等镇静治疗。

5. 危重病人最常用的镇静药物为苯二氮䓬类和丙泊酚(propofol)。

6. 镇静药的给药方式应以持续静脉输注为主，首先应给予负荷剂量以尽快达到镇静目标。

7. 对急性躁动病人可以使用咪达唑仑、地西泮或丙泊酚来获得快速的镇静，需要快速苏醒的镇静，可选择丙泊酚，短期的镇静可选用咪达唑仑或丙泊酚。

（三）机制

烧伤即刻到伤后 2~3 天内出现的急性剧烈性疼痛与以下几个方面的因素有关：①由于皮肤组织被破坏、皮肤完整性受损，使皮肤神经末梢受损或暴露，受损或暴露的神经末梢本身有异位电流产生导致疼痛；或因空气和周围环境中各种因素的刺激而产生的疼痛。②皮肤烧伤后诱发局部或全身性炎症反应，产生如 5- 羟色胺、组胺、血清素、激肽及缓激肽、前列腺素、乙酰胆碱、P 物质等多种致痛炎性介质，作用于神经末梢，引起烧伤创面局部或周围急性、剧烈疼痛。③因烧伤后继发创面肿胀、皮肤张力增高等刺激或压迫皮肤神经引起持续疼痛。④烧伤后烧伤创面局部或创周因血管收缩、血液淤滞、微血栓形成，引起缺血缺氧、酸中毒等造成创面及创周疼痛。⑤烧伤后因创面或创周竖毛肌受理化及生物因素刺激引发痉挛，从而产生疼痛。

三、体位摆放问题

（一）概述

严重烧伤病人急性期，由于病情危重、创面的疼痛、深度创面焦痂的限制等因素，限制了身体的活动而被动制动。短期制动可导致血液循环功能减弱；长期制动可导致心血管功能衰退，深静脉血栓形成的机会增加；肺通气 / 血流比例失调；肺通气效率降低；坠积性肺炎发生率增加。制动还使背侧创面受压，增加创面感染并发脓毒症甚至 MODS 的危险。

（二）指南

1. 对于大面积烧伤病人，要给予被动抬高、活动肢体，特别是悬浮床治疗的病人，要鼓励病人床上练习抬腿、伸手、握拳等运动。

2. 对于颈部、手、腋窝等部位烧伤，要配合采用支具，摆放功能体位，以减少创面挛缩。预防和减轻关节畸形和挛缩的发生；维持和改善关节活动度；改善机体素质，包括心肺功能、血管张力、肌肉力量、耐力和平衡能力；减少并发症，如压疮、深静脉血栓、肺部感染等；提高后期康复治疗的依从性，从整体提高治疗效果。

3. 不正确的肢体位置摆放往往是最终造成关节畸形的原因，而往往不恰当的肢体摆放位置恰恰是烧伤病人觉得舒服的位置。因此，作业治疗师需要纠正病人的错误姿势，并做好病人和照顾者的教育工作，鼓励病人克服疼痛和心理障碍。

4. 早期进行良肢位的摆放主要是为了避免关节，肌肉因长期制动，瘢痕增生挛缩而引起的畸形，降低病人做重建手术的风险。

5. 作业治疗师应该充分利用环境，改造环境，创造环境，借助辅助工具，比如矫形器、泡沫垫、枕头、床垫等辅助用具，将病人的受伤部位摆放至恰当的位置，以免引起关节挛缩（表 8-1）。

表 8-1　烧伤部位和摆放矫形器的方法

烧伤部位	挛缩倾向	预防挛缩体位摆放 / 矫形器
颈前	颈屈曲	①移开枕头；②适当调整床垫伸展颈部；③颈托
腋窝	上臂内收	①肩关节 120° 外展，适度外旋；②飞机支具或摆放软垫；③密切观察是否出现臂丛神经牵拉症状
肘前	肘屈曲	肘伸直位矫形器（5°~10° 屈曲）
腕背侧	腕背伸	腕关节置于中立位
腕掌侧	腕屈曲	腕关节矫形器（可适度腕背伸）
手背侧	爪形手	功能位矫形器（掌指关节屈曲 70°~90°，指间关节伸直或适当弯曲，虎口张开，拇指对掌位）
手掌侧	手掌挛缩	掌伸矫形器；掌指关节可适度过伸
髋前	髋屈曲	俯卧；仰卧时负重；制动膝关节
膝部	膝屈曲	膝关节伸直和膝伸展矫形器；防止外旋，以免腓神经受压
足部	踝关节趾屈	踝关节置于 90° 或制作矫形器；观察足跟是否出现压疮

（三）机制

创面愈合过程最舒适的体位是胎儿在母体子宫内的体位,此体位可减轻创面愈合过程中的痛苦,但这也是一种导致关节挛缩和脱位的错误体位。大面积烧伤患者卧床时间长,如不注意体位摆放,关节经常处于非功能位,以致创面尚未痊愈即出现了功能异常,造成难以纠正的畸形。

四、运动治疗

（一）概述

运动疗法是以功能训练和手法治疗为主要干预手段,通过牵伸软组织改善关节活动,增强肌肉力量。运动疗法可以维持和改善运动器官的功能,增强心肺功能,促进代偿功能的形成与发展,提高神经系统的调节能力,增强内分泌系统的代谢能力及调节患者的精神、心理状态,减轻水肿和促进循环,防止深静脉血栓。

（二）指南

烧伤急性期部分患者可以开展主动活动和辅助主动活动。在训练 ICU 患者时,运动锻炼切忌用力过度。可以运用上下肢持续被动活动仪能够以最小的压力辅助维持关节的活动度。训练前、中、后都应该检测血压。

对于烧伤不严重患者初入烧伤单元时卧床休息。患者接受指导并学习主动运动训练计划的实施。运动包括床边坐位下的颈部伸展和旋转、仰卧位下肩外展、肘屈伸、前臂旋后、腕屈、伸桥式运动和直腿抬高、泵和足跟滑动动作等。患者意识清醒时可以采取主动运动方式协助减轻水肿,当患者的身体状况有所改善且可以耐受活动量的增加,就可以进入到床边坐、站、走的练习。即使空间有限,床边行走也可以帮助患者改善耐力。下肢屈伸运动训练仪或徒手负重对这些患者也是有益的。

烧伤焦痂切开术,一旦成功止血,一定活动范围进行限制性的被动活动能帮助肌腱滑动和防止肌腱粘连。但是当有暴露的肌腱时使用这种方法要小心。

在运动时要注意烧伤深度、烧伤程度、烧伤部位、患者年龄、运动频率、社会支持等影响运动的因素,要让患者的家属学习如何辅助患者进行牵伸和上肢按摩方法,在家属看护下使用好运动训练器。在被动活动时应该柔和地、缓慢地、小心地进行。要避免过度伸展关节。病情已经相对缓和的患者可以通过外力来帮助完成活动肢体的动作。

烧伤后常见的呼吸系统功能障碍要加强呼吸训练,通过改善换气,增加咳嗽机制的效率,改善呼吸肌肌力,保持或改善胸廓的活动范围,教育患者处理呼吸问题,从而增强患者的整体功能,预防或减少呼吸系统并发症。

当烧伤患者出现关节暴露,血栓性静脉炎、深静脉血栓、筋膜间室综合征及新鲜的皮肤移植的情况时训练应非常谨慎,甚至是禁止的。

（三）机制

运动疗法可以维持和改善运动器官的功能,增强心肺功能,促进代偿功能的形成与发展,提高神经系统的调节能力,增强内分泌系统的代谢能力及调节患者的精神、心理状态。减轻水肿和促进循环,防止深静脉血栓。

五、烧伤急性期其他物理因子治疗

有一些常用于康复医疗临床的医疗仪器已证明有助于治疗烧伤及烧伤并发症的治疗。

比如：红外线治疗、紫外线治疗、微波治疗等。

六、烧伤急性期水疗

（一）概述

水疗是一种有效的治疗方法，水疗对创面的愈合及烧伤后功能的康复有积极的作用。

（二）指南

治疗的用水：生理盐水、自来水、0.05‰~0.1‰浓度的新洁尔灭溶液、0.1‰浓度的高锰酸钾溶液、中草药水、矿泉水、温泉水。首次浸浴时间以不超过30分钟为宜，最长不超过1小时。水疗时严密注意患者变化，如生命体征有异常改变，要立即停止浸浴。

（三）机制

水疗它能清洁感染创面，显著地减少创面上致病菌的残留，同时减轻病人换药治疗的痛苦。

（李孝建）

第二节　修复期康复治疗

一、运动疗法

（一）颈部运动疗法

1. 概述　颈前部的皮肤是最容易发生挛缩的部位，颈部的屈曲会影响患者的呼吸、唾液分泌、发声和视野。

2. 指南　颈部的主动活动：在病情允许下，鼓励患者做颈部的适当活动，如伤后或颈部植皮术后3天，利用患者翻身及变换体位的机会，督促或辅助患者做颈部轻微的屈、伸及左右活动等。术后3天内是植皮成活的关键阶段，应尽量减少活动，3天后，若无特殊情况，植皮成活，此时鼓励患者做轻微的活动，1~2次/d，5min/次。于伤后或术后10天开始行功能治疗，每天训练患者做颈的前屈、后伸及左右旋转1~2次，10min/次，活动范围逐渐加大。

颈部的被动活动：依颈部的功能活动方向进行被动运动，医者一手扶头，另一手持颈，进行被动的前屈、后伸及左右旋转运动。每项活动几十次左右，10~15min/次。注意开始动作要轻柔缓慢，活动范围由小到大，切忌用力过猛（低质量证据：推荐等级：低推荐）。

3. 机制　运动不仅可以维持关节的活动度，避免挛缩的发生，预防肌肉萎缩及肌腱粘连外，更可促进血液循环，减低水肿，增进造血功能，使患者能保持体能状况，增强病患痊愈的能力。

（二）手部运动疗法

1. 概述　手的表面积占身体表面积（每只手）的不到3%，手部是烧伤瘢痕挛缩畸形的三大最常见部位之一。手部烧伤一般不威胁生命，但是由于手的独特解剖结构，深度烧伤可能导致严重的瘢痕挛缩畸形。这些畸形常常对患者的生活质量有破坏性的影响。

2. 指南　手背部局部深度烧伤患者在保证肌腱不断裂的情况下应白天主动活动，晚上使用支具使掌指关节维持至少70°屈曲；建议进行从被动到主动的渐进式手部练习。第一周优先进行被动运动。第二周，主动和被动运动结合起来并进行ADL训练。患者每天在病房内自己练习至少 2 小时,康复器械、手法治疗也每天 3 次,每次 30min。第三周,继续主动运动、被动运动及 ADL 训练。第四周包括主动运动,继续进行 ADL 训练,手功能训练和手指肌肉训练,每天 3 次,每次 30 分钟。

3. 机制　主动运动可减轻因烧伤长期固定引起的肌肉萎缩,骨质疏松情况,以及由于大量蛋白渗出到组织间隙引起的关节僵直与肌腱粘连。关节被动运动不仅能预防关节挛缩,而且可维持肌肉的弹性,延缓其萎缩。

(三)膝关节运动疗法

1. 概述　膝关节是下肢烧伤创面愈合后的常见并发症之一,膝关节功能障碍明显影响患者的步行能力、日常生活能力。下肢深度烧伤伴腘窝周围皮肤烧伤的患者,如缺乏早期及综合康复的介入,往往导致膝关节僵硬及腘窝挛缩,明显影响患者的日常生活能力,特别是行走及上下楼梯。

2. 指南　植皮术后 5~7d 内制动,每天多次进行患肢静力性肌肉等长收缩运动,5~7d 后康复锻炼,改善关节活动度:牵引一般每次持续 15~30s,每组 15~20 次,每天 3~5 组;关节松动主要针对髌股关节及胫股关节,胫股关节以前后向及后前向的滑动为主,每次持续 30~40s,每组 15~20 次,每天 3~5 组。下肢肌力训练:利用股四头肌训练凳、微机等长肌力训练系统和沙袋进行股四头肌、腘绳肌、小腿三头肌、胫前肌、髋部各肌群等肌肉的抗阻训练,每组 15~25 次,每天 4 组;持续被动运动:应用膝关节下肢持续被动锻炼仪(CPM),每次 30min,每天 1 次,根据患者膝关节活动度及时调整和被动活动范围,在停机时鼓励患者积极做膝关节主动伸屈训练。

3. 机制　主动运动可减轻因烧伤长期固定引起的肌肉萎缩,骨质疏松情况,以及由于大量蛋白渗出到组织间隙引起的关节僵直与肌腱粘连。关节被动运动不仅能预防关节挛缩,而且可维持肌肉的弹性,延缓其萎缩。运动可加速血液循环,预防膝关节僵硬。

(四)水中运动疗法

1. 概述　在康复锻炼的过程中,一般的功能运动时会产生剧烈的疼痛,因此患者的依从性十分低下,也不愿意配合医护人员进行功能运动训练。

2. 指南　水温 38~42℃,先令病人按关节的轴心方向进行主动运动,然后由体疗工作人员帮助作被动运动、由远端小关节活动到近端大关节,逐个关节、逐个方向运动,力求关节活动度达到可能的最大范围,一般隔日一次。做切痂植皮手术时暂停,待植上的皮丘基本成活,术后第一次换敷料时再恢复。对暴露疗法的烧伤病人,除进行水中运动外,还可定期进行一般的主动运动和被动运动以巩固关节的活动度。

3. 机制　温水具有温热作用,可以减轻烧伤肢体运动中的疼痛,另外由于水的浮力作用,肢体在水中容易进行运动。

(五)儿童运动疗法

1. 概述　严重烧伤是一种使人虚弱的状况,导致长期的代谢和身体机能障碍。康复运动训练对儿童烧伤患者的肌肉质量和功能有积极的益处。许多患者出院后可能会回到家中,因为康复支持很差,这可能会妨碍随后的训练诱导适应,需要制定以医院为基础的为期 12 周的训练计划。

2. 指南　运动训练由有氧运动和耐力运动组成,由一位经过认证的运动生理学家指导。采用 8 种基本的阻力练习,包括卧推、腿部按压、肩部按压、腿部伸展、二头肌卷曲、腿部卷曲、三头肌卷曲和脚趾抬高。所有练习都使用自由重量和可变阻力器械进行。根据患者的损伤特点,在适当的时候对运动进行修改。在训练的第一周,病人熟悉这些器材,并指导适当的举重技术。最初,设定病人举起重量或负荷的个人重复最大值(3RM)的50%~60%。第二周逐渐增加到个体3RM的70%~75%(4~10次重复),并在第2周持续到第6周末。在这个阶段,训练强度增加到3RM的80%~85%(8~12次重复),持续到7~12周。此外,还包括跑步机或循环测力计的有氧调理练习。这种有氧训练每周进行三天,每次训练持续30分钟。

3. 机制　实施早期运动对加强康复工作和提高运动训练依从性是有益的。医院出院后立即开始的早期门诊运动训练是增加严重烧伤后肌肉质量和功能的有效干预措施。早期康复运动可改善全身及局部瘦体重,与护理康复标准相比,可导致更大的相对强度及耗氧量峰值。

二、体位摆放

(一)头颈部

1. 概述　发生面部和胸部的烧伤时常伴随有颈部的深度烧伤,若颈部瘢痕发生挛缩会影响颈部甚至是头部的活动,对于儿童还可能影响下颌和脊柱的生长发育。

2. 指南　烧伤部位为颈前时,去除枕头,使患者头部后仰,并保持,可将长枕头放置在患者颈部,形成头后仰位,避免挛缩现象出现在创面愈合过程中;若烧伤部位为颈后,枕头适当调整,保证略微前屈颈部,预防颈挛缩;烧伤部位为颈两侧时,颈部要保持为中立位。

3. 机制　当颈前发生烧伤后,瘢痕挛缩的方向会使颈部前屈,故使用头部后仰的体位对抗瘢痕的挛缩,同理颈后烧伤需使颈部前屈,颈两侧烧伤需使颈部保持中立位。

(二)肩关节

1. 概述　上肢深度烧伤创面愈合后,1~3个月内开始形成瘢痕,并伴有瘙痒、疼痛、紧缩等并发症,使得关节囊、肌腱等结缔组织逐渐缩短,严重者直接形成僵硬、畸形、功能障碍。

2. 指南　肩关节外展90°,肩部水平内收15°~20°,需经常改变体位,监测肢体异常感觉(如针刺感、麻木感),以及运动障碍(如无力、麻痹)的出现。

3. 机制　上肢充分外展,预防上臂与腋部及侧胸壁创面粘连和瘢痕挛缩;肩部水平内收有助于减轻臂丛神经的张力,并且可以防止在一个位置长期定位引起的神经病变;改变体位、监测肢体感觉是为了防止过度牵拉、压迫臂丛神经造成神经损伤。

(三)腋部

1. 概述　若腋窝烧伤后处于非功能位,容易在未愈合就发生功能异常,造成难以纠正的挛缩畸形,前臂和胸壁粘连,肩关节抬举活动受限,造成上肢运动功能的丧失。

2. 指南　腋窝烧伤患者需抬高患肢,采用患肢垫高或悬吊方法,既能保持舒适不疲乏,又能使创面很好的暴露并且不受压。悬带宽松为宜,同一悬挂点不超过1h,以免压迫血管和身体劳累。通常采用肩外展90°以上的位置,有研究表明肩外展150°的位置是安全且耐受性良好的位置。

3. 机制　保持患者肢体、关节的功能位和对抗挛缩位,预防患者由于瘢痕挛缩而引起的畸形或功能障碍。

(四)肘部

1. 概述　肘部瘢痕挛缩的发生率较高,重度瘢痕挛缩可使前臂与上臂粘连,屈曲畸形成锐角,肘部功能严重障碍。

2. 指南　肘部屈侧烧伤,肘关节应置于伸直位;肘部伸侧烧伤,一般保持肘关节屈曲70~90°;肘部环形烧伤,以伸直位为主,并采取伸直位、屈曲位交替的摆放策略。前臂保持中立位或旋后位约10°,仰卧位时掌心向上。

3. 机制　体位摆放的方向主要是用于对抗烧伤后瘢痕挛缩的方向。

（五）手及腕

1. 概述　手为人的劳动器官,且为暴露部位,故致伤机会较多。手部烧伤患者因为怕痛,常将腕关节屈曲、掌指关节过伸、第一指间关节屈曲和拇指内收,这种非功能位导致手部畸形,功能障碍。

2. 指南　患者需将患肢抬高。手掌烧伤时宜背屈,腕、掌指、指间关节均伸直;手背烧伤时,掌指关节屈曲80°~90°,使侧副韧带维持于最长的位置;指间关节伸直或屈曲5°~10°,以避免伸指肌腱中央分腱的紧张和损伤;全手烧伤时腕关节背伸25°~30°,掌指关节屈曲45°~70°,指尖关节伸直,拇指处于外展对掌位。为较好地维持这种功能位,白天不活动时,可用简单的布垫悬吊,夜间可用夹板固定。

3. 机制　抬高患肢,有利于静脉回流,减轻水肿;保持患者肢体、关节的功能位和对抗挛缩位,预防患者由于瘢痕挛缩而引起的畸形或功能障碍。

（六）臀部、会阴及髋

1. 概述　臀部及会阴部烧伤往往同时伴有下腹部及双大腿的烧伤,在愈合过程中可能因为瘢痕挛缩和牵拉导致髋关节的畸形和功能障碍。会阴部有丰富的血管、神经,伤后常发生剧烈疼痛,大小便的污染增加了感染的机会,且此部位包扎困难,不便于护理。

2. 指南　此部位往往采取暴露疗法,应保持髋伸直位,双下肢充分外展使会阴创面充分暴露,可使用翻身床和小儿人字床进行翻身体位护理。

3. 机制　髋伸直位及外展可防止皱褶处积液,减少细菌生长,降低感染概率。

（七）膝关节

1. 概述　由于全身烧伤后需要平卧,且创面治疗时关节活动度训练常被忽视或无法进行,因此膝关节常常是烧伤后合并僵硬的一个关节,以伸直位僵硬为主,且屈曲功能较差。

2. 指南　重视关节活动度训练,仰卧时膝关节保持微屈伸直位。膝关节伸侧烧伤:膝关节后部垫沙垫,微屈10°~20°。膝关节屈侧烧伤:保持伸直位,必要时使用支具固定。

3. 机制　与骨科创伤所致的膝关节僵硬的病理改变有所不同,烧伤后关节僵硬的主要病理改变是皮肤的瘢痕形成和长期制动导致的关节周围软组织的挛缩。

（八）踝关节

1. 概述　踝部深度烧伤后常因瘢痕增生、挛缩、肌腱粘连、关节僵硬、肌肉萎缩等原因导致踝功能障碍(如足下垂)而影响行走。

2. 指南　踝关节保持中立位,呈90°,防止跟腱挛缩形成足下垂。睡翻身床仰卧时足底可垫敷料或用"脚撑",俯卧时应将小腿垫高,足悬空,踝关节成90°。烧伤早期即可指导患者主动活动,防止血栓形成,关节僵硬等。

3. 机制　保持患者肢体、关节的功能位和对抗挛缩位,预防患者由于跟腱挛缩形成足下垂而引起的畸形或功能障碍。

三、支具的使用

（一）头面部

1. 概述　头面部的烧伤治疗极具挑战性,预防和治疗烧伤创面愈合后的瘢痕增生和挛缩,是使用支具进行头面部烧伤康复治疗的目的。

2. 指南　全面部的烧伤性瘢痕,在创面愈合后佩戴压力面具治疗,使压力面具充分贴附于面部皮肤,其松紧度以凸起的增生性瘢痕受压发白为准。在口唇和口腔烧伤后,使用小口扩张器,预防小口畸形发生,鼻部烧伤后,使用鼻孔扩张器,预防鼻孔缩小;外耳烧伤创面愈合后 6~21 天开始,佩戴耳矫形器,预防及治疗耳部瘢痕增生。

3. 机制　矫形器是一种外部牵引力,旨在预防和纠正畸形,以保护和支持损伤并增加活动性,使用面部矫形器可使瘢痕增生受抑,挛缩不明显,有利于固定面部,预防瘢痕增生。

（二）颈部

1. 概述　瘢痕挛缩是颈部烧伤的常见问题。颈部的解剖结构比较特殊,烧伤后易发生挛缩畸形,导致疼痛和功能障碍。

2. 指南　在颌颈胸烧伤后,使用颈部支具保护颈椎,预防口角下移和不能闭口。前颈部烧伤使用定制热塑颈托,随着伤口愈合和挛缩或瘢痕发展,制作软颈托或 Watusi 颈围。颈围支具所用材料需质地适中、富有弹性,提高患者舒适度,有效减轻压痛及减少压疮和瘢痕破溃现象;首次使用颈围支具要避免支撑过高导致脑供血不足,或因瘢痕张力加大出现疼痛裂开。

3. 机制　颌颈胸烧伤后瘢痕增生挛缩主要表现为颌下至锁骨上区域的皮肤挛缩、颏颈角变浅消失;因为有骨组织支撑,下颌骨及胸锁骨区的瘢痕挛缩出现时间较晚且程度轻;即便下颌缘与胸锁区瘢痕挛缩严重,其临床结果也重点表现在颌下至锁骨上区。所以颈部支具根据人体颈部长度及粗细进行制作,符合人体颈部生理曲线,拮抗颌颈部烧伤后瘢痕挛缩。

（三）上肢

1. 概述　上肢深度烧伤是临床治疗难题,当发生深Ⅱ度以上的烧伤处理不当就有可能导致肌腱粘连、水肿或皮肤瘢痕增生和挛缩等并发症的发生,也易造成功能障碍和畸形,严重时甚至会丧失劳动能力。因此,应尽早使上肢深度烧伤患者的创面愈合,开展有针对性的早期功能治疗。

2. 指南　根据上肢创面愈合后功能状态,采用弹力手套或弹力肢套持续压迫,同时进行手指、肘部、腋部主被动功能锻炼。锻炼间歇期佩戴弹性支具,尤其在夜间,将关节固定在对抗挛缩部位,不断调整牵拉力量,由小到大,由弱到强,循序渐进,弹性手套和支具不能随意去除,一般坚持应用 10 个月以上。

3. 机制　康复治疗期间支具的使用是为保证挛缩瘢痕长期处于对抗状态,可以明显改善治疗效果,预防畸形发生。

（四）肘关节

1. 概述　肘关节僵直是肘关节创伤或手术后常见的并发症。肘关节起着连接、带动和引导肩、腕和手部诸关节的作用,创伤后的功能障碍不仅使肘关节活动受限,还将影响到整个上肢的功能活动。

2. 指南　肘部烧伤后,使用静态进展型矫形器帮助患者自控调节力量,提供大小较为理想的扭力,可改善创伤后肘关节僵直,增加关节被动活动度。牵张力强度可通过调节矫形器角度来控制。

3. 机制　软组织损伤是导致肘关节僵直的主要原因。矫形器将关节固定于或接近于关节活动度的终末位置,在短缩的关节周围结缔组织和肌肉上提供治疗性张应力,经过一段时间,这些组织会产生重新塑形,其长度增加,关节活动度改善,在创伤后肘关节功能障碍康复中发挥重要作用。

（五）手部

1. 概述　烧伤发生的最常见的身体部位是手和手臂,手烧伤的主要并发症之一是手指关节挛缩。支具结合运动疗法是预防、治疗手烧伤后瘢痕挛缩、关节僵硬、强直,继发畸形的有效方法。手部深度烧伤主要指手部深Ⅱ度烧伤和皮肤全层坏死的Ⅲ度及Ⅳ度深度烧伤。患者烧伤后因创面收缩和疼痛,自发地置位于伤口张力放松位,常致瘢痕挛缩,软组织粘连,致手部畸形及功能障碍,严重影响患者日常生活和工作。

2. 指南　手背烧伤易发生掌指关节过度伸展、指间关节屈曲和拇指内收畸形,支具应固定于掌指关节屈曲、指间关节伸展和拇指对掌和外展位置;手掌烧伤后制作手掌伸展位支具防止手掌屈曲挛缩和变形,指蹼植皮者需持续使用分指支具及指间弹性带,预防皮片挛缩而造成蹼状瘢痕或并指畸形;支具对挛缩部位要有持续牵引力,除功能训练时间外,其余时间均佩戴支具并根据手及各关节功能活动的改善相应调整支具固定位置。

夜间使用静态支具预防屈曲挛缩,日间使用动态掌指关节屈曲支具改善手关节活动度;但手掌烧伤则夜间使用掌指关节伸展支具。

小儿手部发育尚不成熟,手部烧伤后抗瘢痕挛缩力量弱,易发生瘢痕挛缩,锻炼间歇期佩戴弹性支具(尤其夜间也需要佩戴弹性支具及手套),合适时机应用恰当支具,尤其注意对小指的被动牵拉,防止其挛缩屈曲畸形。

3. 机制　烧伤后的瘢痕挛缩会导致手的正常活动受限。支具持续的牵拉可以有效地防止瘢痕和植皮的挛缩。手部支具治疗是手烧伤后治疗过程中不可分割的一部分,术后早期应用支具进行外固定,有助于尽早消除水肿,促进创面愈合,后期在动力支具辅助下进行功能锻炼,可有效维持患手的最大被动伸直位,巩固日间功能训练成果,起整复和固定作用。

（六）膝关节

1. 概述　膝关节僵硬及腘窝瘢痕挛缩畸形是下肢烧伤创面愈合后较为常见的并发症之一。

2. 指南　下肢烧伤病人术后使用石膏固定防止移植物移动,减少愈合过程中瘢痕挛缩的形成。

3. 机制　腘窝挛缩畸形是由于下肢烧伤后患者长期保持屈膝的舒适体位,腘窝创面愈合后瘢痕挛缩形成。在挛缩发生之前使用支具支撑,可以预防腘窝瘢痕挛缩畸形。

（七）足和踝

1. 概述　足下垂畸形是足部烧伤后最常见的畸形,伴有跟腱挛缩,影响患者日后的行走能力。

2. 指南　足踝支具设计成后片式,保持踝关节在背屈90°,无内外翻的功能位。支具使用过程中应严密观察有无皮肤局部受压,及时调整使用策略;应及时调整矫形器,以适应患者关节活动度的变化。

3. 机制　足踝支具减轻了脚跟的压力,防止压力性溃疡,预防关节挛缩变形,促进患者对体位摆放的依从性,并防止患者刮伤烧伤区域。坚持使用足踝支具对于巩固手术效果,矫正畸形非常重要。

四、疼痛管理

（一）疼痛管理时机

1. 概述　烧伤是所有损伤中最为严重的创伤，烧伤后疼痛体验是造成患者生存质量下降、整体康复效果不佳，甚至产生严重心理问题的重要原因。疼痛管理不当可能会降低患者对医疗团队的信任，对治疗结果产生负面影响，还可能发展为慢性疼痛、感觉异常等。疼痛管理时机的选择决定着镇痛介入的及时性，掌握正确的疼痛管理时机，是确保患者得到及时、有效的镇痛治疗的前提条件。

2. 指南　烧伤疼痛管理的介入须在开始医疗护理时就介入，患者一旦有镇痛需求，或疼痛评分在3分以上时应为患者采取镇痛措施。

3. 机制　烧伤修复期患者除了承受休息和日常活动下产生的背景痛，还承受着换药、外科植皮手术、皮肤供体部位的护理、用夹板固定四肢和康复训练等产生的操作痛。烧伤后组织再生和愈合过程会引起更持久的疼痛，随着伤口的愈合，皮肤的肉芽会随着新神经末梢的增生而形成，这些神经末梢对气流非常敏感。此外，当伤口愈合时，患者会有强烈的刺痛感或瘙痒感，这种感觉与疼痛本身的不适程度几乎相等。因此，医护人员需掌握疼痛管理时机，及时评估患者的疼痛强度和疼痛性质，及早甚至超前采取疼痛管理措施预防疼痛，以减轻患者的痛苦体验，促进患者的整体恢复。

（二）疼痛管理原则

1. 概述　烧伤患者的疼痛可分为四种类型：在休息和运动时可能会有持续存在的疼痛（背景性疼痛）、剧烈和突发的疼痛（爆发性疼痛）、操作痛和术后疼痛，这四种疼痛在修复期均可能存在。镇痛治疗主要有药物和非药物疗法，药物疗法主要由医生主导，非药物疗法可由护士独立进行，不同性质、不同强度的疼痛所采取的疼痛管理措施有所不同，烧伤疼痛管理可遵照以下原则。

2. 指南　烧伤患者常伴有严重疼痛，应将疼痛评估作为常规护理的一部分。

（1）从疼痛强度考虑：轻度疼痛，可先进行非药物干预，必要时遵医嘱进行药物镇痛；疼痛评分为7~10分的重度疼痛，以药物镇痛为主，非药物镇痛为辅。

（2）从疼痛性质考虑：苯二氮䓬类药物（如地西泮、劳拉西泮和咪达唑仑），能减轻成人和儿童烧伤换药引起的操作痛和焦虑，非药物疗法（催眠、音乐干预、虚拟现实技术等）可作为阿片类镇痛药的辅助疗法减轻烧伤敷料更换过程中焦虑和痛苦造成的疼痛。背景性疼痛一般使用长效镇痛剂，最好的治疗是定期给予镇痛药，保持一个持续的治疗性血药浓度。爆发性疼痛通常用短效镇痛药，在资源有限的情况下，可以使用任何可用的麻醉药，疼痛水平在6~8分，可使用现有静脉（Ⅳ）麻醉药物治疗急性疼痛或操作疼痛，使用肌内注射或口服药物治疗背景和爆发性疼痛。

疼痛的初步治疗应使用剂量递增的短期静脉注射阿片类药物，必要时剂量加倍，直至疼痛得到良好控制。

3. 机制　烧伤后疼痛是由于表皮和真皮中的痛觉感受器受到直接的刺激和损伤，从而导致神经冲动通过A-delta和C纤维传递到脊髓背角。脉冲大小由周围刺激和来自大脑的下行影响共同调节。烧伤后炎症反应导致大量化学刺激物释放，这些化学刺激物会在几天内使受伤部位的痛觉感受器变得敏感和刺激。疼痛强度通常在皮肤丧失和组织供体区域达到最大。在严重烧伤的情况下，神经末梢的最初破坏会导致局部对疼痛不敏感。在这些区域，神经组织可能有无序的再生，这将导致神经性疼痛。不同强度、不同性质的烧伤疼痛应采取不同的镇痛治疗方法，修复期存在不同程度的背景性疼痛、操作痛、爆发性疼痛，且这些疼痛一般较重，因此通常以药物治疗为主，非药物治疗为辅，背景性疼痛需保持连续性的镇痛血药浓度，以防发生爆发性疼痛。

（三）药物镇痛

1. 概述　烧伤的性质和强度具有一定特殊性，药物镇痛疗法是主要和最有效的方法。镇痛管理不足仍然非常常见，不断重新评估治疗的有效性以及使用更积极的方法极其重要。

在所有药物镇痛治疗方案中，强效阿片类药物构成了几乎所有药物镇痛治疗的基石，但通常要辅以其他非阿片类镇痛药 / 麻醉剂或苯二氮䓬类药物，以分别解决不同原因的操作疼痛和焦虑。适用于烧伤治疗的药物有阿片类镇痛药（吗啡、芬太尼和氢吗啡酮）、非甾体抗炎药、抗焦虑药物、麻醉药物等。阿片类镇痛药是烧伤疼痛中最常用的镇痛药，最常见的给药途径是静脉给药和口服给药，口服阿片类制剂有短效和长效。阿片类受体激动剂具有强效、大多数护理照顾者熟悉使用它们的好处和风险、它们提供剂量依赖的镇静，对患者和工作人员都有利，特别是在痛苦和引起焦虑伤口护理操作中。阿片类药物给药途径（即静脉或口服）通常取决于烧伤的严重程度，危重病人可通过静脉给药，因为其可能有肠道功能异常，口服阿片类药物因为其成本低、熟悉且方便，在烧伤患者中使用非常普遍。患者自控镇痛（PCA）静脉阿片类药物给烧伤患者提供了一种安全有效的方法来调节其镇痛水平和时间。非阿片类镇痛药物（非甾体抗炎药、对乙酰氨基酚等）用于烧伤急性期阿片类药物的补充，可起到保护阿片类药物的作用。

2. 指南

（1）阿片类药物：用于中重度疼痛的治疗，如吗啡、哌替啶、芬太尼、羟考酮、美沙酮等。

（2）非甾体抗炎药：用于轻中度疼痛，如阿司匹林、对乙酰氨基酚、布洛芬、萘普生等。

（3）辅助类镇痛药物：与阿片类药物或非甾体抗炎药联合使用，增强镇痛效果，包括三环类抗抑郁药、抗癫痫药物、糖皮质激素等。

（4）其他类镇痛药：如曲马多、氧化亚氮、氯胺酮、中成药制剂等。

（5）根据烧伤患者的疼痛程度、疼痛性质、可用药物选择药物的类型及给药途径。

3. 机制　阿片类镇痛药具有较强的镇痛效果，美沙酮是一种合成阿片类药物，它通过 μ 受体激动剂、δ 受体激动剂和门冬氨酸受体起效，其镇痛作用一般持续 6~12h。吗啡是一种强大的 μ 受体激动剂，其活性代谢物为吗啡 -6- 葡醛酸内酯（M6G），具有镇痛作用，是治疗重度痛觉性疼痛的首选药物。曲马多是 μ- 阿片受体激动剂，抗抑郁药曲唑酮的代谢产物，抑制 5- 羟色胺和去甲肾上腺素的再摄取，用于治疗中、重度急性和慢性疼痛。哌替啶是一种合成的阿片类镇痛药物，具有 μ 受体激动剂特性和抗胆碱能作用。可待因在体内被转化为吗啡，通常在小手术后和急性创伤治疗中应用。辅助止痛药包括抗抑郁药、抗癫痫药、肌肉松弛剂、镇静剂或抗焦虑药、右美托咪定、皮质类固醇和肉毒杆菌毒素。氯胺酮是 N- 甲基 -D- 天冬氨酸受体的非竞争性拮抗剂，可用于烧伤患者换药时镇静，优点是通过间接释放去甲肾上腺素维持气道反射、血压和心率；发生幻觉是一种显著的副作用，可通过同时给药苯二氮平或丙泊酚而减轻。苯二氮䓬类药物可治疗极度焦虑并伴有严重疼痛的烧伤患者。当需要迅速起效时，可使用咪达唑仑。静脉注射利多卡因能有效降低神经性疼痛评分，主要与神经损伤有关。Alpha-2 激动剂刺激下行抑制性疼痛通路，镇静降压作用。抗痉挛药，如加巴喷丁和普瑞巴林常用于治疗烧伤患者的神经性疼痛。这些药物通过与钙通道结合，直接降低疼痛的中枢致敏作用，它们间接抑制突触前 NMDA 受体。抗抑郁药如阿米替林，低剂量使用，用于神经性疼痛，它通过激活脊髓中的下行抑制通路发挥作用，每日所需剂量通常不超过 75mg。选择性 5- 羟色胺再摄取抑制药也可用于三环类药物副作用耐受不良的情况。

（四）非药物镇痛

1. **概述**　非药物治疗是治疗烧伤患者疼痛和焦虑的重要辅助措施。它应该尽早开始，以防止焦虑的发展，因为焦虑会使痛苦的循环持续下去。这种方法应该是多学科的，包括心理学家、心理治疗师、物理治疗师和疼痛专家。非药物镇痛疗法主要包括心理技术，如放松、分心和认知行为疗法、催眠和快速诱导镇痛、音乐干预、虚拟现实技术等。

2. **指南**　换药技术：手部创面愈合前进行手功能训练时，在去除敷料过程中应尽量将全层敷料浸湿，注意操作轻柔，平行揭除内层敷料，减少因去除敷料引发的疼痛。

（1）音乐疗法：一般以柔和的背景音乐为主，也可播放患者喜欢并能使其放松的乐曲，音乐响度一般为 50~60dB，以高出周围声响度音 4~7dB 为宜，让患者感觉舒适、放松。

（2）虚拟现实技术：可缓解康复训练中运动、牵拉等导致的疼痛，通过播放模拟视频、夺人眼球的画面或扣人心弦的场景减少患者对疼痛的关注度，多通过头盔及眼镜式装置进行，条件有限时，也可通过播放患者喜欢的影视剧。虚拟现实技术对硬件设备和医护人员的时间要求较高，不适合在小型烧伤中心开展。

（3）按摩疗法：对创面愈合后的背景性疼痛缓解效果较好，评估手部皮肤的完整性、瘢痕的愈合状态、病人的依从性、病人的认知、护理人员是否可提供按摩，避免在伤口愈合早期进行按摩，按摩前要洗手并戴手套，可使用无刺激性和致敏性的润肤剂，按摩力度以使瘢痕变白为宜，瘢痕按摩时，如果病人出现表皮破裂、感染、出血、伤口裂开、植皮失败、无法忍受的不适，或对润肤剂过敏，应立即停止按摩。用适度压力环形、横向、纵向推、捏皮肤、移动、按压、提升皮肤，每天 3~5 次，每次大约 10min，可根据瘢痕状态、大小和按摩方法增加按摩时间。

（4）心理疗法：认知干预——放松、分心和认知行为疗法；催眠疗法和快速诱导镇痛；指导想象；为患者及患者家属进行烧伤及疼痛知识的宣讲。

3. **机制**　换药时动作轻柔，浸湿敷料，可减轻换药时因强制性牵拉造成的疼痛。音乐疗法主要通过分散患者的注意力来减轻患者对疼痛的感知，从而减轻疼痛。心理技术，如放松、分心和认知行为疗法，有助于缓解恢复过程中的焦虑和疼痛。催眠是一种意识状态的改变，通过强化对建议、改变认知能力和感觉能力的接受性，增强注意力的分散。虚拟现实技术将患者与现实世界隔离开来，让患者沉浸在虚拟的三维环境中，其本质是通过转移注意力来减弱患者对疼痛的感知强度。虚拟现实具有沉浸性、交互性，在非药物镇痛中具有较好的效果。健康教育主要通过告知患者相关病情相关的信息，以减轻患者的焦虑紧张，从而减轻疼痛。

（五）N_2O/O_2 混合吸入镇痛

1. **概述**　氧化亚氮（nitrous oxide，N_2O），亦称笑气。氧化亚氮 / 氧气（nitrous oxide/oxygen，N_2O/O_2）因其具有镇痛、抗焦虑、失忆、起效复苏迅速、消除彻底、可滴定等多种优良特性被广泛用于无痛分娩、乙状结肠镜检查、减轻急诊患儿的疼痛和焦虑及终末期患者的顽固性疼痛等。

近年来，有学者开始探索 N_2O/O_2 用于烧伤换药、清创等方面镇痛效果。一项多中心双盲随机对照研究证实稀释 N_2O 吸入在烧伤创面换药中具有明显的镇痛、镇静作用，可应用于日常烧（创）伤创面换药处理，具有较高可信度。同时，N_2O/O_2 混合吸入在烧伤患者日常创面处理中对患者基本生命体征无明显影响，具有较高安全性，宜于临床推广。N_2O/O_2 混合吸入联合氯诺昔康用于烧伤后创面疼痛的镇痛疗效比单纯用氯诺昔康效果好，无明显的不良反应。N_2O/O_2 滴定法在烧伤创面换药中的镇痛效果较固定浓度 N_2O/O_2 吸入效果好，N_2O/O_2 滴定法可根据患者具体情况对 N_2O 浓度进行及时调整，确保给予最低有效 N_2O 浓度，该方法操作简便，安全性高，镇痛效果明显。$50\%N_2O/O_2$ 对儿童烧伤病人更换敷料所致疼痛有明显的缓解作用。N_2O/O_2 可有效减轻癌症患者中到重度爆发性疼痛，显著改善癌症患者的生活质量，N_2O/O_2 操作简单、安全性高，可自我管理。

2. 指南　N_2O/O_2 混合吸入镇痛可用于烧伤急性疼痛、操作性疼痛的治疗。

3. 机制　$20\%N_2O$ 与 $80\%O_2$ 的混合物相当于 15mg 吗啡的镇痛效果。N_2O 在体内流动性较差，血气分布系数为 0.47，不经肝脏代谢，99% 直接从肺部排泄。患者停止吸 N_2O 后 $5\sim10min$，99% 的 N_2O 都能够从体内消除，所以复苏以后认知功能不受影响。一般来说，N_2O 浓度范围在 $30\%\sim65\%$，具有抗焦虑作用；$<50\%N_2O$ 主要产生轻度镇静镇痛的作用，$50\%\sim70\%N_2O$ 主要产生中度镇静镇痛的作用，80% 以上 N_2O 可达到麻醉作用。在 N_2O 浓度 $\leq70\%$ 且氧气浓度 $\geq30\%$ 的前提下吸入适当该混合气体，患者可达到有效确切的镇痛镇静效果同时较少产生不良反应。因此，目前国内外使用 N_2O 镇静镇痛的最高浓度均为 70%，氧气最低浓度为 30%。

五、心理治疗

（一）创伤后应激障碍

1. 概述　创伤后应激障碍（posttraumatic stress disorder，PTSD）是个体面临异常强烈的精神应激后延迟性发生的一类临床症状严重、极大损害精神健康的应激相关障碍。其主要特征为反复呈现的创伤再体验症状、持续的警觉性增高及回避行为，可伴有注意不集中、激惹性增高及焦虑情绪，其他较为重要的症状有惊跳反应、入睡困难和多梦。评估过程中应该始终注意，对创伤性事件的探询和对患者情感的宣泄应该在客观危险结束和主观恐惧缓解后实施。

2. 指南　需由精神科医生严格诊断和评估。

诊断使用：临床用创伤后应激障碍诊断量表（clinician-administered PTSD scale，CAPS）、《精神疾病诊断与统计手册》（*Diagnostic and Statistical Manual of Mental Disorders*，DSM）辅以评估工具：事件影响量表（impact of event scale-revised，IES-R）、PTSD 清单（PTSD checklist，PCL-17）、基恩创伤后应激障碍量表（Keane PTSD scale）、创伤后诊断量表（posttraumatic diagnostic scale，PDS）、痛苦事件问卷（distressing event questionnaire，DEQ）。

创伤针对性心理治疗（认知行为疗法、重复眼动脱敏以及实体暴露）是治疗 PTSD 的最有效方法；成人患者如需药物治疗，选择性 5- 羟色胺再摄取抑制药（selective serotonin reuptake inhibitor，SSRI）是首选，但是应首先使用创伤针对性心理治疗而非药物治疗；同时 18 岁以下个体，不应使用药物预防及治疗 PTSD。

3. 机制　在创伤性事件发生后，过早或不恰当的深入探询创伤事件或患者的体验，这样可能会加重患者的痛苦。准确、详细地了解评估创伤性事件是制定个体化干预、治疗方案的必需步骤。对于主动求医、主动寻求心理帮助的来访者,他们一般会主动叙述创伤性事件,这时我们应详细了解创伤性事件的来龙去脉,以及当事人对创伤性事件的感受、体验,包括此事件带给当事人的躯体威胁、伤害,以及心理感受到的威胁、伤害。

SSRI 能选择性抑制突触前膜对 5- 羟色胺(5-HT)的回收,对去甲肾上腺素影响很小,几乎不影响多巴胺(DA)的回收,因此能显著改善 PTSD 症状群(如再体验,回避 / 麻木,过度警觉)同时有相对较少的副作用,被推荐为一级用药,个人对情境的感知与解释影响个体对该情境的情感和行为反应,对经验的感知与解释上存在偏差、扭曲或缺失可导致适应不良行为。通过使用认知、眼动脱敏与再加工、暴露疗法可改善患者因烧伤事件歪曲认知引起的不安全感、内疚感、无助感以及愤怒等症状,通过暴露使个体能持久地接触唤起症状的应激源,使 PTSD 症状弱化。

(二)其他常见烧伤心理障碍干预

1. 概述 在康复期,患者除了创伤性应激障碍,还可出现焦虑、抑郁、睡眠障碍等问题,虽然焦虑和抑郁的症状可与 PTSD 相重叠,但作为一种精神疾病症状,PTSD 不会出现在每一个烧伤患者身上,可能仅仅单纯地表现出焦虑和抑郁症状,这需要专科医生进行明确的诊断和评估。同时对于某些尚未出现精神障碍症状的患者,可进行适当的心理辅导工作,在烧伤科康复过程中营造出和谐、温馨、积极的气氛,让这些气氛共同感染烧伤病友,因此康复人员也应该具备一定的心理康复知识。

2. 指南 心理卫生评估量表包括评定式(由心理师进行评估)和自陈式(由患者自行评定)两类。常用的评定量表:汉密尔顿抑郁量表(Hamilton depression scale, HAMD),汉密尔顿焦虑量表(Hamilton anxiety scale, HAMA)。常用的自陈式量表:抑郁自评量表(self-rating depression scale, SDS),焦虑自评量表(self-rating anxiety scale, SAS)。

结合镇痛治疗,以心理治疗为主。如效果不佳可考虑使用抗焦虑药以䓛类为主;抗抑郁药以 5- 羟色胺选择性重摄取抑制剂为主。使用药物前需咨询精神科医生同时需结合心理干预方法进行治疗。

心理干预治疗方法:认知行为疗法,认为不良的情绪和行为是由错误的认知所导致的,改变思维方式和对事件的信念可以改变认知,进而改善情绪和行为。

支持疗法:医生应提高适当的支持,包括社会支持和情感支持,同情、体贴、鼓励、安慰患者并使患者调整对困难和挫折的看法,使其走出困境。

放松疗法:学习有意识地控制或调节自身的心理生理活动,以达到降低机体唤醒水平,渐进性肌肉放松、音乐疗法、按摩等。

催眠疗法:通过言语或暗示催眠术使患者处于类似睡眠的状态,然后进行暗示精神分析来治病的一种心理治疗方法。

虚拟现实暴露疗法:运用虚拟现实技术进行暴露治疗。

团体治疗:建立联谊会等方式大家相互鼓励、支持。

在平时的康复工作中,康复人员需主动与其交流,告知患者医院的相关规章以及治疗内容,并对患者介绍相关医护人员,构建良好的护患关系,取得患者的信任。同时注意情绪疏导,积极与患者进行交流,予以患者更多关心和照顾,鼓励和指导患者进行情绪宣泄,同时疏导患者内心情绪以及心态,使患者能够正视现状,对患者介绍治疗成功案例,使患者对治疗充满信心,提高治疗质量。

3. 机制 烧伤患者度过早期的急性心理应激阶段后,注意力多集中于康复期疼痛、创面瘢痕对个人容貌、肢体功能及社会活动与生活能力的影响。烧伤后自尊心、自信心都会受到一定程度损害，常会缺乏重新生活的勇气，有很强的依赖心理，畸形严重的患者面临生活不能完全自理以及不能从事以前职业的困境，因而出现忧郁、情绪低沉。通过使用这些心理干预方法可平稳患者的心境，正确面对各种困难或心理压力，以度过心理危机，逐步消除患者的焦虑和抑郁，对生活重拾信心并逐渐融入社会。

（三）特殊人群的心理康复治疗

1. 重度烧伤患者心理干预治疗

（1）概述：重度烧伤患者面积大，病情重，死亡率高，毁形、肢体致残率较高、住院费用高等，多因素作用结果更易引起患者的孤独感和羞愧感，打击患者的自信心，导致严重的抑郁心理。

（2）指南：在康复早期就委婉地向患者讲明伤情预后、伤残程度，使他们思想上有所准备，同时给予鼓励和安慰，并积极关注，帮助患者发挥其个人的巨大潜力，尽早通过以上的心理干预治疗及稳定情绪技术安抚患者。

（3）机制：重度烧伤不仅有生命危险，还有严重的不良预后，常伴有强烈的心理冲击与精神重创，会使患者产生不同于一般患者的特殊心理反应，使患者出现持续的抑郁情绪等，因此尽早干预有利于患者的预后及后期康复的积极性，让患者知道烧伤事件所引起的身体外貌及功能的毁坏不会丧失自我价值，从而重建自信。

2. 头面部烧伤患者的干预治疗

（1）概述：颜面部深度烧伤导致瘢痕挛缩、五官移位及畸形（如眼睑外翻、唇外翻、小口小耳畸形等），不仅影响美观与功能，还严重影响患者的心理健康，应引起高度重视。

（2）指南：对于头面部严重烧伤的患者应在充分理解患者苦衷的基础之上，帮助、鼓励患者多与其他烧伤患者接触，与正面影响力的患者彼此鼓励和支持。并介绍一些先进的整形方法，请整形成功的患者来现身说法，恢复患者的自信心，为后续的整形手术作准备。康复人员应该多留意头面部烧伤患者的心理活动，并进行早期干预，及时发现问题运用心理干预手段如认知行为疗法，帮助他们接纳自我、战胜自我。

（3）机制：颜面部作为与外界交流的第一门户，深度烧伤创面愈合后会遗留不同程度的瘢痕从而引起容貌上的改变，患者往往会因此而产生悲观失望、不愿与外界接触的消极情绪，特别是在许多患者在第一次看到自己的外貌时常难以接受，产生恐惧、悲观失望、孤独寂寞等心理问题，假如这种心理问题持续存在，容易悲观厌世甚至自杀。

3. 儿童烧伤患者的干预治疗

（1）概述：儿童烧伤在各类烧伤中占很大的比例，儿童患者症状的产生多数是因烧伤、烫伤造成的恐怖阴影在心中始终挥之不去，继而产生一些强迫症状和对当事人或父母或社会产生敌对焦虑情绪。

（2）指南：除了以上的心理干预方法，可考虑营造轻松气氛分散注意力：可在病房内、床旁摆放玩具、墙上贴卡通壁画等，医务人员可与患儿进行些小游戏，玩视频游戏，用儿童的语言讲短小有趣的故事。

1）实施激励的方法：在康复过程中应做好心理安慰和必要的解释鼓励，在交谈中称赞他是一个勇敢懂事的孩子，在治疗完毕之后及时给予表扬，增强患儿自信心，激发主动性；可适当使用示范效应，从而使其主动合作。

2）家属的心理疏导：在康复治疗过程中，家长始终扮演着至关重要的角色，家长的一言一行始终影响着孩子。首先,医务人员应注意对家属进行心理疏导,使家属能尽快地面对现实并配合治疗,并对患儿传输积极性;其次,详细向家属介绍患儿的病情及治疗方法,让家属了解患儿病情轻重程度及治疗效果,充分解答家属的疑问。

(3)机制:由于烧伤换药及康复治疗中的疼痛,患儿常因害怕疼痛而产生抗拒、挣扎、拒绝治疗、大哭大闹不止等一系列不良的心理症状,可产生如下行为障碍:

分离型焦虑心理:表现为情感上十分眷恋父母,明显的感情依恋性,易哭泣、激惹。

狂躁型心理反应:多由于创面疼痛或隔离治疗与亲人分开引起,表现为持续的反抗、号啕大哭、拒绝治疗,甚至以头撞墙。

抑郁型情绪反应:表现为在治疗过程中,始终表情抑郁、少语、沮丧、孤独、厌食、嗜睡等。

相比于成年人心智上的不成熟,患儿常常缺乏安全感,因此获取患儿的信任对于康复过程至关重要;患儿有易遗忘的特点,可使用分散注意力的方法减少患儿的痛苦;患儿有攀比的心理,利用身边患儿的示范效应,触发患儿的治疗积极性。

4. 老年烧伤患者的心理干预

(1)概述:老年人由于烧伤后康复治疗效果欠佳,负性情绪明显增加且持续存在,除了与一般烧伤患者相近的心理障碍如恐惧、焦虑、抑郁之外,还常常伴发其他心理问题,如易激动、烦躁、孤独、悲观甚至绝望厌世;有的患者表现为猜忌、多疑,对医务人员的言行较为敏感等。针对老年烧伤心理障碍的特点,心理康复介入应该融入日常医务工作中。

(2)指南:结合心理干预方法进行人性化护理,积极消除心理障碍:医务人员应富于同情心,与患者建立起和谐、信任的关系;在不影响治疗的同时,积极照顾好患者的饮食和其他生活习惯,避免过多的限制。

(3)机制:老年患者因器官老化,生理功能减退,整体调节功能减弱,其生理和社会适应能力也减弱,烧伤后治疗周期长,机体自愈能力差,烧伤创面不易愈合。此时患者可因疼痛、烧伤创面经久不愈而产生急躁、焦虑不安等,特别是人到晚年难免出现失落感、孤独感、多疑敏感等心理特点。因此要注意对老年烧伤患者的心理干预,强调人性化护理的目的就是增加老年人的幸福感,增加其康复治疗积极性。

(刘文军)

第三节 创面覆盖完成、离院前康复治疗

一、抗阻的关节活动度训练、肌力训练、主动力量训练、步态训练

(一)概述

国际烧伤康复共识峰会认为治疗性运动是任何烧伤康复方案的基础性元素。治疗性运动包含:抗阻的 ROM 训练、肌力训练、主动力量训练、步态训练。

1. 抗阻的关节训练是沿瘢痕挛缩长轴方向的反向运动训练。ROM 训练是维持关节活动度训练,是恢复全范围的关节活动度,烧伤患者每日日间均需进行维持关节活动度的训练。

2. 肌力是肌肉在收缩或紧张时所表现出来的能力,是肌肉发挥其生理功能的形式,肌力减低是烧伤临床上最常见的症状之一,常会引起人体各项日常活动的障碍,如坐、站、步行障碍等。肌力训练是患者自主维持及发挥肌肉生理功能,通过肌力对外界做功来实现的

康复训练。

3. 主动力量训练适应面广，不受场地限制，主要用于治疗和防止关节周围软组织挛缩与粘连，保持关节活动度，但在重度粘连和挛缩时治疗作用不太明显。

4. 步态训练是以矫治异常步态，促进步行转移能力的恢复，提高患者的生活质量为目的的训练方法之一。

（二）指南

1. 抗阻的 ROM 训练　动物实验及临床均发现，关节不活动可以引起组织纤维增生，关节内粘连，肌腱、韧带和关节囊挛缩。抗阻的 ROM 训练，由于直接牵伸了关节周围的软组织，因此可以保持或增加关节周围软组织的伸展性，改善关节的活动范围。所有的训练活动均应缓慢、轻柔地进行，避免引起疼痛和软组织损伤。烧伤患者每日 ROM 训练可以反复多次在康复治疗师指导下进行（图 8-1~图 8-3）。

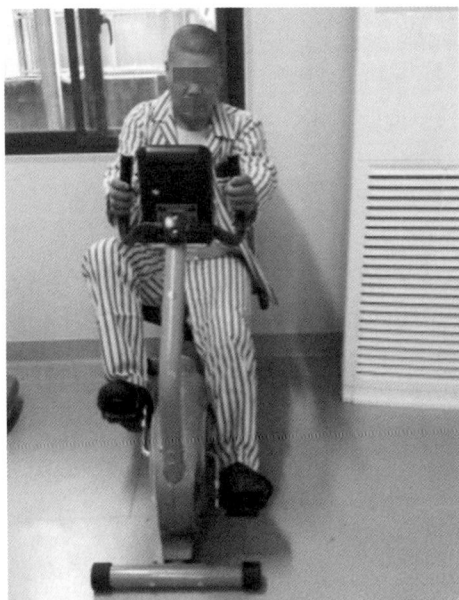

图 8-1　抗阻训练例一

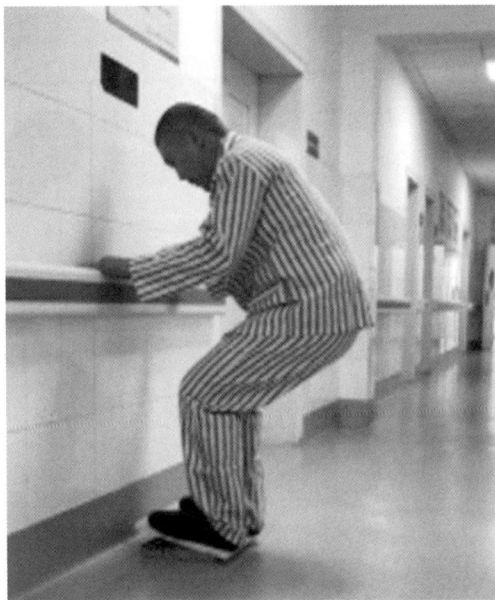

图 8-2　抗阻训练例二

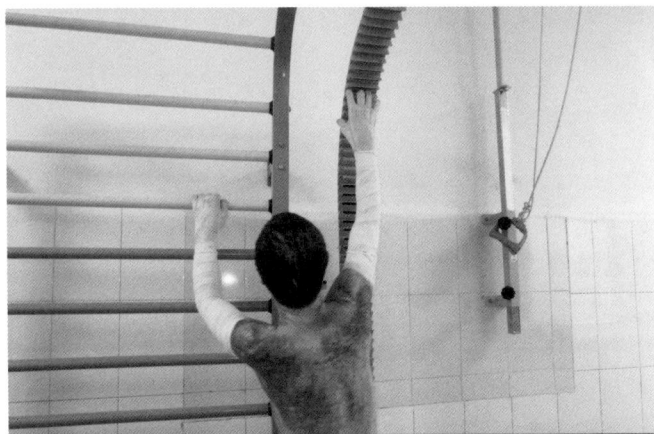

图 8-3　抗阻训练例三

2. 肌力训练　是增强肌力的主要方法,肌力训练的具体技术和方法有多种,如神经传递冲动可以使用弹力带、轻重量和体操设备实现短持续时间的训练并逐渐增加阻力。肌力训练强度宜适度逐步增加。

3. 主动力量训练　最常用的是各种徒手体操,根据关节活动受限的方向和程度,设计一些有针对性的动作,可以个人练习,也可以把有相同关节活动障碍的患者分组集体练习。

4. 异常步态的矫治　是一个较为复杂而困难的问题,所以训练前,首先要进行全面的步态分析,找出步态异常的原因和机制,采取有针对性的措施来帮助改善步态,可以借助步态分析仪、平衡杆等进行步态分析和训练。

（三）机制

制动造成肌肉萎缩以及肌力、耐力、平衡能力和协调能力下降,所致关节周围纤维组织沉积、增生引起软组织粘连、ROM 下降;而关节 ROM 下降或肢体残障将造成 ADL、学习能力、工作能力下降。很多烧伤患者在早期长期制动或肢体运动不足而表现为失用性肌萎缩,也有因伴有周围神经损伤出现的神经源性肌萎缩,或因切痂、削痂导致的肌肉缺失。所以肌力、耐力是烧伤患者进行康复治疗时的重要内容。通过抗阻的 ROM 训练、肌力训练、主动力量训练、步态训练促使患者得到更好康复治疗效果。

二、ADL 训练

（一）概述

ADL 训练(activities of daily living)是指日常生活活动训练。日常生活活动是指人类为了达到独立生活而每天必须反复进行的最基本的、具有共同性的动作群,即进行衣、食、住、行及个人卫生等基本动作和技巧。广义的 ADL 还包括与他人的交往,以及在社区内乃至更高层次上的社会活动。

（二）指南

1. 功能性活动　例如,转移、移动训练、进食、洗澡和洗漱应该在康复中尽早展开,以便让患者早日为自我康复负责并积极参与。烧伤后四肢及躯干运动功能保存良好的患者不需要特意训练,只需要在日常生活中按照自己的生活作息习惯完成即可。当患者可以部分或完全离床时鼓励患者独立完成进食、修饰、洗澡、穿衣、如厕等自理性活动。患者出院后尽量独立完成全部的 ADL,减少患者的依赖性,除非部分活动较为复杂致使患者不能完成,家属方可以辅助其完成。

2. 家务活动训练　对于患者出院后回归家庭十分重要,在家务活动训练中患者被期待更多的主动参与角色。例如:扫地、洗衣、做饭等。

（三）机制

烧伤患者由于烧伤直接或间接导致肢体或不完整,或关节功能障碍,或瘢痕增生,或创面水疱干扰,或感觉过敏等因素导致了烧伤患者参与 ADL 活动不同程度的受限,给患者或照顾者带来不同程度的压力和负担。烧伤康复期,患者被期望能够参与制定康复目标,独立完成基本的 ADL,并能够积极参与康复治疗,重建伤前的生活、工作、娱乐的角色,重返正常的生活模式,回归社会。为了促进烧伤患者的独立生活能力,减轻照顾者的负担及家庭经济压力,应针对烧伤患者不同时期的功能情况给予个人化的 ADL 训练,帮助患者生活自理,提高患者的家庭及社会参与能力。

三、对抗瘢痕增生与挛缩的综合治疗

（一）概述

烧伤后瘢痕挛缩是因缺乏延展性且长度不足的病理性瘢痕取代正常皮肤，导致相关关节或解剖结构的活动度下降或线性改变，挛缩可以影响皮肤的皱褶、连接、边界从而导致继发的邻近正常结构的变形，烧伤瘢痕挛缩一般根据所导致的运动障碍、组织偏移及功能畸形的情况来描述。临床治疗中，不恰当的肢体体位摆放、长时间制动、肌肉、软组织及骨性结构的损伤等都可能参与挛缩的发生发展。长时间的瘢痕挛缩会导致肌肉、肌腱、血管神经组织的短缩，关节可能出现脱位或半脱位的情况，同时伴有关节囊、韧带在挛缩方向的短缩。骨性结构也可以在挛缩发生的过程中间受影响。烧伤可致浅表瘢痕、萎缩性瘢痕、增生性瘢痕及瘢痕疙瘩等。瘢痕增生与挛缩畸形是烧伤后最多且最严重的后遗症，对抗瘢痕增生与挛缩是烧伤患者在康复期主要内容之一，采用局部涂擦瘢痕软化霜同时以矫形器或医用弹力绷带套或穿压力衣进行持续和可控的加压复合治疗以及药物疗法、超声疗法、激光疗法等在很大上程度上获得非手术控制瘢痕增生和挛缩的发生。经临床观察，瘢痕采取早期预防、外用药物、激光祛红治疗、压力治疗等综合治疗可以取得良好效果，需要尽早施行。

（二）指南

目前在烧伤及康复治疗中，不可忽视患者、家庭及环境三方面的因素。在对抗瘢痕增生与挛缩的综合治疗中，常有多种治疗方法。

1. 早期预防

（1）尽早封闭创面可减少瘢痕增生，如需手术治疗则应尽早明确手术指征，尽早手术封闭创面。

（2）体位摆放：一般小面积烧伤根据烧伤创面的部位不同而采取不同体位。

1）面部，有参考文献表明，面部使用支具可以保持面部轮廓，预防唇周、眼周及其他运动区域挛缩。

2）颈部，颈部是一个具有高挛缩风险的部位，所以使用矫形器维持中立位的姿势及避免前屈和侧屈，维持下颌和颈部外形是非常必要的。

3）胸、腹部前侧的烧伤患者可采取平卧位或左右侧卧位结合，根据需要交替轮换翻身活动，而背部、臀部烧伤者往往是俯卧与侧卧位交换。

4）肘部烧伤时如肘屈侧烧伤使肘部保持伸直位，伸侧烧伤使保持屈曲90°，肩部腋下烧伤时肩关节外展90°~100°和外旋位，以避免臂丛神经张力过大。

5）手具有复杂的解剖结构，具有多平面运动的能力及灵巧性。手背烧伤时使腕掌屈，掌指关节屈曲，诸指间关节伸直，拇指外展。掌侧烧伤时腕、掌指、指间关节均伸直。全手烧伤时腕关节背伸25°~30°，掌指关节屈曲45°~70°，指间关节伸直，拇指外展对掌位，对手掌烧伤较重者，应注意拇指牵伸的位置以保护木质的掌指关节。

6）髋部保持伸展位，应外展10°~15°。

7）膝部保持伸直位，膝前部烧伤保持轻微屈膝位。

8）踝部保持在中立位。

（3）材料治疗：目前临床上最常用的硅凝胶敷贴片，硅凝胶贴的最佳时机为伤口愈合后2周左右，在此后的6个月内效果最佳。

（4）药物治疗：目前常用的药物包括硅酮凝胶、皮质激素类、钙通道阻滞药、维生素类、抗组胺类、壳聚糖和中药等。

（5）激光治疗：激光治疗机制为凝固瘢痕内毛细血管，导致瘢痕局部乳酸和缺氧环境形成，从而抑制细胞增殖及胶原合成、促进胶原降解、诱导细胞凋亡等。像束二氧化碳激光通过像束光学透镜形成微光斑作用于皮肤，气化剥脱表皮层，微光斑生成微热通道在真皮层形成热损伤区，同时不破坏周围的正常组织。这些微损伤区启动组织愈合机制，再生胶原纤维，使皮肤收紧、瘢痕改善，而周围正常的皮肤起到辅助加快微损伤区恢复的作用。其防治瘢痕安全有效，并发症少，成为瘢痕的早期预防和后期治疗的重要方法。脉冲染料激光或窄谱光嫩肤（dye pulse light, DPL）通过光技术，快速高效的解决瘢痕毛细血管增生扩张问题。在创面几近愈合时就可采用无创脉冲染料激光或"DPL"激光祛红治疗。激光治疗的靶组织是血管。其中脉冲染料激光还可减少成纤维细胞的数量和增殖，改善胶原纤维松散紊乱的排列方式。不超过 12 个月的瘢痕采用低能量激光治疗具有明显的效果（图 8-4~ 图 8-8）。

2. 瘢痕按摩　通过手对局部皮肤及皮下组织施以不同程度及形式的压力的操作手法，而烧伤后新生的皮肤较为脆弱，容易干燥和裂开，所以治疗师需要指导患者，经常在皮肤上涂抹润肤膏或润滑油，并且进行轻柔地按摩，以保持皮肤清洁、湿润。

3. 压力治疗　弹力加压是目前临床上瘢痕防治的有效手段。

（1）绷带加压法：弹力绷带对肢体包扎时，由远端向近端缠绕，均匀的做螺旋形或 8 字形包扎，近端压力不应超过远端压力。

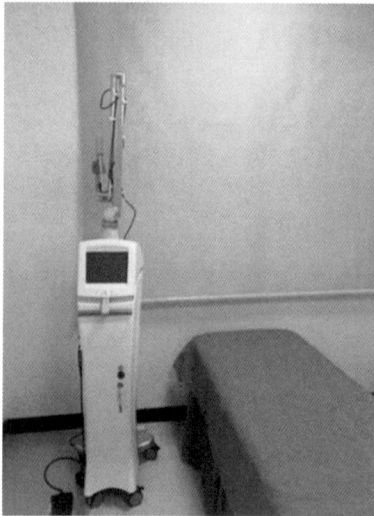

图 8-4　二氧化碳点阵激光机

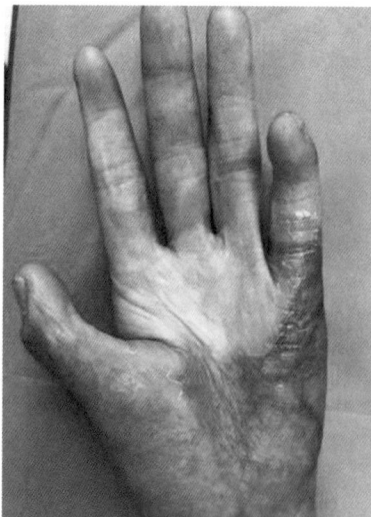

图 8-5　激光治疗前

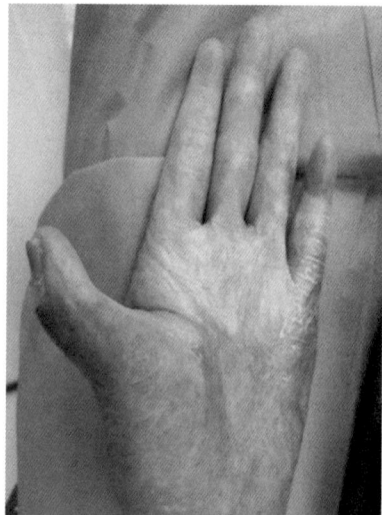

图 8-6　激光治疗 3 次后

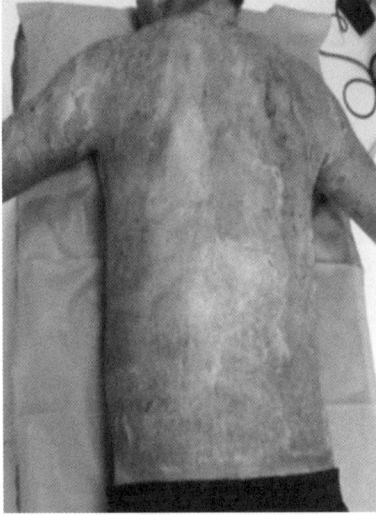

图 8-7　激光治疗前

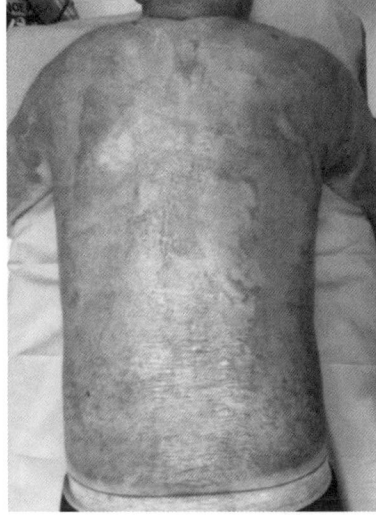

图 8-8　激光治疗 1 次后

（2）压力衣加压法：通过制作压力服饰进行加压法和量身定做压力衣加压法。有学者认为压力治疗的理想压力为 24~25mmHg，接近皮肤微血管末端压力，有效压力为 10~40mmHg。若压力过大，皮肤会缺血而溃疡，躯干加压过大会抑制肺扩张，影响呼吸，头面部加压过大时可能会使人有头晕或不适感。李曾慧平教授等研究指出，10~15mmHg 的压力已取得良好效果。

（3）压力垫的应用：在不同体位或姿势下压力应始终保持在有效范围。特殊部位（如身体凹陷部位或手指等），压力衣或弹力绷带不能保证有效压力的情况下，需配合压力垫的使用保证有效压力，如手指指腹为易发生瘢痕严重增生的区域，而压力手套对手指指腹的压力明显不足，因此需要配合手部的压力垫一起使用，能够更有效抑制瘢痕的增生与挛缩（图 8-9~ 图 8-14）。

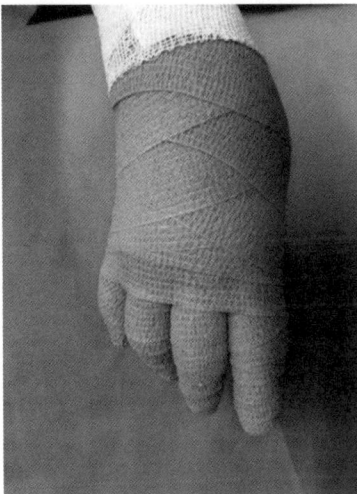

图 8-9　自粘绷带

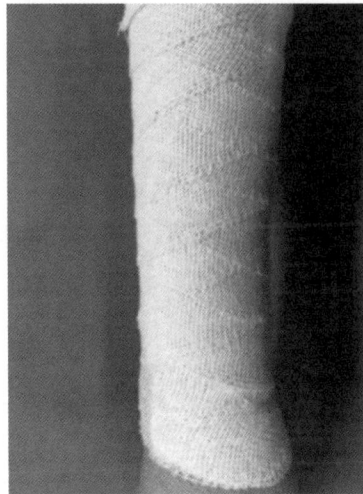

图 8-10　弹力绷带

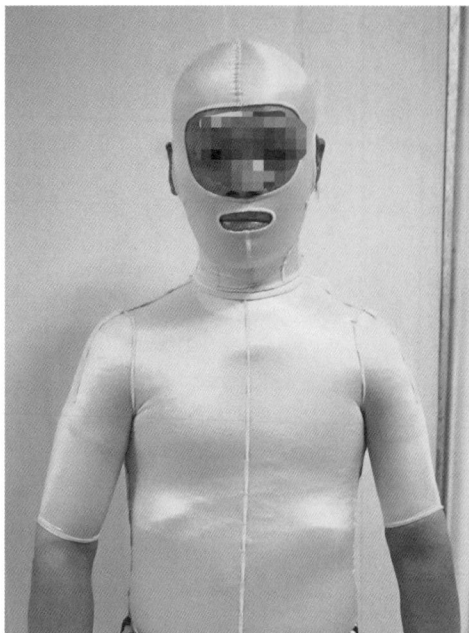

图 8-11　压力衣

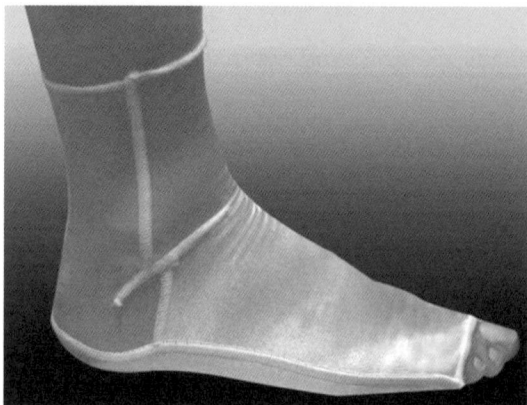

图 8-12　压力足套

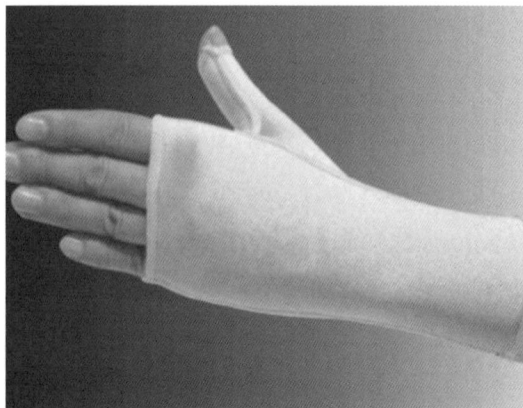

图 8-13　压力手套

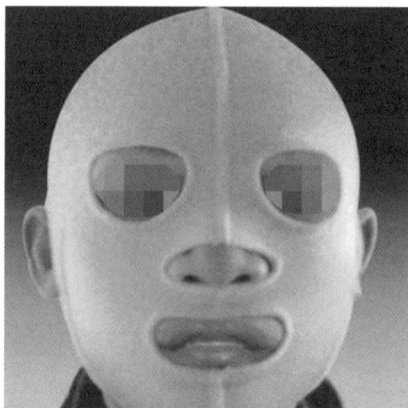

图 8-14　压力面罩

4. 矫形器的装配效果与材料性质密切相关　矫形器中常用的材料有聚丙烯、聚乙烯、低温板材等。低温热塑性塑料的特性包括可塑性、记忆性、牵拉性、抗指压性、黏附性等，具有制作和使用方便、重量轻、透气性好、穿着舒适、美观、不影响 X 线穿透、环保等优点。①上肢矫形器根据功能分为固定性（静止性）和功能性（可动性）两大类。前者没有运动装置，用于固定、支持、制动。后者有运动装置，可允许肢体活动或控制、帮助肢体运动。②下肢矫形器主要作用是支撑体重，辅助或替代肢体功能，限制下肢关节不必要的活动，保持下肢稳定，改善站立和步行时姿态，预防和矫正畸形。选用下肢矫形器必须注意穿戴后对肢体没有明显的压迫，如用 KAFO 屈膝 90° 时不能压迫腘窝，内侧会阴处应无压迫；对下肢有水肿的患者矫形器不宜紧贴皮肤。③脊柱矫形器主要用于固定和保护脊柱，矫正脊柱的异常力学关系，减轻躯干的局部疼痛，保护病变部位免受进一步的损伤，支持麻痹的肌肉，预防、矫正畸形，通过对躯干的支持、运动限制和对脊柱对线的再调整达到矫治脊柱疾患的目的。矫形器在烧伤康复期主要作用为减轻瘢痕挛缩、预防畸形、保持肢体正常轮廓和辅助压力治疗（图8-15~图8-21）。

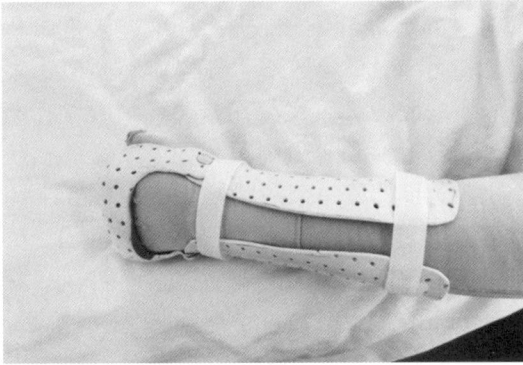

图8-15 前臂屈指矫形器

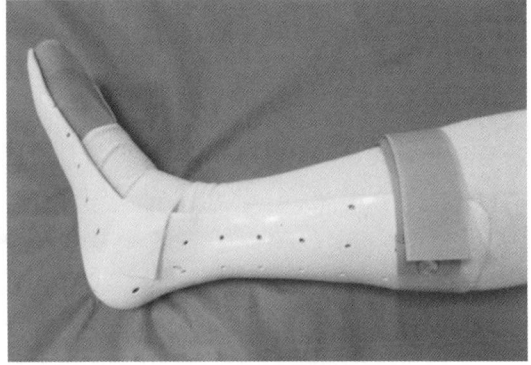

图8-16 踝关节静态矫形器

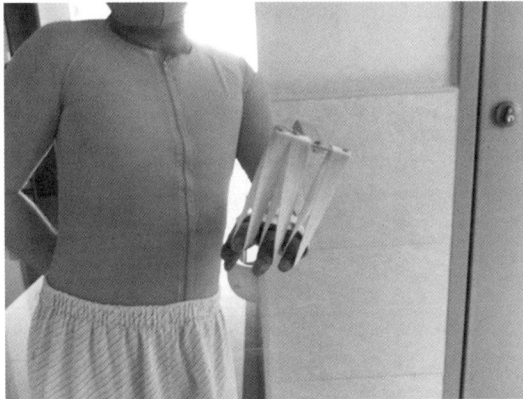

图8-17 手动态支具

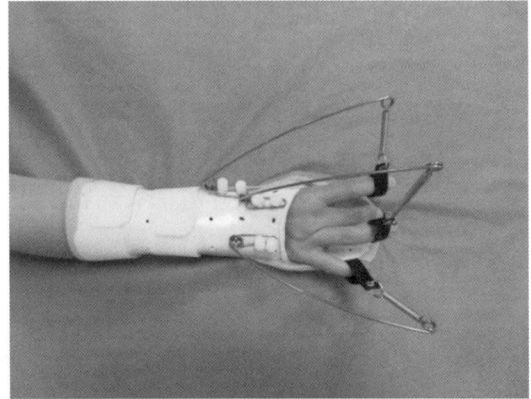

图8-18 手动态支具

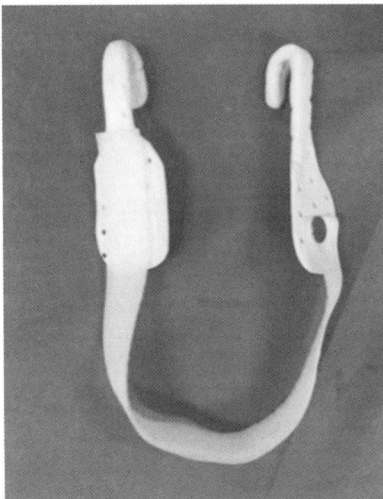

图8-19 自制开口器

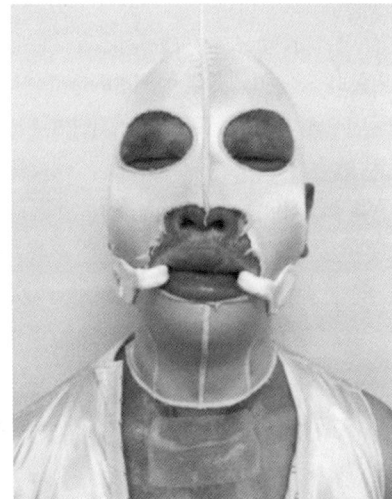

图8-20 正面观

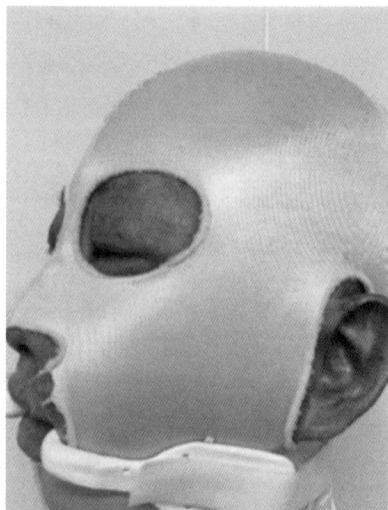

图 8-21　侧面观

5. 冷冻治疗　利用冷冻剂来破坏局部细胞和血液循环,使组织坏死脱落,达到去除瘢痕的目的。

（三）机制

在创面修复过程中成纤维细胞大量增殖,并开始合成和分泌大量的胶原纤维和胶原、纤维连接蛋白及蛋白多糖等细胞外基质,导致增生性瘢痕和瘢痕疙瘩的形成。新形成的胶原纤维又与伤口边缘的胶原纤维连接起来,细胞与细胞、细胞与基质以及基质之间相互编织,在创伤部位形成了一个网状结构。肌成纤维细胞的收缩就可以通过这个网状结构传遍整个创面,从而使创面的肉芽组织发生明显的挛缩,进而持久收缩,最终导致瘢痕挛缩的发生。通过早期预防、瘢痕按摩、压力治疗、矫形器治疗、冷冻治疗等可有效控制瘢痕增生。

四、烧伤后皮肤色素沉着

（一）概述

烧伤后局部常出现色素沉着,皮肤点片状色泽加深呈浅褐色、褐色甚至黑色,严重妨碍美观,尤其是患者面颈部色素沉着,明显影响患者生活和工作,给患者带来较大的精神痛苦及心理压力。已开展的治疗方法有药物治疗、物理磨削技术、化学剥蚀漂白法,近年水光微创、激光皮肤美容也广泛开展。

（二）指南

1. 激光祛色素治疗　治疗时对准患者色素沉着部位进行照射,照射范围可略大于色素沉着部位,皮损即刻变为灰白色观察指标,患者治疗期间均严格防晒,配合使用医学护肤品,修复皮肤屏障功能。

2. 药物治疗　口服氨甲环酸片剂、外用含氢醌乳膏、左旋维生素 C、果酸、壳聚糖、中医中药等。

3. 水光治疗　水光针注射后刺激纤维细胞、胶原蛋白的生成,促进营养成分吸收,促进新陈代谢,非交联玻尿酸加氨甲环酸局部注射还可以减少黑色素形成,疗效显著且人体没有任何排异反应,无副作用（图 8-22~ 图 8-27）。

（三）机制

外伤后色素沉着的发生与多方面原因有关:

1. 局部理化因素作用、皮肤微循环不良、皮肤营养不良、局部炎症刺激等导致皮肤代谢功能紊乱,表皮细胞产生的自分泌和旁分泌激素或细胞因子形成自分泌、旁分泌网络调节局部皮肤黑色素沉着的作用,黑色素细胞产生大量黑色素小体聚集在创伤部位形成局部皮肤黑色素沉着。

2. 外伤后皮肤血管袢数减少、静脉回流障碍导致微循环障碍,呈暗红色静脉血液淤积,也是色素增加的重要因素。

3. 紫外线、药物、自由基、局部炎症等因素会激发酪氨酸活性,使黑色素蛋白数量增加,肤色变黑。

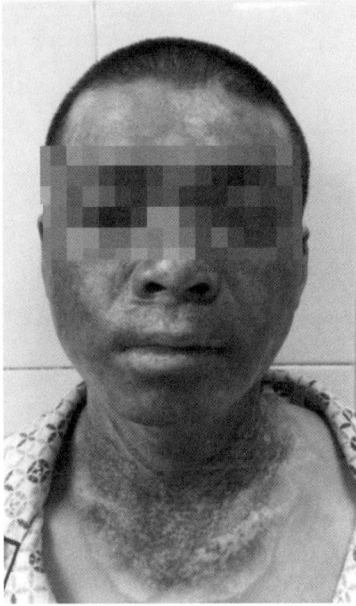

图 8-22　水光治疗前

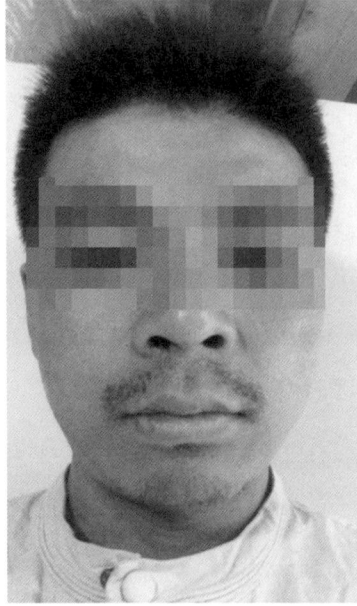

图 8-23　水光治疗 3 次后

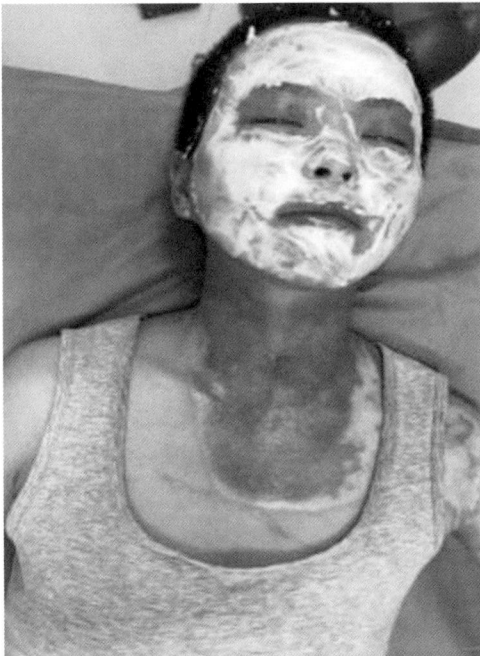

图 8-24　水光治疗前

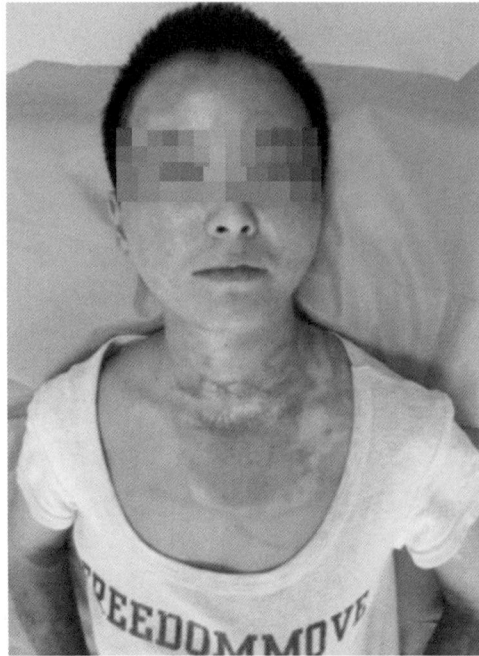

图 8-25　水光治疗 3 次后

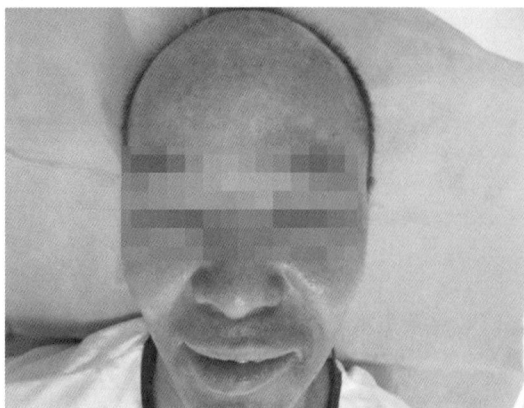

图 8-26 水光治疗前

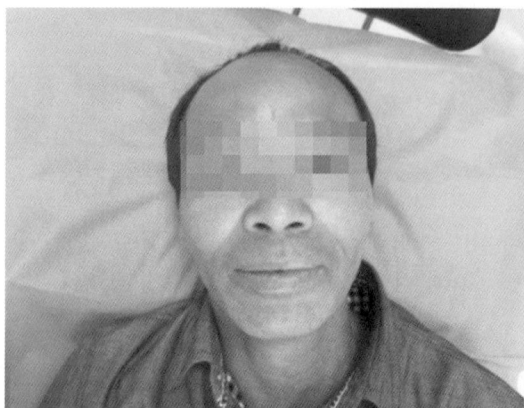

图 8-27 水光治疗 3 次后

酪氨酸酶活力抑制剂（如氨甲环酸、氢醌等）、影响黑色素代谢剂（如维生素 A 酸等）黑色素还原剂可将黑色素还原为无色的物质（如维生素 C、维生素 E 及其衍生物等）；加速角质层细胞代谢（如非交联玻尿酸）局部使用可以治疗烧伤后色素沉着；激光是选择性光热作用于几种色素，特异的被用来有效地治疗表皮和真皮的色素性疾病而不伴有并发症。

五、儿童应使用适合其发育水平的玩具和游戏辅助康复治疗的开展

（一）概述

烧伤儿童的生理特点决定了儿童烧伤后期预防瘢痕与康复治疗的特殊性与重要性，患儿烧伤后期进行康复治疗时，非常不配合，经常哭闹，所以治疗师治疗前应与患儿交谈，观察患儿情绪、心理爱好。治疗师可准备儿童喜欢的一些色彩鲜艳的动画书、故事书，和能动且能发出声音的玩具，消除患儿的恐惧心理，与患儿交朋友，消除生疏感，与患儿一起做游戏，建立良好关系。树立威信，稳定患儿情绪，为下一步功能锻炼做铺垫。

（二）指南

1. 按摩与功能锻炼　采用主动运动与被动运动相结合的方法，将按摩贯穿其中。根据儿童的生理特点，按摩时不能太用力，以免造成新的创口或外伤，尤其是早期按摩时，把握儿童特点，调节患儿心理，将娱乐活动与康复练习融为一体是小儿康复练习成功的关键。小儿天性活泼爱动，由于疾病和损伤使身心受到各种障碍，变得孤独、自卑、烦躁、郁闷，对运动惧怕和畏难。练习过程中极不合作，使练习无法进行。根据儿童的好奇心理和爱嬉戏玩耍的特性，基于游戏有目的活动更能有效缓解手部烧伤儿童锻炼引起的疼痛和提高手部运动的功能。通过讲故事、看卡通画以及治疗性的游戏活动，使哭闹的患儿安静下来，呆滞的患儿变得活泼起来，在快乐的情绪中，按制定的方案运动起来。根据烧伤患儿部位不同指导患儿做闭眼、张口、颈后伸、上肢外展、肘腕关节屈伸、前臂旋前旋后、握拳伸指及下肢关节的屈伸活动。

2. 开办烧伤儿童夏令营　烧伤儿童夏令营最早见于 1982 年美国北卡罗来纳州举办的 Camp Celebrate 周末营，此后烧伤儿童夏令营的形式得到推广，世界各地都开展了定期举办的烧伤儿童夏令营。夏令营对于数量庞大的中国烧伤儿童应该是很受欢迎的形式，但由于缺乏经费来源和人力物力，如何推广尚需进一步探索。与成人患者相比，瘢痕等对儿童的心理伤害更大，可影响到其正常的人格发育和教育。以夏令营的形式让烧伤儿童在一起活

动,能够帮助他们增强勇气和自信,减少孤独感,逐步适应烧伤带来的变化并重新回到学校和社会。

(三)机制

由于儿童特殊的解剖生理特点,儿童体表面积与身体质量之比较成人大,皮肤嫩薄,即使在同样热力作用下也较成人烧伤程度严重,尤其是严重的小儿烧伤除危及生命,造成巨大的经济损失外,致残率也相当高。儿童正处在快速生长发育期,烧伤后不仅瘢痕出现早而且变化迅速,特别是关节部位挛缩剧烈,所以畸形和功能障碍更加显著多变。烧伤后创面与瘢痕疼痛及瘢痕影响外观、功能等对儿童的心理伤害不容忽视,寻求患儿易于接受的治疗方式对于患儿更好康复具有积极的意义。

(邬佳敏　魏亚婷)

第四节　离院后康复治疗

一、有条件的单位应开展烧伤患者的门诊康复治疗

(一)概述

随着烧伤基础研究与临床救治技术的发展,大面积严重烧伤患者的存活率不断提高。但在烧伤创面愈合过程中及创面愈合离院后,常因治疗方法不当、缺乏正确的康复介入及功能训练等因素,导致瘢痕增生、挛缩、粘连等诸多畸形的发生,严重影响该类烧伤患者创面愈合后的外观及功能。因此,有条件的单位应开展烧伤患者的门诊康复治疗,帮助烧伤患者进一步完善康复治疗措施,最大限度恢复患者身体外观和功能正常化程度。门诊医护人员积极运用医学知识,满足病人的健康需要,用科学的方法解决病人的健康问题。

(二)指南

通过开展健康宣传教育,为患者提供优质的服务,使病人在就诊过程中掌握有关烧伤康复的知识。医护人员在患者就诊过程中了解其疾病情况、心理问题、生活习惯及对烧伤康复的认识等问题。确定学习目标,提高对病人的烧伤康复的认识,建立良好的遵医行为,制定教育计划,配合治疗,减轻心理负担,建立健康的生活方式。烧伤康复的宣传教育主要内容有烧伤后瘢痕的防治、烧伤后的功能锻炼及药物使用知识、就诊须知、复诊时间等。在门诊大部分就诊病人中使用最多的方法是根据烧伤患者预后程度进行个别指导,可收到较好的效果。

(三)机制

烧伤患者出院后会长期遗留甚至终生存在瘢痕,同时伴功能障碍及社会心理问题。患者往往因毁容而自卑,因他人排斥而自闭,因对家庭造成负担而自责,导致长期与社会隔离。而儿童患者因无法接受正常教育,不能形成健康的人格心理,无法掌握必要的知识和生活技能,自感前景黯淡无光。对于这些患者,开展烧伤患者的门诊康复治疗不仅帮助其树立自尊自强的生活勇气,让其家庭成员掌握必要的护理和康复知识,还能通过宣传和教育,让患者所在单位、学校、社区乃至全社会去理解、帮助和接纳他们。

161

二、进一步加强 ROM 及力量训练，改善身体素质

（一）概述

关节活动度训练可尽早或在损伤当天开始，以实现每次活动达到最大关节活动度而保持皮下组织完整性或系统性好，且不影响伤口愈合。烧伤后成人、儿童的抗阻运动和有氧运动已被证明能够增加肌力、改善肺功能、提高生活质量和社会心理预后。离院后烧伤患者关节活动度及力量训练对于提高机体功能、回归社会将起关键性作用，应引起重视。

（二）指南

创面愈合后的烧伤康复患者烧伤康复宣教，一方面依托专业的医务人员进行一对一的指导训练，同时还可以依托烧伤康复微信平台建立良好的医患沟通，指导门诊患者及出院患者离院后关节功能锻炼。一个结构化的运动项目比家庭护理在改善力量和运动更有效。研究表明，对于烧伤患儿抗阻及有氧训练在小儿烧伤康复中同样有良好的恢复效果。

进一步加强 ROM 及力量训练主要包括：

1. 主动活动 在许多功能锻炼方法中，主动活动应放在第一位。主动活动不论烧伤早期或后期都十分重要，可以调动患者的积极性，促进身心全面康复。主动活动能增强肌力，改善 ROM 范围，从而预防和减轻各关节的功能障碍。对于面部烧伤患者，当患者能够参与时也应尽快开始针对烧伤的主动和主动辅助 ROM 运动。主动活动要从小范围开始，循序渐进，逐渐增加运动量及运动幅度，并鼓励患者战胜疼痛，要特别注意眼、口、颈、肘、手、髋、膝、足等部位的功能活动，如闭眼、张口、颈后伸、上肢外展、肘腕关节屈伸、前臂旋前旋后、握拳伸指及下肢各关节的屈伸活动。主动活动还可借助各种器械，如：哑铃、平衡梯、踏车运动器械等。

2. 被动活动

（1）关节的屈伸、适度旋转运动：在患者肌肉不能主动收缩或疼痛使伤员不敢主动收缩肌肉时，可以由医务人员或伤员的健肢带动患肢的活动。被动活动常用以牵拉挛缩粘连的各关节，改善 ROM，使挛缩的瘢痕放松。动作须平稳、轻缓，用力大小以患者能耐受为度，切忌用暴力，以免造成新的创伤。每天 5 次，直至各项指标基本稳定。

（2）按摩：按摩是被动活动主要措施之一，通过按摩、推拿、牵拉等方法，使关节恢复一定的活动度，为主动活动创造良好的条件。被动活动可借助各种弹力性支具，如小口开大器、手指支具等，以帮助其活动。

（三）机制

烧伤患者存在较多的治疗问题，比如：因制动造成的肌肉萎缩以及肌力、耐力、平衡能力和协调能力下降；因制动所致关节周围纤维组织沉积、增生引起的软组织粘连、关节活动度下降；因瘢痕增生或制动后瘢痕肌腱肌肉等软组织挛缩造成的关节僵硬、畸形。增加关节活动度以争取达到接近正常为目标，主动活动及被动活动、加强力量训练成为治疗手段的必须。

三、加强瘢痕处理

（一）概述

任何因素导致的皮肤损伤，只要其范围和深度达到一定程度，组织修复的自然结局便是瘢痕形成。适度的瘢痕形成是一种生理性的表现，而过度形成则属于病理性改变。一旦

瘢痕过度形成,将可能再次引发对人体的伤害,不但会出现程度不同的症状,更重要的是有碍观瞻,影响功能。烧伤创面可致浅表瘢痕、萎缩性瘢痕、增生性瘢痕及瘢痕疙瘩等。对于烧伤后瘢痕增生、挛缩等造成的严重后果,采取积极的防治手段尤其必要。

（二）指南

1. 加压疗法　弹力加压包扎是防止或减轻瘢痕增生的有效措施之一。其主要原理是通过长期加压,使瘢痕局部缺血、缺氧、细胞反应减少,胶原代谢降低,成纤维细胞的增生受到抑制,从而抑制瘢痕增生。压力治疗可以减少瘢痕厚度。应该使用23小时/天,直到瘢痕成熟。

2. 瘢痕内药物注射疗法　肾上腺皮质激素类药物具有抗纤维增生的功能,能使成纤维细胞发生退行性变,减少胶原合成,是瘢痕治疗的辅助药物,也是瘢痕治疗一线药物。局部注射皮质类固醇对严重增生性瘢痕质地有明显改善效果,复发率低。

3. 外用药物　瘢痕外用药物种类很多,其作用机制都不十分清楚,目前常用的药物有:硅酮凝胶、肤康霜、瘢痕软膏等,通过水化角质层,润肤和保湿可防止皮肤干燥,保持皮肤光滑干燥,同时可减轻瘙痒症状,有一定的抑制瘢痕增生、促进瘢痕成熟、软化的作用。

4. 其他　激光治疗和冷冻治疗等。对于病理性瘢痕,积极预防比瘢痕形成后被动治疗效果要好得多。

（三）机制

创面愈合是一个复杂的生物学过程,包括一系列生理、生化变化和细胞、细胞因子、细胞外基质共同参与并相互调节的过程。按照创面愈合的基本病理生理过程,一般将其划分为炎症反应、肉芽组织增生和瘢痕形成三个相互联系的阶段。临床研究证实,除了伤及真皮浅层的表浅损伤和小于6个月、处于子宫内的胎儿皮肤创伤可以无瘢痕愈合外,凡涉及真皮深层的创面均以瘢痕形成而告终。所以,从广义上讲,瘢痕形成是创面愈合的最终结局。

四、为患者建立随访档案,制定随访计划并实施

（一）概述

患者建立随访档案,制定随访计划并实施将医疗护理过程有效的延伸到家庭中,为患者解决许多实际的问题,减少并发症的发生,减轻患者的负担,为患者实实在在的着想,体现了一个连续的医疗护理服务,提高患者对疾病的认知水平,改善了患者的心理状况及不良生活行为,有助于医患关系的和谐发展。

（二）指南

1. 出院前　给予烧伤患者的康复宣教,建立良好烧伤患者复诊制度,培养患者依从性,更好地配合医务人员后期烧伤康复指导治疗。

2. 建立微信平台　由专业医生、康复理疗师针对患者个人给予合理化、个性化烧伤治疗方案推荐。

3. 完善烧伤患者门诊复诊制度,建立患者回访登记本　医院统一派发患者回访信息登记本,分为护士版和医生版,患者出院时由责任护士负责收集患者的基本资料(姓名、地址、联系电话、出院诊断,出院时间等),完整填写医护两份回访登记本,根据患者的情况计划随访时间安排,一般病情较重的或是健康知识缺乏的,安排在出院1周内进行随访,其他病情较轻的可以酌情在1个月内完成随访,并做好病人康复功能锻炼的指导及1个月后复诊的预约工作。而且随访率达到95%以上。

4. 门诊预约复诊　每月随访时,对患者反映的存在疑问的创面情况不能解决的或是瘢

痕增生影响功能的,帮病人预约好周一至周六的门诊复诊并做好概述登记,以方便医生更好更快地了解复诊病人的情况,进行有针对性的治疗。

5. 回访内容 回访时由回访人员先进行自我介绍,消除芥蒂,并主动询问患者的病情,通过交谈了解当前患者的生理、心理、遵医依从性及行为,重点关注患者的生活能力的改善和功能锻炼的情况,对患者的疑惑进行专业的解答,对患者及家属在施行康复锻炼时存在的危险因素给予指导,如不能及时解决的,可反馈给上一级医生,对其进行再次的回访评估,或是建议门诊复诊。

6. 有条件的医院可以开展烧伤患者病友会 让患者有这样一个平台相互交流,介绍瘢痕防治方法,更好地完成肢体功能康复及心理康复。

7. 儿童 应提倡以夏令营的形式让烧伤儿童在一起活动,能够帮助他们增强勇气和自信,减少孤独感,逐步适应烧伤带来的变化并重新回到学校和社会。

(三)机制

长期以来我国的烧伤治疗主要侧重于早期救治及创面修复,对烧伤后期康复不够重视,导致大多数烧伤患者出院后没有得到及时有效地康复指导,大量患者遗留严重的容貌和功能障碍,难以重新回归正常生活,成为家庭和社会的负担。为患者建立随访档案,制定随访计划并实施,不仅满足了患者的需求,同时提高了患者的遵医行为及帮助患者重返工作岗位,取得良好的远期治疗效果。

五、评估躯体功能状态、心理状态及存在问题

(一)概述

我国烧伤患者生活质量相关影响因素,发现临床护理可控的主要因素中疼痛、瘙痒、功能障碍是重要影响因素。基于以上可控因素,参照国际烧伤患者生活质量护理干预指南,引用国际先进理念技术,通过参考文献检索、质性访谈、专家会议等方法构建烧伤患者康复期生活质量干预方案,并进行初步实证研究,以期提供科学、规范、持续的干预措施,促进烧伤患者康复,提高患者生活质量。定期对患者躯体功能状态及心理状态进行专业评估,对于拟定个性化的康复治疗方案具有指导意义。

(二)指南

烧伤患者伤后即进入全面康复治疗阶段,此时患者的康复治疗由烧伤科医生及康复医师统筹安排。可以分为创面治疗期、创面封闭后至出院前康复阶段和出院后康复三个阶段。

1. 创面治疗期 烧伤患者伤后尽早进行躯体功能评价,住院患者入院第一天即进行该项工作以及烧伤康复健康宣教。根据评价结果,制定包括体位摆放、主动肌肉收缩、适度关节功能锻炼等指导。相关研究表明,良好的家庭支持系统更有利于急性期患者度过心理危机期,使伤者采用有效应对策略,避免不恰当应对所致康复效果不佳,提高其心理应激水平和生活质量,促进其身心康复。

2. 出院前康复阶段 定期进行患者躯体功能评价,根据评价结果指导调整患者康复治疗方案,以提高日常生活能力为主要目的,进行关节活动度及肌力训练、ADL 训练以及抗瘢痕增生与挛缩训练。该阶段推荐至少坚持 12 周。康复治疗期烧伤患者的心理反应,主要与其身体形象、肢体功能、烧伤后遗症相关,个体差异显著。此阶段,患者的身心康复重点是其在临床环境中的生理、心理各面的适应,伤者开始寻求出院后回归社会乃至未来人生的专业咨询。

3. 出院后康复阶段 出院时躯体功能评价后以定期门诊康复治疗和随访为手段，通过建立随访档案，定期评估躯体功能、制定计划并实施，以期进一步处理瘢痕增生、逐步恢复正常功能。烧伤患者出院后，瘢痕逐渐增生，瘙痒、无法排汗、创面色素沉着、功能和活动受限等严重影响患者的生活，重新踏入社会需要面对他人质疑的眼光、社会舆论压力等，会对伤者的心理适应提出新的挑战。伤者可能因此出现多种心理问题，如社交焦虑、孤单、回避与周围人的接触等。

（三）机制

烧伤康复是漫长的过程，不仅要关注创面的生长状况，还要关注患者功能的康复、心理的健康。然而每个患者身体状况不同、心理适应和调整存在差异性、家庭收入、教育背景等情况的差距都会对康复产生影响，因此提高患者生活质量的方案也不能是一成不变，需要不断评估、调整，找到最适合的方法。

六、适时考虑修复重建手术及术后治疗

（一）概述

瘢痕和创伤密切相关：创伤是因，瘢痕是果。医学中尤其是外科系统在治疗的同时又给患者增添了手术创伤留下的瘢痕。它可以发生于身体的任何组织，瘢痕组织不断演化，有的趋于萎缩，有的持续增生形成所谓增生性瘢痕，有的甚至不断扩大形成瘢痕疙瘩，个别趋于恶性变。对于患者来说，轻者妨碍外观，重者影响功能，对患者心理、思想也有较严重影响。手术治疗是一种在烧伤全程均可进行的一种干预方法，可以加快伤口愈合、减轻损伤并挽救生命。同一创面，手术修复可以通过快速治愈创面来提高生存率，减轻瘢痕。对于烧伤后已形成的明显影响关节功能及外貌的瘢痕，在治疗上通常采用手术松解、切除整复手术（需要注意：对于瘢痕疙瘩，术后可能复发，有的比术前更重，采用其他方法也并非十分肯定。这是一个有待完善解决的问题）（图8-28~图8-31）。

（二）指南

1. 深度烧伤创面尽早手术封闭对于预防后期瘢痕形成具有重要意义。

2. 在组织器官缺损、畸形除功能方面的影响或限制外，尚有形态的异常。治疗原则应以功能恢复为重点，兼顾形态的改善，只有良好的外形上的重建，才是获得正常功能的最佳解剖学恢复的基础。

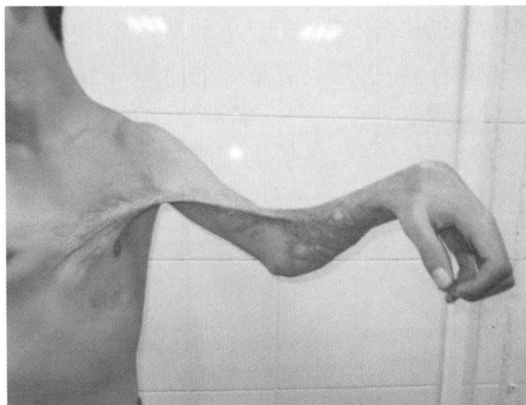

图8-28 单肘关节瘢痕松解术术前

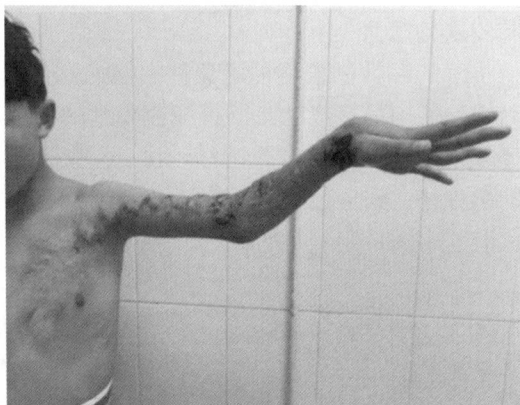

图8-29 肘关节瘢痕松解术术后

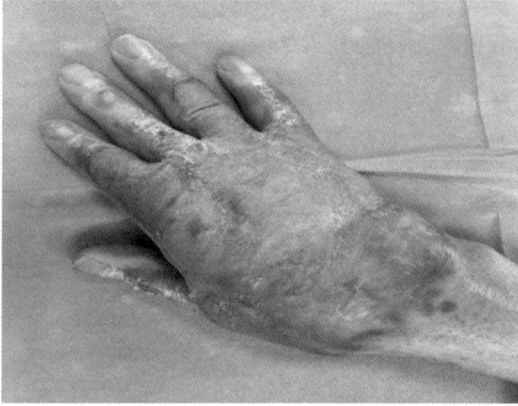

图 8-30 单手背瘢痕挛缩畸形术前

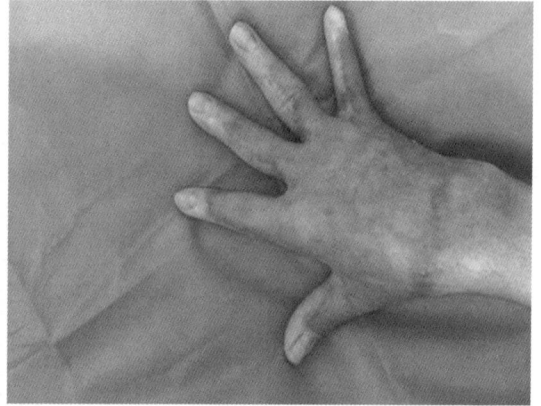

图 8-31 挛缩瘢痕切除整复术术后

3. 缺损、畸形的大小、形态、部位与严重程度各有不同，情况各有差别，因而手术的方式也常有不同，不可能有一个固定或典型的术式。

4. 整形外科治疗中，许多是要择期治疗的，治疗时机的选择直接影响到患者功能康复及身心健康的治疗效果。随着烧伤后皮肤组织变化，手术必要性随之增加。需要注意的是：烧伤后导致的瘢痕挛缩睑外翻、手指关节挛缩畸形患者宜尽早手术修复，前者避免角膜长期外露，反复溃疡形成，明显影响视力，甚至失明的发生，后者避免手指关节囊、肌腱、神经血管挛缩畸形持续时间过长，短缩明显难以修复。

5. 重建手术，术中必须严格遵守无菌操作和无创技术，按照整形外科要求做好切开、剥离、止血、缝合、引流、包扎固定等操作，方可获得良好的手术效果。

6. 术后康复治疗手段跟进，包括：体位摆放、支具制作与佩戴、压力衣使用、瘢痕药物治疗、关节功能锻炼等。

（三）机制

创伤与创伤性缺损畸形，是指由于机械、化学、高温等因素造成人体组织的损伤，器官的损伤与缺损，以及这些损伤后所形成的瘢痕挛缩畸形，这些都需要应用整形外科的原则与方法，及时予以修复，不仅能促进创面早期愈合，缩短疗程，而且早期有效的治疗也是减少功能障碍、预防畸形发生的有效措施。不仅后期的畸形可以减轻，手术次数可以减少，而且功能与外貌的恢复也可能更为满意。为获得最佳的治疗效果，对于挛缩部位的手术松解与皮肤移植只是其中的部分工作，术后的良好处置及康复治疗的配合也非常重要，由于移植皮片的存活过程不可避免伴有基底和创缘的瘢痕增生，仍然具有挛缩的趋势，因此在术后提倡使用静态或动态支具配合每日的物理治疗、压力衣使用、瘢痕药物治疗、关节功能锻炼等来维持关节的全范围活动度，这些治疗必须持续进行直到移植皮肤成熟、不再有挛缩的趋势并达到全范围的关节活动度。

（邬佳敏）

参 考 文 献

1. Loreto-Quijada D, Gutiérrez-Maldonado J, Nieto R, et al. Differential effects of two virtual reality interventions: distraction versus pain control[J]. Cyberpsychol Behav Soc Netw, 2014, 17(6): 353-358.

2. Cowan AC, Stegink-Jansen CW. Rehabilitation of hand burn injuries: Current updates[J]. Injury, 2013, 44(3): 391-396.

3. Chen J, Li-Tsang CW, Yan H, et al. A survey on the current status of burn rehabilitation services in China[J]. Burns, 2013, 39(2): 269-278.

4. Li L, Dai J X, Xu L, et al. The effect of a rehabilitation nursing intervention model on improving the comprehensive health status of patients with hand burns[J]. Burns, 2017, 43(4): 877-885.

5. 罗念容, 王丽, 高华. 早期系统康复在手烧伤患者中的应用效果研究[J], 中国疗养医学, 2016, 25(10): 1033-1035.

6. 陈晃, 刘四文, 石芝喜, 综合康复对深度烧伤后膝关节僵硬及腘窝挛缩患者日常生活活动能力及膝关节功能的影响[J], 中国康复理论与实践, 2012(11): 1082-1084.

7. 吴军, 唐丹, 李曾慧平. 烧伤康复治疗学[M], 北京: 人民卫生出版社, 2015.

8. Chinese Burn Association, Chinese Association of Burn Surgeons, Cen Y, et al. Guidelines for burn rehabilitation in China[J], Burns & Trauma, 2015, 3(1): 20.

9. Serghiou MA, Niszczak J, Parry I, et al. Clinical practice recommendations for positioning of the burn patient[J]. Burns, 2016, 42(2): 267-275.

10. 周贤良, 夏正国, 孔维昌, 等. 烧伤后体位摆放对后期功能康复的影响观察[J]. 实用临床护理学电子杂志, 2017, 2(27): 52-53.

11.《中华烧伤杂志》编辑委员会, 成人烧伤疼痛管理指南(2013版)[J]. 中华烧伤杂志, 2013, 29(3): 225-231.

12. Hellams A, Sprague T, Saldanha C, et al. Nitrous oxide for labor analgesia[J]. JAAPA, 2018, 31(1): 41-44.

13. Liu Q, Gao L L, Dai Y L, et al. Nitrous oxide/oxygen mixture for analgesia in adult cancer patients with breakthrough pain: A randomized, double-blind controlled trial[J]. Eur J Pain, 2018, 22(3): 492-500.

14. 埃德加. 烧伤康复指南[M]. 吴军, 译. 北京: 科学出版社, 2018.

第九章

心理治疗指南

第一节　烧伤后患者主要心理反应

（一）概述

烧伤是战时和平时最为常见的创伤之一，具有明显的突发性、严重性和损伤的迁延性。烧伤后不仅带来有严重的生理损伤，对个体自我形象完整性和躯体功能也会带来严重的破坏。这极易使伤者在烧伤早期、治疗和康复过程中出现情绪、行为和认知等的异常心理反应，严重者阻碍其后续的躯体、社会功能、心理康复进程，造成永久性身心残障。

与其他意外创伤类似，烧伤通常是无预警地突然发生，受创伤者极易出现强烈、持续的应激反应；与其他意外创伤的不同之处是烧伤损坏了个体的皮肤屏障，导致受伤个体产生并遗留严重永久的损伤（如毁容、无法排汗等）。烧伤患者的伤后修复也具其自身特点，一是烧伤的过程是非常恐怖的心理过程。二是伤者会经历持续性和反复性的疼痛。首先是烧伤造成皮肤、组织损伤的过程本身就是一个剧烈疼痛的体验，随后的烧伤创面处理的治疗过程也是异常痛苦的体验。三是烧伤的治疗和康复时间较长，虽然烧伤属于急性损伤，但却是个慢性恢复过程。通常中度烧伤以上的烧伤病人，要完成最基本的创面治疗修复及肢体功能康复可能需要 2 年或更长的时间，皮肤与瘢痕修复则可能持续伴随其一生。而社会功能的恢复和心理功能的恢复需要的时间就更长久。大量的文献都认为，烧伤病人所遭受的痛苦通常都包括巨大的生理创痛，和严重的社会功能和心理功能损伤。研究显示，烧伤后各阶段，患者都可能出现各种心理紊乱症状，如睡眠障碍、噩梦、抑郁、焦虑、回避等，甚至发展成严重的精神疾病。据估计，10%~44% 的烧伤患者于创伤早期经历各种形式的心理症状或紊乱；30%~40% 的伤者出现显著、持久的心理紊乱；成年烧伤患者中创伤后应激障碍的发生率为 7%~45%。

（二）指南

烧伤康复过程大致可分为 4 个阶段：危重期（入院紧急救治阶段）、急性期（烧伤后最初 3 个月）、慢性期（烧伤后 3~6 个月）和恢复期（烧伤 6 个月以上）。在上述各阶段，伤者的心理反应存在一些基本、共同的特点和行为表现（如焦虑、抑郁、失眠、退缩）；其心理症状也可呈现从轻度（如情绪障碍、睡眠障碍、社交障碍、缺乏自信等）到严重（如人格损伤、严重退行、创伤后应激障碍等）的差异。

1. **危重期的心理特点**　此阶段伤者的身心反应和症状主要由创伤事件的突发性（飞来横祸的精神重创）和直接刺激（创面疼痛）引起。伤者在这个时期生理的损伤容易得到重视，但精神和心理的损伤特别容易被忽略。在这个阶段，伤者出现嗜睡、意识模糊和暂时性精神错乱等，部分也确实是会由于受伤后生理机能改变（如感染、生理代谢紊乱）、安眠镇静等麻醉药物的使用所导致。部分症状也可能是伤者出现"情绪休克"的反应，类似"木僵"反应。"情绪休克"大多发生在伤后一周内，伤者由于遭遇突如其来的意外伤害，瞬间丧失应对能力，伤者因完全没有心理准备而无法面对所发生的一切，出现普遍的早期创伤应激心理反应。在超强度应激源的作用下,受伤者通常会出现一种反应状态,表现为反应阈值提高、反应麻木,情绪隔离,速度变缓、强度减弱,如有些伤者表现为出乎意料的平静与淡漠、没有情绪情感、寡言少语,反应淡漠,木讷,对救治也无太强烈的要求等。这既是伤者的一种心理防卫机制,也是一种个人应对能力的超限抑制。尽管"情绪休克"被认为可减轻伤者因过度焦虑和恐惧造成的严重身心反应,可在一定程度上对伤者起保护作用。但临床医护人员切不可被伤者此类"安静"的表象所迷惑,应密切观察、及时甄别伤者的心理危机,以免延误为其实施心理干预的最佳时机。

此阶段还有部分伤者的反应就是强烈的焦虑、恐惧、敏感度增加,警觉度加强。

还有部分烧伤患者会为自己的"死里逃生"而庆幸,求生欲望较强,主要注意力在生命的救治,是否能生存这个部分。对医护人员非常依赖,心存感激,对其自身康复目标持积极乐观态度。

2. 急性期的心理特点　当"情绪休克期"过后,伤者对外界刺激的敏锐性逐渐恢复,但这个恢复会让患者去面对现实的困境,以及需要承受的痛苦。当面对复杂的救治过程(创面处理、医疗护理操作、封闭的医疗环境、隔离的护理状况)和生命所遭受到的威胁感到非常大的压力,显现多种负性情绪反应。主要表现如下:

(1)恐惧、害怕:烧伤后创面体液渗出、肿胀疼痛、频繁的检查、复杂的治疗和操作、加上对伤情及预后的不了解,易使患者处于惶惶不安的害怕、恐惧状态。

(2)焦虑、抑郁:伤者脱离生命危险后,意识到疾病的救治并非一蹴而就,未来将面对更多的手术、创面处理、反复的换药以及未来还可能出现的面部毁容、躯体畸形、瘢痕挛缩、功能障碍等漫长的修复过程,会让来访产生非常无望、无助的感觉。在加上由于受伤可能对其婚姻家庭、工作学习、职业发展、经济等带来的影响,焦虑、抑郁等情绪反应发生率非常高。此阶段伤者的焦虑发生率约39%、抑郁发生率13%~23%。

(3)孤独、寂寞:由于身体救治的需要,伤者需要部分被隔离,活动的能力和范围非常受限。特别是对于需要住在隔离病房或 ICU 病房的患者,需要较长时间与家人分开,与其他社会人员分开,人际交往的范围缩窄,会让伤者感到缺乏社会和家庭支持,孤独、寂寞,容易产生被生活抛弃,孤寂难耐的情绪,甚至整日郁郁寡欢。

(4)愤怒:部分伤者会出现情绪暴躁,易发脾气,容易激惹。不太服从医护人员的管理,容易对陪伴的家属和医护人员有很多的不满,愤怒,甚至言语或身体的伤害。可能的一个原因是大多数烧伤来自于意外伤害、工伤事故或他人肇事致伤,患者无处发泄,只有抱怨命运不公,没有办法和机会表达愤怒,会将这种愤怒情绪牵怒亲人或医护人员。

(5)"赔偿神经症":这是一个"继发性获益"的心态,通常有一些现实的原因存在,特别容易出现在非自身原因致伤者。通常表现为烧伤创面修复的时间明显延长,躯体的不适应状态总不见好转,情绪和精神状态都持续处在糟糕的状态,对多种治疗方案反应效果都比较差,甚至夸大伤情体验等,欲以此博得更多的同情和补偿,将其未来人身依附于工伤或肇事方的赔付,出现对医疗护理的抵触或不合作行为,对医护人员给予的早期康复指导持消极反应或被动行为。消极救治,影响躯体功能修复的最佳阶段。

此外,在此期间,有些伤者的伤前心理病态也日渐暴露,如社会功能不良、行为失调及人格障碍等。

3. 慢性期心理特点　烧伤康复期出现的应激障碍是指创伤后应激障碍(post-traumatic stress disorder, PTSD)。应激障碍分两种,一种是急性应激障碍(acute stress disorder, ASD),

一种是创伤后应激障碍。急性应激障碍是在受创伤后立刻到 1 个月内出现的心理病症之一。ASD 为一过性应激障碍,对躯体损伤或精神应激的反应无严重精神障碍,常在几小时或几天内消退。如果症状存在时间超过 4 周,影响考虑诊断为"创伤后应激障碍",PTSD 指当事人对亲身经历或目击的重大创伤事件的严重反应,是一种延迟或延长的焦虑性反应,主要表现为反复发生闯入性的创伤性体验重现(闪回)、梦境、持续的警觉性增高、回避、对创伤性经历的选择性遗忘及对未来失去信心为主要症状表现。烧伤患者发生 PTSD 的流行病学研究,伤后 1 个月内,呈现一种以上 PTSD 症状的伤者占 42.2%,满足 PTSD 症状标准的伤者占 17.8%;3 个月后伤者的 PTSD 发生率在 7.7%~45.2% 之间。

疼痛及疼痛引发的心理问题也是这个阶段非常明显的反应。无论是创面治疗还是功能康复过程,伤者都要经历剧烈疼痛。长期剧烈的疼痛带给伤者极大的焦虑、抑郁和恐惧情绪,部分伤者甚至痛不欲生,悲观失望,情绪低落,对生活无兴趣和热情,想放弃治疗,甚至萌生自杀的念头。

身体形象和肢体功能的受损,也是康复治疗期伤者面临的严重问题。这对患者的自我效能感、自尊、自信都带来极大的损坏,影响伤者的社会功能、家庭功能的恢复,进一步导致"赔偿神经症"的延续。

4. 恢复期心理特点   与其他疾病最大的区别,烧伤患者出院后,仍面临瘢痕逐渐增生、皮肤汗腺功能受损,瘢痕瘙痒、色素沉着、关节功能和活动受限等严重影响患者的生活;重新进入社会,需面对他人异样的眼光、不理解不接纳的态度,甚至嘲笑和攻击等,对伤者的心理适应能力提出新的挑战。伤者可能因此出现多种心理问题,如回避社会交往、逃避角色责任、不能恢复自我功能,不能完全康复回归社会和家庭。

(三)机制

1. 人口统计学变量   人口统计学变量主要包括伤者的年龄、性别、家庭经济收入、婚姻、民族和文化水平等。有文献报告,性别在烧伤后心理适应方面有显著的影响,男性伤者伤后心理适应明显高于女性,可能与女性伤者更在意其外貌的改变有关,普遍的社会态度对女性外貌的要求也比男性更高。

经济状况也是烧伤患者伤后心理社会问题的显著影响因素之一,可能与烧伤后医疗时间周期长,医疗费用开支大有很大的关系,通常公费医疗的伤者会比自费医疗的患者心理状况要好。

2. 烧伤前个性特征和心理素质   烧伤者伤前的个性特征对其伤后早期心理反应的影响不可忽略。有研究显示,个体的负性心理反应尤其是发生抑郁、焦虑者具有一定人格特质基础。Holeva 等应用艾森克人格问卷对 256 例烧伤患者的调查结果显示,具有神经质、低外倾向性的个体焦虑程度较高,且个体的焦虑程度与其发生创伤后应激障碍的相关性较高。伤者伤前的心理素质,包括其烧伤前的精神病理学、心理状况、个性特征、自动思维模式、认知偏差等会影响其伤后的心理适应、心理障碍及精神障碍的发生。

3. 烧伤的相关变量   烧伤的相关变量主要包含烧伤总面积(total burn surface area,TBSA)、烧伤严重程度、受伤部位、是否有可见瘢痕等。多项研究证实,烧伤总面积和烧伤严重程度与其伤后负性心理反应呈明显正相关。Madianos 等跟踪调查了 45 例烧伤患者,结果指出烧伤总面积、烧伤创面深度、受伤部位等均与伤者早期的负性情绪、伤后心理障碍和精神疾病的发生率明显相关。多元回归分析显示,其中是否有头、颈、脸等特殊部位毁容,甚至是会引发伤者精神异常有关的变量。国内也有类似研究结果,认为头面颈、手部烧伤的伤者在急性期,其焦虑、抑郁的严重程度高于其他部位烧伤的伤者;且烧伤面积越大,伤者的心理反应越强烈。这都与这些部位烧伤后会导致伤者身体形象改变、自我认同度低有关。且此负性情绪反应可贯穿于伤者的整个伤后修复过程,成为强烈而持久的刺激源,严重影响伤者的情绪情感,甚至干扰伤者的睡眠,出现明显躯体形式障碍。相关 Meta 分析显示,除了烧伤总面积、烧伤严重程度、受伤部位、是否有可见瘢痕以外,烧伤的其他变量,如治疗环境、住院时间、并发症、手术顺利程度等也会影响心理状况。

4. 创面疼痛　疼痛对个体的认知、情绪等心理过程有消极影响。疼痛会干扰个体的选择性和持续性注意,损害其记忆功能。长期疼痛还会诱发焦虑和抑郁等消极情绪,严重者会引发伤者的自杀念头和行为。烧伤患者早期的疼痛主要是由于创面受损后引起的病理性急性疼痛、治疗操作过程所致刺激性疼痛等。这个阶段,伤者的注意力更多在是否能够脱离生命危险,以及这个阶段伤者的反应性也降低,疼痛还不是伤者最严重的心理障碍的影响。经历了紧急救治阶段,脱离了死亡威胁后,伤者需要经历漫长、痛苦的创伤治疗阶段。常规的创面换药需清除创面的坏死组织以防感染,清创过程中伤者感受剧烈疼痛,有时使用大量镇痛药亦难以缓解;创面愈合过程中新生上皮、瘢痕组织需要加以拉伸而保持弹性、防止挛缩,这无疑又给伤者带来很大的疼痛刺激。Cousins 将烧伤后的疼痛分为手术痛(procedural pain)、背景痛(background pain)和突发痛(breakthrough pain)。研究表明,疼痛不仅仅是带来伤者不愉悦、痛苦、想逃避的不适状态,疼痛还会对个体的生理功能带来影响,如剧烈疼痛可导致机体组织缺氧、生化和代谢紊乱,释放有毒物质,进而加重机体的病理变化,增加心血管系统的压力,阻碍生理康复。疼痛与焦虑情绪障碍之间也是相互强化的,个体的焦虑水平越高,其疼痛易感性越强,对疼痛的耐受性越差;反之,疼痛感受又会加重个体烦躁不安、紧张焦虑。长期慢性疼痛,还会引发伤者的抑郁情绪,疼痛刺激的不可预测性、对疼痛的无助失控感,均可增加个体对疼痛的感知和无力绝望感。因伤者的疼痛程度与个体对疼痛的易感性、耐受性、创面治疗过程都有关,疼痛程度在烧伤治疗各阶段也有差异,故疼痛影响因素的复杂性导致疼痛的有效护理很困难。目前国外虽已形成正规的疼痛管理方案,主要还是限于药物处理,烧伤患者的疼痛还是未得到有效缓解。除在创面处理及临床治疗护理过程中酌情给予一定的镇静、镇痛药物,还可引入音乐、催眠、呼吸训练等心理干预措施,也有很好的镇痛效果。Patterson 等研究显示,伤者住院期间(创伤早期)的疼痛感与其出院后 1 个月、1 年、2 年随访时的心理适应呈显著相关。因此,提高伤者的心理适应能力,心理健康水平也能很好地缓解疼痛。

5. 烧伤者的应对策略　烧伤患者的应对策略包括伤者的心理弹性能力、积极和消极思维选择,社会支持利用能力等。有研究显示,伤者的应对方式对其烧伤后的心理社会适应、回归正常生活、引发及预测其伤后 PTSD 和焦虑抑郁等心理障碍都具有重要作用。但目前应对方式的作用机制尚不清楚,可能与个体早期生活经验、家庭教养方式、自动思维模式等有关。伤者高水平的"情绪关注应对"和"逃避"应对方式或低水平的"接受"应对,其 PTSD、情绪紊乱发生率较高。选择性的积极关注和消极关注模式、对社会支持的主动寻求及支持使用率也明显影响伤者的应对措施选择。Tedstone 研究发现,接受现实是唯一有益的应对策略,与伤者烧伤后 3 个月心理适应良好呈正相关,逃避、忽略、隔离、转移等应对策略均更多与伤者的 PTSD 或焦虑抑郁相关。另有研究认为,接受并积极解决问题、寻求情感支持等应对策略,可有效促进伤者生活质量和社会功能。可见,采用主动、积极的应对策略有利其烧伤后的心理康复和适应。

6. 烧伤患者的社会支持　在烧伤患者康复进程的急性期、慢性期和康复期,社会支持都是伤者身心康复的重要影响因素。良好的社会支持来自于家庭、朋友、单位、医护人员以及更大范围的社会群体。相关研究表明,心理危机期最重要的社会支持来源于良好的家庭支持系统。康复期最重要的社会支持主要来源于伤者对社会支持的利用度,利用度高社会支持大,利用度低社会支持小。烧伤总面积越大,其需要的社会支持越高,社会支持甚至会成为伤者能否得到有效救治的关键因素。Vanloey 认为,伤者对社会支持的低水平感知和利用水平,可预测其创伤后期 PTSD 的发生。较高社会支持利用度可提高伤者的战胜疾病的信心和自尊水平,缓冲烧伤后所致应激反应强度的作用,可促使伤者采用积极有效应对方式,避免消极应对所致康复延迟,提高其心理弹性能力、社会功能恢复和生活质量。Park 等调查显示,家庭支持缺失是烧伤患者心理社会问题的两个主要危险因素之一。

（王立菲　何　梅）

第二节　烧伤后心理治疗

一、烧伤患者常见心理问题的评估和诊断

（一）概述

精神健康领域的诊断工具和手段往往是以诊断的实用性为前提。诊断的实用性能反映出一个诊断方法的诊断能力。诊断的实用性由三个步骤来测定:第一步是选择金标准。在心理研究领域,金标准往往是一种建立在临床回顾上的诊断,但也可能是几个方面的综合。第二步,将新的测验方法与金标准进行对比研究。第三步,检验新的测量方法的评分实用性,也就是将其评估结果与金标准评定结果进行对比,得出一个诊断界定分数线。

心理评估有两个评定要点:可靠性和有效性。可靠性是指评估得分的恒定性和可重复性。有效性是指在得分基础上能作出有意义或者准确的推理和判断。所有精神障碍评定方法都有其缺点,测量方法不足的评定有两个主要指标:假阳性和假阴性。假阳性是指评定对象测试得分达到了诊断界定分数线,但实际上并不是真正的患者。而假阴性是指未能将真正的患者检出。诊断的实用性经常用敏感性和特异性来评定。敏感性是指测量方法的真阳性率,也就是诊断分数线以上的真正的患者占线上所有患者的比例。特异性是指真阴性率,也就是诊断分数线下的真正的未患病的人数占整个线下人数的比例,当假阴性较高时则敏感性不够,当假阳性较高时说明特异性不够。

（二）指南

1. 烧伤后抑郁

（1）诊断标准:抑郁发作以心境低落为主,与其处境不相称,可以从闷闷不乐到悲痛欲绝,甚至发生木僵。严重者可出现幻觉、妄想等精神病性症状。某些病例的焦虑与运动性激越很显著。

（2）症状标准:以心境低落为主,并至少有下列症状中的 4 项——①兴趣丧失、无愉快感;②精力减退或疲乏感;③精神运动性迟滞或激越;④自我评价过低、自责,或有内疚感;⑤联想困难或自觉思考能力下降;⑥反复出现想死的念头或有自杀、自伤行为;⑦睡眠障碍,如失眠、早醒,或睡眠过多;⑧食欲降低或体重明显减轻;⑨性欲减退。

（3）严重标准：社会功能受损，给本人造成痛苦或不良后果。

（4）病程标准：①符合症状标准和严重标准至少已持续 2 周；②可存在某些分裂性症状，但不符合分裂症的诊断，若同时符合分裂症的症状标准，在分裂症状缓解后，满足抑郁发作标准至少 2 周。

（5）排除标准：排除器质性精神障碍，或精神活性物质和非成瘾物质所致抑郁。

2. 烧伤后焦虑

（1）诊断标准：焦虑症是一种以反复的惊恐发作为主要原发症状的神经症。这种发作并不局限于任何特定的情境，具有不可预测性。惊恐发作作为继发症状，可见于多种不同的精神障碍，如恐惧性神经症、抑郁症等，并应与某些躯体疾病鉴别，如癫痫、心脏病发作、内分泌失调等。

（2）症状标准：

1）符合神经症的诊断标准；

2）惊恐发作需符合以下 4 项：①发作无明显诱因、无相关的特定情境，发作不可预测；②在发作间歇期，除害怕再发作外，无明显症状；③发作时表现强烈的恐惧、焦虑，及明显的自主神经症状，并常有人格解体、现实解体、濒死恐惧，或失控感等痛苦体验；④发作突然开始，迅速达到高峰，发作时意识清晰，事后能回忆。

（3）严重标准：病人因难以忍受又无法解脱，而感到痛苦。

（4）病程标准：在 1 个月内至少有 3 次惊恐发作，或在首次发作后继发害怕再发作的焦虑持续 1 个月。

（5）排除标准：①排除其他精神障碍，如恐惧症、抑郁症，或躯体形式障碍等继发的惊恐发作；②排除躯体疾病，如癫痫、心脏病发作、嗜铬细胞瘤、甲亢或自发性低血糖等继发的惊恐发作。

3. 烧伤后焦虑、抑郁的评估工具

（1）医院焦虑抑郁量表（hospital anxiety anddepressionscale，HADS）：该量表由 Zigmond 和 Snaith 编制，主要应用于综合性医院患者焦虑和抑郁情绪的筛查。它由焦虑、抑郁 2 个维度各 7 个条目组成，采用 4 级评分。1993 年，该表由叶维菲和徐俊冕译成中文。HADS 只是一个焦虑和抑郁的筛查量表，能直观反映患者的主观感受，常用作于综合性医院筛查潜在焦虑或抑郁症状的患者，尤其适合内外科门诊或住院患者。该量表效度为 0.92，总体信度为 0.86，重测信度为 0.91。

（2）流行病学调查用抑郁自评量表（center for epidemiological survey depression scale，CES-D）：原名为流行学中心抑郁量表，由美国国立精神卫生研究院于 1977 年编制。CES-D 较广泛地被用于流行病学调查，用以筛查健康人群中有抑郁症状的对象，也可用作临床检查。它可评定抑郁症状的严重程度，着重于个体的情绪体验，较少涉及躯体症状。CES-D 共 20 个条目，受调查者可按过去 1 周内出现相应情况或感觉的频度评定，采用 4 级评分，得分≥16 分即表示可能有抑郁症状。该量表经验证有良好的信度及效度。

（3）焦虑自评量表（self-rating anxiety scale，SAS）：由美国杜克大学华裔教授 Zung 于 1971 年编制，由 20 个与焦虑症状有关的条目组成，用于测评受调查者有无焦虑症状及焦虑的严重程度。采用 4 级评分，由粗分转换为标准分，粗分 ×1.25 整数部分为标准分。总分超过 40 分可考虑为筛查阳性，即可能有焦虑存在，需进一步检查。分数越高，反映焦虑程度越重。该量表信度及效度均较高。

（4）状态-特质焦虑问卷（state-trait anxiety inventory，STAI）：由 Spielberger 等于 1977 年编制，并于 1983 年修订，其特点是简便、效度高、易于分析，能直观地测评焦虑患者的主观感受，尤其是能将当前状态（状态焦虑）和一贯状态（特质焦虑）区分开来。前者描述一种不愉快的短期情绪体验，如紧张、恐惧、忧虑等，常伴有自主神经系统功能亢进。后者则用来描述相对稳定的、作为一种人格特征且具有个体差异的焦虑倾向。通过状态焦虑和特质焦虑问卷的测评，可以区别短暂的情绪焦虑状态和人格特质性焦虑倾向，为不同的研究目的和临床实践服务。STAI 含 2 个分量表，即状态焦虑问卷（SAI）和特质焦虑问卷（TAI），各有 20 项，采用 4 级评分方法。经国内专家验证，该量表信度及效度均较高。

（5）症状自评量表（symptom check list 90，SCL-90）：曾有 58 项的原始版本及 35 项的简约版本，由 Derogatis 于 1977 年编制，1983 年修订。SCL-90 包括躯体化、强迫、人际敏感、抑郁、焦虑、敌意、恐怖、精神病性及附加项等 10 个维度 90 个条目，采用 5 级选择评分。测试得到因子分后，可以用轮廓图分析方法，了解各因子的分布趋势和评定结果的特征。此量表在国外已被广泛应用，在国内也已形成常模被广泛应用于临床研究。

（6）贝克焦虑及忧郁量表：

1）贝克焦虑量表（Beck anxiety inventory，BAI）：由 Beck 等于 1985 年编制，是一个含有 21 个项目的自评量表。该量表采用 4 级评分，主要测评受试者被多种焦虑症状烦扰的程度，适用于具有焦虑症状的成年人，能比较准确地反映其主观感受到的焦虑程度，而对于心理门诊、精神科门诊或住院患者则可采用 3 级评分标准。郑健荣等测定 BAI 的内部一致性相当良好，总体信度系数为 0.95。

2）贝克忧郁量表（Beck depression inventory，BDI）：BDI 也是由 Beck 等编制的，系美国最早的抑郁自评量表之一。BDI 有好几种版本，早年的版本为 21 项，其项目内容源自临床，应用过程中不断简化，于 1974 年推出了仅 13 项的新版本，各项均采用 4 级评分。

4. 烧伤后急性应激障碍（ASD）

（1）症状标准：

1）患者曾暴露于烧伤性事件，存在以下二者：①患者亲自体验、目睹或遭遇某一或数件涉及真正（或几乎会招致）死亡或严重烧伤，或者涉及自己或他人躯体的完整性会遭到威胁的烧伤事件。②患者强烈的害怕、失助或恐惧反应。

2）在体验这种令人痛苦事件之时或之后，患者会表现出下列症状中的至少 3 项分离性症状：①麻木、脱离或没有情感反应的主观感觉；②对他（或她）周围的认识能力有所减低，例如"发呆"；③现实解体；④人格解体；⑤分离性遗忘（即不能回忆此创伤的重要方面）。

3）以下列 1 种或 1 种以上的方式，持续地重新体验到这种烧伤事件：反复的印象、思想、梦、错觉、闪回发作或这种体验的生动再现感；或者是回忆到上述烧伤事件时的痛苦烦恼。

4）对于能引起烧伤回忆的刺激，作明显的回避（例如、思想、感受、谈话、活动、地点、人物）。

5）明显的焦虑或警觉增高症状（例如，难以入睡、激惹、注意力不集中、警觉过高、过分的惊吓反应、坐立不安）。

（2）严重标准：此障碍产生了临床上明显的痛苦烦恼；或在社交、职业、其他重要方面的功能缺损；或者影响了患者继续其必需的事业，例如花了不少时间去告诉家人这些烧伤体验以期获得帮助。

（3）病程标准：至少持续 2 天，最多不超过 4 周；并发生于烧伤事件之后 4 周之内。

（4）排除标准：此障碍并非由于某种物质（例如，某种滥用药物、治疗药品）或由于一般躯体情况所致之直接生理性效应，也不可能归于短暂性精神病性障碍。

5. 创伤后应激障碍（PTSD）

（1）症状标准：

1）长时间反复地体验创伤性事件的经历，至少表现出下列症状中的 1 项或以上：①反复地闯入性地出现有关创伤性事件的痛苦回忆，包括意象、想法或知觉；②反复出现关于类似创伤性事件的梦境（噩梦或梦魇）；③突然发生的情感体验或行为，似乎创伤性事件又在重演（包括某些在清醒或酒醉时的似乎轻松的感觉，如错觉、幻觉及分离性闪回）；④患者接触类似创伤性的处境或接触象征该创伤事件的刺激时，产生极大的精神痛苦；⑤患者接触类似创伤性的处境或接触象征该创伤事件的刺激时，产生明显的生理反应。

2）持续地回避与创伤性事件有关的处境和事件，或有普遍性反应迟钝或麻木（创伤前并不存在），至少包括以下 3 项：①努力避免有关创伤性事件的想法、感受或话题；②努力避免从事或接触可以唤起痛苦回忆的各种活动、处境或人物；③不能回忆创伤性事件的某些重要方面（心因性遗忘症）；④对多种重要活动的兴趣显著减退；⑤与其他人疏远，对亲人有陌生人似的情感；⑥情感范围显著变窄（如不能表示爱恋）；⑦对未来失去向往，缺乏对未来的想象、希望和打算。

3）警觉性增高的症状，表现出下列 2 项以上：①难入睡，不能维持长时间熟睡，易醒；②易激惹或易发怒；③注意力难以集中；④过分警觉；⑤过分的惊跳反应。

（2）严重标准：此障碍产生了临床上明显的痛苦烦恼，或在社交、工作或其他重要方面的功能受损。

（3）病程标准：急性指病程在 3 个月之内；慢性指病程在 3 个月以上；迟发性指症状在应激后至少 6 个月才发生。

（三）机制

1. 烧伤后焦虑、抑郁的评估和诊断　烧伤是一种突发性的机体创伤，不仅直接对机体造成生理损伤，同时也对患者的心理状态和精神状态造成不同程度的影响。焦虑是一种持续的对自身安全或躯体情况过分的担心、恐惧，常伴有自主神经功能紊乱。抑郁是指意志消沉的情绪，是人们在忧伤、苦恼或气馁时表现出的某种痛苦体验，其表现突出，持续时间长，它的产生是以未被克服的冲突为基础的。现已证明，抑郁可使人的生理功能下降，情绪低落、食欲减低、睡眠障碍，可使免疫力下降，严重者产生轻生念头。国内相关研究表明，烧伤病人中有 50%~94% 病人常出现焦虑、躯体疼痛、睡眠障碍、不幸预感、惊恐、害怕、胃痛及消化不良等。烧伤病人有 53%~94% 常出现忧郁、生活空虚感、睡眠障碍、无用感、食欲减退、不安等。

2. 烧伤后急性应激障碍（ASD）及创伤后应激障碍（PTSD）的评估和诊断　烧伤患者伤后早期乃至康复全程均可出现多种创伤后应激症状，如噩梦、闪回、回避等。急性应激障碍是伤后 1 个月内伤者可能出现的心理病症之一。ASD 为一过性障碍，作为对严重躯体或精神应激的反应发生其他明显精神障碍的个体，常在几小时或几天内消退。诊断要点：异乎寻常的应激源的影响与症状的出现之间必须有明确的时间上的联系。症状即使没有立刻出现，一般也在几分钟之内。

如果症状存在时间超 4 周，考虑诊断为 PTSD，PTSD 指当事人对亲身经历或目击的导致或可能导致自己或他人死亡或严重躯体伤害的意外事件或严重创伤的强烈反应,是一种延迟或延长的焦虑性反应,它以反复发生闯入性的创伤性体验重现(病理性重现)、梦境、持续的警觉性增高、回避、对创伤性经历的选择性遗忘及对未来失去信心为主要症状表现。如果症状存在时间超4周,考虑诊断为PTSD。PTSD指当事人对亲身经历或目击的意外事件或严重创伤的强烈反应,这些意外事件或严重创伤会导致或可能导致自己或他人死亡或严重躯体伤害,是一种延迟或延长的焦虑性反应,它以反复发生闯入性的创伤性体验重现(病理性重现)、梦境、持续的警觉性增高、回避、对创伤性经历的选择性遗忘及对未来失去信心为主要症状表现。

二、烧伤患者的心理干预策略

1. 概述　关于创伤后早期有效心理干预的文献,目前主要集中于认知行为治疗(cognitive behavior therapy, CBT),有些学者认为认知行为治疗是治疗PTSD的首选心理干预方法。对PTSD的CBT包含诸多技术,早期治疗(系统性脱敏,放松训练,生物反馈)主要建立在Mowrer的条件恐惧和操作性回避的双因素理论上。治疗PTSD的典型认知行为治疗,包括伤者的心理教育、暴露、认知重构和焦虑管理等。

2. 指南

(1)理性情绪疗法(rational-emotive therapy, RET):基于"情感和行为受制于人的认知,纠正人的认知在人的心理治疗中占突出的位置"等考量,在改变人的认知上下功夫,但深知改变人的信念与思维方式是一件非常困难的事情。该治疗不但需要治疗者的努力,也需要被治疗者本人的努力,且其努力不仅在会谈时进行,还需持续到会谈以外的时间。为此,此法特别设立了配合治疗的认知家庭作业。认知的作业主要包括:合理情绪治疗自助表格、与不合理的信念辩论、合理自我分析。在完成作业的过程中,被治疗者可以更好地掌握会谈之中的内容,并且学会与自己不合理的信念进行辩论。

(2)暴露疗法(EX):很多不同的名词术语曾用来描述暴露于焦虑激发刺激或其他焦虑-降低的方法,包括倾诉、想象、现场、延长、直接,本章把这些统称为暴露。在想象法EX中,当事人直接面对他们的创伤记忆。一些想象方法包括在延长的时间段(如45~60min)里和紧张的情况下,当事人详细讨论创伤,由治疗师提示遗漏的细节。其他形式的想象EX还包括治疗师根据所搜集到的信息在EX练习开始前提供给当事人一个场景。EX的持续时间和阶段次数各不相同,有时在同一个研究中也不尽相同。多数EX并非仅有暴露,而是包括诸如心理学教育和放松训练之类的成分。

(3)认知疗法(CT):认知疗法最初由Beck用于抑郁的治疗,然后作为焦虑的治疗方法得到进一步的发展。Beck的理论认为CT的基础是对一个事件的解释而不是事件本身决定了情绪状态。所以,负面偏差解释就会导致负面情绪状态。这些错误的或者没有帮助的解释,往往被看作是个体的极端错误反应。CT的目的就是修正这种想法。质疑这些被认为不准确的或没有帮助的想法,用更合逻辑的或有意义的想法替换它们。出于对创伤受害者的尊重,要多注意他们的安全-危险、信任的评价和他们自己的看法。

3. 机制

(1)理性情绪疗法(RET):主要原理在于人的情绪和情感来自人对所遭遇事情的信念、评价、解释或哲学观点,而非来自事件本身。

(2)暴露疗法(EX):和系统脱敏一样,EX结合了焦虑的内在特性。某些EX治疗阶段从最焦虑内容开始；一些则从中等焦虑内容开始。随着暴露的进行，个体面对刺激内容的焦虑会逐渐改变，这样一直持续到焦虑降低为止。通过不停的自我暴露于恐吓刺激中，焦虑变小，伴随的逃避和回避行为也将减少。

（3）认知疗法（CT）：基础是对一个事件的解释而不是事件本身决定了情绪状态。所以，负面偏差解释就会导致负面情绪状态。这些错误的或者没有帮助的解释，往往被看作是个体的极端错误反应。

三、催眠疗法

（一）概述

催眠（hypnosis）及基于催眠的快速诱导麻醉（rapid induction analgesia，RIA），是国外烧伤后早期最常用的疼痛非药物干预方法。催眠是在暗示下产生一种状态的过程，在催眠过程中，通过暗示改变人的感觉、知觉、情感和思维等行为和思维过程。催眠技术可以很容易与各种治疗创伤应激症状的方法相结合。

（二）指南

以三阶段的治疗模式为例，其治疗过程如下：

1. 第一阶段　采用催眠诱导技术，技术达到放松以稳定病人的情绪，通过线索诱导进入平静状态。也可以使用特殊暗示以增强自我力量和安全感，包容创伤记忆，减轻或控制焦虑梦魇等症状。催眠能够强化治疗关系，在以后的治疗中尤其重要。

2. 第二阶段　解决和处理创伤记忆，运用各种催眠技术逐步帮助对创伤记忆的理解、整合和解决。这种情况下，病人应学会从创伤资源中调整情感和认知距离，以更好地整合创伤记忆。在这一阶段，诸如代替各种创伤经历的想象场景式投射和重构技术特别有益。

3. 第三阶段　目标包括达到创伤经历对患者生活的适应性整合、维持较为恰当的应对反应以及促进个人发展。

催眠技术能帮助有意识地集中注意力以及必要时转换注意力，也能够帮助自我整合，如幻想较为恰当的自我形象、新的活动等。贯穿这3个基本阶段，催眠帮助PTSD病人实现8个重要目标：

（1）面对创伤事件；

（2）承认尴尬情绪和行为；

（3）实现对创伤经历中可能解离性表现的有意识体验；

（4）承认痛苦或尴尬的行为或情绪；

（5）对痛苦经历表达恰当安慰和同情；

（6）把创伤的各种表现聚合成具有代表性可控制的形象；

（7）增强注意和思维控制力，以替代自动性沮丧的思维插入；

（8）实现适合患者个人和社会生活的环境。

对于刚刚经历创伤事件又没有慢性病史者，我们的观察是几次催眠就能实现恢复，而慢性和较为复杂者往往需要漫长的治疗。

（三）机制

催眠作为药物控制疼痛的辅助措施，目前虽缺乏参考文献显示其可独立于药物治疗单独使用，但其缓解疼痛具有一定的效果已获证实。Patterson等采用RIA干预烧伤患者，研究初步证明该方法可明显缓解严重烧伤患者的疼痛。另有研究显示，RIA 不仅可降低个体的焦虑、抑郁水平及疼痛程度，也可影响创面护理过程中及创面护理后伤者对疼痛的感知、期待性焦虑、放松水平。

四、团体治疗

（一）概述

团体治疗为 PTSD 的患者提供了来自小组其他患者的协助，该疗法主要用于烧伤康复治疗期的患者，具体可以分为三个小组：支持性团体治疗，以保持良好的人际关系和提供当前心理应对方式为主要治疗目的；心理动力学团体治疗力图让每位成员对暴露于创伤事件产生新的理解，从而产生新的应对方式；认知行为团体治疗强调系统、长期持续的暴露和对创伤事件经历的认知重建。

（二）指南

1. 支持性团体治疗　虽然有不同的目的和理论方向，在支持治疗模式下的群组具有"家庭相似性"，将分享确定的特征和有区别的特点。与剥离治疗不同，群组支持治疗不在意创伤经历的具体细节，即使能承认和验证创伤的影响。干预的目标是寻找中等程度的情感问题（如挫折、悲伤、幸福、伤害），以及更极端的过度反应情感（如愤怒、恐惧）。群组支持治疗可以使用结构化素材，相比较于认知 - 行为技巧训练内容和正规心理教育团体，其目的是增加治疗群体的舒适度。对于患者的要求是典型的中、低标准，对于掌握素材的需要，没有或只有少许家庭作业或测验。群组支持治疗被设计为保持人与人之间的舒适感以及保持中、低标准的变化。

2. 心理动力学团体治疗　心理动力学团体治疗的目的是使每个患者对接触创伤和事件重现的意义有新的认识，并帮助患者面对创伤经历带来的下一个问题。从心理动力学角度来看，弄清楚对创伤事件的反应包含自我和他者工作模型是一个关键治疗组分。这些澄清过程可能是以关于事件、"课程学习"或个人价值（一个事件的或事件一个方面的）含义的内部对话的认知评估形式进行的。这个过程包含关于创伤激起的微弱的和强烈的自我表述的有意识的和无意识的自我概念的探索。同样，这些自我概念与现有的自我的矛盾观点有关并与早期发展自我表述相连。频繁的关于个人的创伤含义的隐含假设的澄清可以与在团体治疗中的安全背景下讨论将会发生的事的实际过程一样重要。

3. 认知行为团体治疗　认知 - 行为团体治疗的首要目标是直接减少症状或增加患者控制自己慢性症状的能力。对于生活已被症状控制的患者来说，提高自控能力和生活质量被认为与直接减轻症状同等重要。强调这些目标需要重视慢性 PTSD 顽固的现实，同时还应该考虑到症状恶化的终身风险。然而，本疗法要求患者采纳现实的享受完美人生的目标，同时要应对周期性症状恶化。

（三）机制

1. 支持性团体治疗　对于烧伤后患有 PTSD 的个体，回避和麻痹以及过度反应可能会破坏日常生活。随着时间的流逝，这种因过去的创伤造成的破坏会干扰人们对当前环境的注意和反应，导致情况恶化。当症状和创伤相关态度影响社会的、情感的、职业的、休养的和健康相关的功能运行时，依赖团体心理治疗的许多内在治疗因素，群组支持疗法就会动员群组成员的力量和能力来减少或控制来自于症状和创伤相关态度的干扰。

2. 心理动力学团体治疗　有效的治疗包含对创伤事件的准确叙述的综合，这些创伤事件包括作为经历重要组成部分的创伤前和创伤后的问题。后者可能包括在事件发生的社会环境中家庭或其他重要人物或其他内容的反应。适当的情感参与、监视并控制患者的挫败感和抵消离散反应突然发生的风险是此方法的基本需要。这种情感参与通常发生于最初的焦虑,先于讲述时详述事故、焦虑和/或痛苦的眼泪,达到一种"风暴后的宁静",此期间会发生一些合并现象。在心理动力学方法中,痛苦的情感会被追溯自我或其他的、常常不理性的观点中。这些不理性的观点包括控制一切的需求、背叛不可避免的假设、创伤只因好的或可以理解的原因发生的想法和认为避免强烈的情感波动是必要的或积极的保护策略。

第三节　认知行为团体治疗

　　强调对每个患者的创伤经历采取系统、延长接触和认知重建的处理方式,并通过阻止复发训练来增强患者的应对技能和资源,来保持对于特殊 PTSD 及其症状的控制能力。创伤关注团体治疗的认知-行为模式可能设定了这样的发展观:对于处于成年中期的团体成员,重视其整个寿命中(包括创伤前、创伤当时和创伤后的时间跨度)重要的关系和经历。如此,认知-行为模式可以以自传体的强调为特征,该强调将个人叙述结构与当成员公开讲述他们重要生活经历时能容忍的其他成员的团体概念相结合。另外,借助多次重复鼓励团体成员去体验他们个人的创伤事件,本模式整合了创伤处理过程。预防复发计划是认知-行为关注团体疗法的最终核心成分。在可预知的高风险情况下强调动用应对资源有助于保持每轮治疗间和团体治疗完成后的治疗成果。

（王立菲　何　梅）

第四节　艺 术 治 疗

　　艺术治疗是一种综合性的心理健康专业,通过积极的艺术创作丰富个人、家庭和社会生活,将积极地艺术创作和创造性过程,应用心理学理论和人类体验融入心理治疗关系中。艺术治疗是在专业的艺术治疗师的协助下,有效地支持个人或团体相关的治疗目标,用来改善认知和感觉运动功能,培养自尊和自我意识,恢复情绪调节力,促进洞察力,提高社会技能,减少和解决冲突和困扰,音乐治疗、舞动治疗、绘画治疗等属于艺术治疗的范畴。表达性艺术治疗起源于艺术治疗却有别于艺术治疗,表达性艺术治疗则是强调在心理治疗中将各种艺术形式进行整合。在治疗中,治疗师决定哪一种艺术形式或技术可以用在某个特定的治疗单元。表达性艺术治疗被用于创伤患者、住院患儿、受虐儿童、癌症患者的治疗过程中。同时,还被用于帮助自闭症儿童、脑瘫儿童康复,灾后的心理干预,精神疾病的辅助治疗以及成瘾患者的辅助治疗。艺术治疗已经成为一种新的辅助治疗重要手段,其在免疫学、神经学、心理学方面的效果越来越来被广泛证实,然而,临床效果仍然缺乏足够的数据支撑和证实。总体看来,艺术治疗在烧伤康复中的应用还处于起步阶段。

一、音乐治疗

（一）音乐治疗概述

音乐治疗（music therapy, MT）作为一种基于临床和循证医学的音乐干预手段，通过与完成音乐治疗专业认证的人士形成的治疗关系，实现个性化的治疗目标。音乐治疗可以被用来促进健康，管理压力，减轻疼痛，表达情感记忆，改善沟通，促进身体康复。目前，音乐治疗已经作为一种替代治疗的手段，以其非药物性、无侵入、低成本及易操作等特点，被广泛结合进牙科诊疗、妇科分娩、外科手术、癌症治疗以及注射等领域，在围手术期患者的疼痛管理，改善 ICU 患者的焦虑水平，以及缓解术后疼痛、焦虑，减少镇痛药物的剂量并提高患者康复阶段的满意水平等方面发挥着积极的作用。

早在 20 世纪 70 年代，Christenberry 就将音乐治疗应用于烧伤患者护理中。随着烧伤救治理念和技术水平的提高，多学科交叉的救治理念越来越多地被烧伤领域的医务人员所接受。目前，音乐治疗被广泛用于烧伤患者康复阶段，在对烧伤患者的疼痛、焦虑、功能锻炼以及心理干预等方面发挥着积极的作用。

（二）音乐治疗的基本原理

音乐是一种多感官的刺激，它可以唤起身体、认知和情感方面的体验，带给人类生理、心理等多方面的改善。在缓解疼痛方面，根据疼痛的"闸门控制理论"，音乐能引发的外周粗纤维感知信号的传入从而抑制脊髓后角的上行传递细胞的传导导致闸门关闭，减少传递到大脑的痛觉信号，从而减少痛觉体验。同时，音乐作为一种干扰源将患者的注意力从疼痛的过程转移到了音乐的审美过程中来降低神经系统对疼痛刺激的敏感度，提高患者的疼痛阈值，增加疼痛的耐受力。另外，音乐还可以通过调节情绪和认知，从而影响人对疼痛的感知过程。在调节情绪方面，音调和旋律引起的振动可以影响下丘脑和网状活化系统的相互作用对情绪产生刺激并且影响自主神经系统和肌肉系统功能。伴随着音乐音调的调整，节律可引起一些生理的变化，包括：压力、心率和呼吸率等。在音乐刺激下丘脑和边缘系统产生意象并引发自主神经反应，促进大脑中内啡肽的分泌，调节负面情绪，激发愉悦感，减少痛苦。在功能康复方面，大脑中听觉和运动系统之间有紧密联系，这种联系导致了有节奏的听觉提示对大脑启动运动程序和同步运动能力有很好地促进作用。同时，使用节奏和音乐可以有效地改善成人、儿童步态和肌肉控制力。

（三）音乐治疗的基本形式和方法

1. 音乐治疗的基本形式　音乐治疗基本形式包括个体音乐治疗和团体音乐治疗，治疗师根据不同的治疗目标、患者的生理条件和治疗环境选择不同的治疗形式。

（1）个体音乐治疗：个体治疗是指一个治疗师与一个患者一对一的治疗形式。在个体治疗中，治疗师与患者的关系至关重要，它往往决定治疗的成败，是个体音乐治疗的关键所在。其医患关系应建立在共情、理解、信任和支持的基础上。个体音乐治疗适用较深层的心理分析与治疗，用于探讨、分析、挖掘和理解患者内心深处的世界，乃至潜意识矛盾。

（2）团体音乐治疗：团体治疗则着重强调小组成员之间的动力关系。通过为患者提供一个"小社会"的环境，形成一个多层次互动的治疗关系。在这种关系中每个成员的行为及心理都受到其他成员的影响，并同时影响着其他成员。团体音乐治疗小组以 8~12 人为宜，根据小组成员的性质，又分为异质小组和同质小组。

2. 音乐治疗的方法与技术

（1）在疼痛、焦虑干预中的应用：疼痛是烧伤患者所面临的最大的痛苦和挑战。烧伤患者在从急性期转入康复期后大多数感受到的是背景性疼痛、换药时的操作性疼痛和功能锻炼时的爆发性疼痛。音乐治疗对烧伤疼痛有明显的缓解作用，尤其是在烧伤清创、换药、冷疗、住院护理的过程之前、后的干预，而且对改善患者的焦虑和心率也有显著作用。同时，可以增加患者疼痛的应对能力、依从性以及减少镇痛药物的剂量。音乐治疗可以单独使用也可以联合镇痛药物、其他的辅助镇痛手段一起使用。音乐聆听是最常见的音乐干预形式，但该方法不能算作真正意义上的音乐治疗，只是音乐干预的一种形式，可以在诊疗过程的前、中、后期播放音乐需要注意的是干预用的音乐要选择患者喜欢的音乐。主要技术有：基于音乐的想象和音乐交替式参与、熟悉歌曲的演奏/唱、音乐协助放松、歌曲段落暗示反应。

1）基于音乐的想象（music-based imagery, MBI）和音乐交替式参与（music alternate engagement, MAE）：MBI 是音乐治疗师通过音乐想象为患者提供一个安全舒适的地方来帮助患者进行放松的一种技术。此项干预最好烧伤清创前、后，在一个安静、无干扰的环境中进行，时间大概为 20 分钟。MAE 由一组音乐活动组成，包括：积极地聆听音乐、治疗性地演唱、歌曲暗示性地反应、深呼吸练习和治疗性地乐器演奏，其目的是将患者的注意力从清创、换药这些疼痛的过程转移到音乐活动中来。

2）熟悉歌曲的演奏/唱（improvising songs, IS）：治疗师现场演唱患者喜欢或者熟悉的歌曲，并鼓励患者积极参与歌曲的演唱。另外，治疗师可以根据患者喜欢的歌曲即兴创作旋律或歌词，如"你是好样的""你很勇敢"等，此方法比较适用于烧伤儿童，帮助患儿减少焦虑水平，疼痛水平和痛苦行为，改善心率和血氧饱和度。

3）音乐协助放松（mMusic assisted relaxation, MAR）：包括音乐聆听、胸腹式联合深呼吸训练、肌肉渐进式放松和想象协助放松等活动，主要用在烧伤患者术前、术后，降低患者焦虑、紧张、害怕的情绪，帮助放松。

4）歌曲段落暗示反应（song phrase cued response, SPCR）：在患者聆听歌曲的过程中在指定的时间/位置给出特定的反应（如：填歌词），这个活动的目的是让患者将注意力从疼痛的刺激转移到音乐中来。这项活动经常与其他治疗项目（如：肢体的康复性运动）结合起来用，结果根据患者参与的程度进行评估。

除此之外，治疗性的即兴演唱、音乐干预和按摩相结合等方法，都可以减少患者的背景性疼痛和焦虑强度，并提高放松水平。

（2）在功能锻炼中的应用：通过音乐活动对患者的耐力、协调性和力度进行特殊的训练，积极配合物理治疗和职业治疗，最大化地恢复肢体的功能，取得更好的康复效果，从而达到帮助其恢复运动功的目标。主要的技术有：治疗性乐器演奏和小组音乐锻炼项目。

1）治疗性乐器音乐演奏/唱（therapeutic instrument music playing, TIMP）：这项技术通过音乐的结构、乐器的选择（如有专门针对粗大肌肉训练的乐器：手柄鼓，手鼓；专门针对细小肌肉训练的乐器，如手指嚓）、空间的安排，来促进患者耐受力、运动速度、时间、力量、柔韧性、运动的范围训练，而且给患者更好地运动反馈，鼓励其更加积极、主动地参加锻炼。还有针对面部烧伤患者，进行一些演唱元音的练习，帮助面部肌肉的运动和康复。

2）小组音乐锻炼项目（group music and exercise program, GMEP）：由一系列有结构的、治疗性的运动和基于锻炼的音乐治疗活动组成，主要目的为促进烧伤患者耐力、主动的活动范围以及适合其年龄阶段的运动技能发展的基本功能训练。活动由音乐治疗师现场演奏或播放音乐,通过听觉的暗示给患者的运动提供引导,一般为 60 分钟,5 次 / 周,共 12 周,需要烧伤儿童的亲属或照顾者参与活动。

（3）在心理干预中的应用:焦虑、抑郁以及创伤后的应激障碍是烧伤患者常见的心理问题。音乐疗法可以明显改善烧伤患者心理状态,在缓解焦虑、抑郁情绪,促进睡眠方面有较好的作用。烧伤带来的心理创伤直接影响患者的治疗和家庭关系,导致情绪和心理问题出现,如压力、情绪障碍、失眠,以至出现拒绝出院回家等行为。音乐治疗通过提供一种持续的、安慰的、无威胁的愉快的关系将分离焦虑、回归、对立等行为转变为适应性行为。音乐治疗可以单独使用,也可以跟药物(如帕罗西汀、5- 羟色胺选择性重摄取抑制剂等)常用的技术有:音乐聆听、改编后的肌肉渐进式放松、放松反应诱导、歌曲即兴等。

1）改编版肌肉渐进式放松(adapted progressive muscle relaxation, APMR):这是一种通过音乐的节奏调节个体进行更慢、更深的呼吸,并有组织、系统地从头到脚将肌肉放松的方法。改版后的方法专门针对烧伤患者,避免在放松过程中肌肉的张力对烧伤患者受损的组织造成再次伤害。这个活动效果通过观察肌肉的放松水平、放松的影响、眼球的转动、积极反馈和深睡眠来评估。

2）放松反应诱导(the relaxation response elicitation, RRE):这个技术主要针对提供了治疗性的音乐听觉刺激不能给出充分反应的患者(如:重度烧伤的患者),这项活动帮助患者排除心理压力,增加互动交流和积极的反馈,协助其放松,调节生命体征的节律。

（4）在家庭关系中的应用:音乐治疗可帮助烧伤儿童和家庭应对多重损失,度过痛苦的 / 侵入性的治疗过程,强化职业 / 物理治疗的效果,提高康复阶段的适应性。同时,音乐治疗能够促进患者、家属、患者之间的交流,为患者、家属搭建良性的沟通平台,帮助患者培养健康积极地心态、建立自信和信心,顺利地回归家庭和社会。

1）歌曲写作(song writing, SW):利用音乐作为媒介,来帮助患者表达不易表达的情感。

2）家人之声(sound of family together, S.O.F.T.):这个活动通过让子女为住院的父母录制一个自创的歌曲、故事或诗歌音频,增加患者和子女情感的互动,增进烧伤患者与其子女的交流和情感。

二、舞蹈治疗

舞蹈治疗,又称舞蹈 / 动作治疗(dance/movement therapy),美国舞蹈治疗协会将其定义为在“心理治疗中通过运用舞蹈动作,以达到促进患者情绪和身体整合的目的”。舞蹈是通过音乐刺激着人的动觉,平衡觉、听觉等人体感知觉,在举手投足艺术创作的过程带来身体律动的体验,尤其当人体律动与音乐、动作形式真正吻合时,给人带来的美感和生理上的愉悦感,对于缓和情感上的冲突,提高患者对事物的洞察力,增加自我认识和自我成长,调整情绪有显著的效果。

舞蹈 / 动作治疗关注于在治疗关系中出现的运动行为,包括表达性、交际性和适应性行为都被认为是团体和个体治疗的目标。身体运动是舞蹈的核心组成部分,同时也为舞蹈 / 动作治疗提供了评价手段和干预方式。舞蹈 / 动作治疗被应用于在精神健康领域、康复、医疗、教育以及疗养院、幼儿托管中心、疾病预防、健康促进项目和私人诊疗机构中,适用于发展障碍人群、医疗领域、社交障碍、生理障碍和心理障碍的各种问题。

目前,现有的研究将中主要应用运动疗法结合水疗、支具、矫形器等对烧伤患者的功能进行干预,很少直接将舞蹈治疗用于烧伤患者康复。总体来看,舞蹈 / 动作治疗在烧伤领域的应用尚处于起步阶段,缺乏参考文献的有力支持。但是,舞蹈/动作治疗在针对烧伤患者力量训练、功能训练和心血管耐力方面应用有很大的潜力。

三、绘画治疗

绘画疗法(drawing therapy, DT)是以绘画创作活动为中介的一种非言语性的心理治疗形式,通过绘画者、绘画作品和治疗师三者之间的互动,发展象征性的语言,使患者内心潜意识得到表达,并创造性地整合到人格里,直至发生治疗性的改变。绘画疗法已经成为心理咨询与治疗的主要技术之一。绘画治疗主要以心理投射理论和人类大脑半球分工功能理论为基础。心理投射理论认为,投射和表达是人类特有的心理过程,患者通过颜色、构图、线条等图画的特征元素来反映内心的情感世界,缓解焦虑压力,维持内在人格结构。大脑半球分工理论认为,大脑左半球主要处理与语言性相关的活动,而右半球则主要处理与非语言性相关的活动,如视觉感知和分析、艺术能力以及情绪反应等。在处理情绪、创伤等心理问题时,语言描述传递的信息会损失并不能充分地表达情绪,而右半球同时控制着需要控制情绪和艺术,使用艺术的手段来表达情绪是合适的手段。绘画作为一种非语言的艺术形式,其过程本身就是形象的直接呈现。因此,绘画疗法对情绪表达和控制的效果是比较理想的。

绘画治疗被用于精神分裂症患者、抑郁症患者、孤独症患者、癌症患者以及艾滋病、肥胖症、神经系统疾病等的心理治疗与研究。早期,绘画治疗以艺术、工艺美术的形式与职业治疗相结合应用于烧伤患者的康复阶段,由于考虑到绘画的材料可能对创面的无菌护理和伤口的污染,绘画治疗并未被广泛应用。随着替代治疗的不断发展,绘画治疗的非语言性和体验性的特点对于视觉性的创伤记忆可能提供一种替代的、适当的治疗形式。因此,绘画治疗被用于创伤后应激障碍(PTSD)的干预中。但是,绘画治疗在烧伤康复中的应用尚未发现大量的研究,其有效性尚未得到验证。

四、其他治疗

(一)按摩疗法(massage therapy)

国外烧伤患者中的应用均较普遍,在烧伤急性期、慢性康复期均有应用。按摩疗法对患者疼痛水平、状态焦虑均得以改善。按摩疗法在烧伤儿童的换药过程中应用效果显著,患儿在换药过程中感到更加放松。国内只有少数文献探讨按摩疗法对伤者心理状态的影响,结果显示按摩疗法可以缓解伤者的瘙痒、疼痛、焦虑和抑郁程度,且效果可以长时间保持。

(二)催眠(hypnosis)

催眠是在暗示下产生一种状态的过程,在催眠过程中,通过暗示改变人的感觉、知觉、情感和思维等行为和思维过程。催眠是国外烧伤后早期最常用的疼痛非药物干预方法。目前,催眠作为药物控制疼痛的辅助措施,虽对其独立于药物治疗单独使用,缺乏参考文献显示。但是其缓解疼痛具有一定的效果已获证实。有研究显示催眠可明显缓解严重烧伤患者的疼痛,也可影响创面护理过程中及创面护理后伤者对疼痛的感知、期待性焦虑、放松水平。

(三)虚拟现实疗法(virtual reality, VR)

虚拟现实技术是通过对患者认知进行干扰来实现的,应用头盔显示器阻塞患者对当时诊疗环境的外部视野,包括了医疗仪器设备、医务人员和创面的情况,从而使患者沉浸是虚拟现实中,将其注意力地从痛苦的诊疗过程分散出来。虚拟现实疗法用于缓解疼痛是基于疼痛感知有很大的心理因素的假设,并且由于意识到有潜在损伤组织的相关威胁,这种疼痛会吸引强烈的注意力反应,虚拟现实则通过将这种注意力分散来操纵疼痛感知,从而降低疼痛强度。2000 年,虚拟现实疗法被 Hoffman 等人用于辅助烧伤患者疼痛控制,随后澳大利亚、荷兰等国也开始将此技术引入烧伤领域,应用范围从辅助疼痛控制逐渐扩展到心理治疗和功能康复训练。

目前,在烧伤领域各国学者主要关注虚拟现实技术对物理治疗过程中疼痛的干预,且侧重评价虚拟现实改善烧伤康复训练过程中的疼痛、焦虑等效果,而将虚拟现实技术用于训练烧伤患者具体功能的研究较少并且缺少对肢体关节活动效果的客观评价。Markus 等使用虚拟现实头盔和 SnowWorld 软件为烧伤患者进行物理治疗取得了一定的效果。Oculus Rift 将虚拟现实眼镜用于控制烧伤患儿物理治疗过程中的疼痛。Sharar、Faber 等使用沉浸式虚拟现实系统有效减轻成年烧伤患者和患儿在换药过程中的疼痛。Soltani 等人做了烧伤患者关节灵活性的虚拟现实镇痛的一项随机对照试验。

虚拟现实技术在烧伤领域中的应用效果已在多项研究中得到证实,但多集中在美国、澳大利亚等发达国家,由于受到医疗费用和技术水平的限制发展中国家对该领域的应用和研究较少。

(李瑾怡)

参 考 文 献

1. McKibben JB, Ekselius L, Girasek DC, et al. Epidemiology of burn injuries Ⅱ: psychiatric and behavioural perspectives[J]. Int Rev Psychiatry, 2009, 21(6): 512-521.

2. Arceneaux LL, Meyer WJ 3rd. Treatments for common psychiatric conditions among children and adolescents during acute rehabilitation and reintegration phases of burn injury[J]. Int Rev Psychiatry, 2009, 21(6): 549-558.

3. Dyster-Aas J, Willebrand M, Wikehult B, et al. Major depression and posttraumatic stress disorder symptoms following severe burn injury in relation to lifetime psychiatric morbidity[J]. J Trauma, 2008, 64(5): 1349-1356.

4. Giannoni-Pastor A, Eiroa-Orosa FJ, Fidel Kinori SG, et al. Prevalence and Predictors of Posttraumatic Stress Symptomatology Among Burn Survivors: A Systematic Review and Meta-Analysis[J]. J Burn Care Res, 2016, 37(1): e79-89.

5. Fountoulakis KN, Samara MT, Siamouli M. Burning issues in the meta-analysis of pharmaceutical trials for depression[J]. J Psychopharmacol, 2014, 28(2): 106-117.

6. Hamilton-West K, Pellatt-Higgins T, Pillai N. Does a modified mindfulness-based cognitive therapy (MBCT) course have the potential to reduce stress and burnout in NHS GPs? Feasibility study[J]. Prim Health Care Res Dev, 2018, 19(6): 591-597.

7. Anclair M, Lappalainen R, Muotka J, et al. Cognitive behavioural therapy and mindfulness for stress and burnout: a waiting list controlled pilot study comparing treatments for parents of children with chronic conditions [J]. Scand J Caring Sci, 2018, 32(1): 389-396.

8. Grensman A, Acharya BD, Wändell P, et al. Effect of traditional yoga, mindfulness-based cognitive therapy, and cognitive behavioral therapy, on health related quality of life: a randomized controlled trial on patients on sick leave because of burnout[J]. BMC Complement Altern Med, 2018, 18(1): 80.

9. Kim HL, Yoon SH. Effects of Group Rational Emotive Behavior Therapy on the Nurses' Job Stress, Burnout, Job Satisfaction, Organizational Commitment and Turnover Intention. J Korean Acad Nurs, 2018, 48(4): 432-442.

10. Goetz K, Loew T, Hornung R, et al. Primary Prevention Programme for Burnout-Endangered Teachers: Follow-Up Effectiveness of a Combined Group and Individual Intervention of AFA Breathing Therapy[J]. Evid Based Complement Alternat Med, 2013, 2013: 798260.

11. American Art Therapy Associati. About Art Therapy[EB/OL]. https://arttherapy.org/about-art-therapy/.

12. 章学云. 表达性艺术治疗研究综述[J]. 上海教育科研, 2018, 2: 78-81.

13. Hauck M, Metzner S, Rohlffs F, et al. The influence of musicand music therapy on pain-induced neuronal oscillations measured by magnetencephalography[J]. Pain, 2013, 154(4): 539-547.

14. Archie P, Bruera E, Cohen. Music-based interventions in palliative cancer care: a review of quantitative studies and neurobiological literature[J]. Support Care Cancer, 2013, 21(9): 2609-2624.

15. Li J, Zhou L, Wang Y. The effects of music intervention on burn patients during treatment procedures: a systematic review and meta-analysis of randomized controlled trials[J]. BMC Complement Altern Med, 2017, 17(1): 158.

16. Rohilla L, Agnihotri M, Trehan SK, et al. Effect of Music Therapy on Pain Perception, Anxiety, and Opioid Use During Dressing Change Among Patients With Burns in India: A Quasi-experimental, Cross-over Pilot Study[J]. Ostomy Wound Manage, 2018, 64(10): 40-46.

17. Najafi Ghezeljeh T, Mohaddes Ardebili F. Comparing the effect of patients preferred music and Swedish massage on anticipatory anxiety in patients with burn injury: Randomized controlled clinical trial[J]. Complement Ther Clin Pract, 2018, 32: 55-60.

18. Najafi Ghezeljeh T, Mohades Ardebili F, Rafii F, et al. The Effects of Music Intervention on Background Pain and Anxiety in Burn Patients: Randomized Controlled Clinical Trial[J]. J Burn Care Res, 2016, 37(4): 226-234.

19. Soltani M, Drever SA, Hoffman HG, et al. Virtual reality analgesia for burn joint flexibility: A randomized controlled trial[J]. Rehabil Psychol, 2018, 63(4): 487-494.

第十章　小儿烧伤康复治疗

第一节　儿童烧伤康复

一、儿童烧伤康复的概念

（一）概述

小儿烧伤为小儿创伤中的常见病与多发病，儿童烧伤的救治与预防具有极重要的意义。儿童烧伤后的康复是指如何制定康复计划和围绕康复而进行治疗。早期的康复治疗可使患儿能够正常的回归社会。

（二）指南

儿童烧伤康复就是现代康复医学在烧伤外科的具体体现和延伸，是使用各种手段和治疗让烧伤儿童恢复正常肢体功能以适应今后生长发育，恢复正常的心理功能，提高烧伤患儿的生活质量，帮助烧伤儿童完美地回归社会。

（三）机制

任何创伤后都要康复和治疗，小儿烧伤也不例外。我们要采用各种康复治疗手段，以消除或减轻患儿因烧伤所致器官损伤、容貌和功能障碍，以及心理和回归社会的适应能力等方面的问题，帮助患儿恢复生活、学习和自理能力，从而能够最终重回社会。

二、儿童烧伤的特点

（一）概述

小儿好奇心强、活动频繁、运动的协调能力差，容易被热液烫伤。烧伤以夏季发病率最高，中、小面积烧伤占大多数，且以头颈、手、四肢等暴露部位居多。故对大多数烧伤病人来说，恢复外观及功能是重要问题。

（二）指南

小儿的生理特点决定其烧伤具有如下的特点：小儿全身血容量以体表面积计算较成人低，因此相同面积小儿烧伤较成人容易发生低血容量性休克；小儿生后头大、下肢短小，随着年龄的增长，其比例不断变化并逐渐接近成人，其体表面积计算与成人不同；因此，要掌握小儿准确的体表面积，才能准确补液。小儿皮肤较成人薄，加之其自我保护能力差，同样致伤条件下烧伤创面较成人深。因此，治疗时要充分估计小儿的烧伤深度，指导液体治疗。小儿免疫系统发育不成熟，抗感染能力较成人差，烧伤后容易发生感染。因此，在大面积烫伤时，抗菌力度要较成人强。小儿神经系统发育不完善，大脑皮层的兴奋和抑制容易扩散，皮质下中枢兴奋很多，容易发生呕吐、惊厥；体温调节中枢不稳定，极易发生高热；小儿消化系统尚未发育成熟，烧伤后容易发生腹胀、腹泻及营养不良；也易较早出现消化功能障碍，应该较早地进行防护。小儿处于生长发育期，烧伤容易发生瘢痕增生及挛缩。

（三）机制

儿童因有其生理特点，因此，儿童烧伤和成人有所不同，它的特点是由儿童的生理特点决定的。

三、儿童烧伤康复治疗的主要内容

1. 概述 儿童烧伤康复治疗的主要内容包括儿童烧伤康复评定以及儿童烧伤康复的各种治疗方法。包括机体整个创面的康复和运用物理治疗，心理治疗，压力治疗，矫形器治疗等方法进行的各种功能康复治疗。这个过程首先是儿童烧伤康复评定，通过了解病情和体格检查来评估烧伤程度和功能损失程度，为下一步进入康复治疗作准备。

2. 指南 儿童烧伤康复评定从了解病情开始。通过了解病情评估烧伤程度，要了解烧伤的部位和开始如何治疗，病程进入什么阶段。具体详细了解烧伤的部位、深度、面积及前期治疗的经过。要介入康复治疗是在烧伤早期还是中期，还是康复期。要评定各个器官肢体的功能：烧伤早期中期的器官功能和四肢、口周、肛周、眼周、鼻周、耳周的烧伤情况。要通过评定儿童日常生活活动能力（ADL）来评定总的情况。同时进行四肢功能评定，包括手功能评定，关节活动度，肌肉神经评定等。

3. 机制 通过了解病情和体格检查来评估烧伤程度和功能损失程度，了解各个器官肢体的功能，为制定康复计划提供一手资料。

四、儿童烧伤的早期康复治疗

（一）概述

儿童烧伤的早期康复治疗包括全身治疗和局部创面的治疗，应按要求和规范进行儿童烧伤的早期康复治疗。

（二）指南

儿童康复在一开始就应该开始早期康复治疗。治疗包括创面治疗和全身治疗以及烧伤的评估。指导儿童烧伤后顺利度过休克感染和创面生长几个关卡。

（三）机制

儿童烧伤后越早治疗，就越容易康复。越早治疗减少休克的发生，越早治疗创面，减少感染的发生。

五、儿童烧伤的面积估算和补液治疗

（一）概述

儿童烧伤的面积估算和补液是早期康复治疗的开始，也是早期评估烧伤程度的关键，做好儿童烧伤的早期液体治疗，对减轻患儿的进一步损伤有重要意义。

（二）指南

儿童烧伤的面积估算

1. 中国九分法 是我国创用的，根据大量实测我国人体体表面积而获得的估计方法，因此较切合我国人体实际。即将全身体表面积划分为若干 9% 的等分，便于记忆。成人头颈部占体表面积 9%；双上肢各占 9%；躯干前后（各占 13%）及会阴部（占 1%）占 3×9%（27%）；臀部及双下肢占 5×9%+1%（46%）。

小儿的躯干和双上肢的体表面积所占百分比与成人相似。特点是头大下肢小，并随着

年龄的增长,其比例也不同。估计烧伤面积时应予注意。可按下列简易公式计算:

头颈部面积 %=[9+(12-年龄)]×100%

双下肢面积 %=[46-(12-年龄)]×100%

另一种计算法:小儿躯干前后(包括颈、臀)共 4×9%,双上肢为 2×9%,另加会阴 1%,共 55%,为各年龄固定不变值。头面部为 9% 及双下肢为 4×9% 共 45%,须随年龄互变大小。按以下公式计算:头颈部面积 %=[9+(12-年龄)]%;双下肢面积 %=[36-(12-年龄)]%。

2. 手掌法 即小孩五指并拢。手掌面积等于体表面积的 1%。此法用于小片烧伤的估计或辅助九分法的不足。例如:除一上肢烧伤外,胸前尚有一小片烧伤,约 2 掌面积,则烧伤面积为 9%+2%=11%;又例如全身大部烧伤,仅余头顶及腰部约 5 掌面积未烧伤,则烧伤面积为 100%-5%=95%。

补液的计算为烧伤面积每千克体重需补充胶体和电解质液量 2mL(成人 1.5mL),大面积烧伤为 3mL。如有特重烧伤或头面部烧伤,输液量甚至 1% 烧伤面积需要补充给予 3~4mL 液体。胶体和电解质(或平衡盐溶液)的比例为 0.5:1,严重深度烧伤可为 1:1。补液速度:开始时应较快,伤后 8 小时补入总液量的一半,另一半以后 16 小时补入。能口服者争取口服。伤后第二个 24 小时的胶体和平衡盐溶液量为第一个 24 小时的一半。输液时应交替给予晶体液和胶体液,慎防一段时间晶体液输入过多,向组织间漏出,增加水肿,并造成低渗状态。

（三）机制

根据患儿烧伤后的液体丢失进行合理计算,补充丢失,完善儿童内循环体液总量。支持患儿各器官的正常运转。

六、儿童烧伤的创面康复治疗

（一）概述

儿童烧伤的早期创面康复治疗是减少瘢痕的关键所在,因此要按要求和规范对儿童烧伤的创面进行早期康复治疗。

（二）指南

1. 儿童烧伤的深度评估 对烧伤深度的判断过去一直沿用三度四分法,目前仍较被普遍采用,即根据烧伤的深度分为 I 度、浅 II 度、深 II 度、III 度。2004 年 10 月第七次全国烧伤学术会议(武汉)通过了采用四度五分法,即将深及肌肉、骨骼或脏器者定为 IV 烧伤。

2. 儿童创面的治疗原则

（1）浅 II 度烧伤创面的处理:主要为保护创面,防止感染,促进创面愈合,清创后除面、颈和会阴等部位,一般采用包扎疗法。采用包扎疗法时,因渗出多,第 1 次包扎治疗的敷料要适当加厚,肢体抬高以利消肿。为防止感染,一般在伤后 48h 后进行第 1 次敷料更换,以后根据创面情况酌情处理。如无感染迹象,创面可继续包扎直至愈合(7~14d);如患者高热,创面有持续性跳痛,敷料有异味、臭味等,应及时更换敷料,视感染情况进一步处理(见感染创面的处理)。对于面、颈和会阴等不便包扎部位的浅 II 度烧伤创面,如腐皮完整,宜采用暴露疗法,但应经常用消毒棉球或纱布拭于渗出液,外用碘伏消毒,保持干燥,使之迅速结痂,可获痂下一期愈合。若发现痂下积脓,应将分泌物洗净后改为半暴露疗法。对于不便包扎、腐皮脱落的浅 II 度烧伤创面,宜采用半暴露疗法,保持干燥,亦可获得一期愈合。

（2）深Ⅱ度烧伤创面的处理：深Ⅱ度烧伤损及真皮深层，创面血液循环处于淤滞状态，处理正确与否关系着淤滞带的转归。深Ⅱ度烧伤创面的愈合，有赖于真皮深层残存的毛囊、汗腺和皮脂腺的上皮再生。这些残存上皮的再生，除与全身因素和烧伤深浅有关外，也与局部处理方法有关。局部创面的处理方式对深Ⅱ度烧伤创面的转归有明显影响。

大面积深Ⅱ度烧伤创面清创时要注意去除剥脱但仍黏附在创面上的坏死表皮，并应尽可能采用暴露疗法。

功能部位，特别是手、腕、肘、足、踝、膝关节以及偏深的深Ⅱ度创面可进行切削痂移植自体皮。

接近于Ⅲ度的深Ⅱ度创面，特别是在皮肤较厚及毛囊位置较深者，如年龄较大儿童的背部皮肤，可以依靠真皮深层残存的皮肤附件生长而愈合，但愈合后的上皮薄且较脆弱，易摩擦溃破或感染而再次形成创面，故对这样的创面应特别注意保护，清洁及防止受压溃破和感染。如果3周左右还无愈合趋势或愈合进展缓慢的深Ⅱ度创面，应该植皮，否则易致创面老化，影响植皮成活及愈合时间或发展成经久难愈的慢性残余创面。

（3）Ⅲ度创面的处理：Ⅲ度烧伤为全层皮肤缺损，缺乏残留上皮成分的创面而不能自愈。Ⅲ度烧伤创面处理的目的早期是保持焦痂完整、干燥，防止创面感染，然后通过手术有计划、有步骤地积极进行削痂、切痂等去痂植皮手术，最终达到消灭Ⅲ度烧伤创面的目的。强调早期积极去痂，其目的主要是为了减少创面毒素的吸收和感染的发生率。

去痂植皮的具体方法如下：一为先保痂，待焦痂分离后逐步清除焦痂予以植皮，也可先保痂一段时间，再根据具体情况，有意识、有计划地应用一些脱痂药物如胶原油、菠萝蛋白酶，促使焦痂较早分离，坏死组织去尽后再经短期创面准备后植皮。以上两种方法的主要缺点为去痂过程长，机体消耗大，患儿全身反应重，创面覆盖迟，自体皮需要量大，创面感染机会多，且容易使创面大范围的暴露等。另一种方法是尽可能早期切痂植皮，封闭创面。但对深度烧伤面积大的患儿必须根据全身情况，深度创面的分布范围及有否感染等具体问题安排治疗，力争早日去痂消灭创面。往往可把手术去痂与自然去痂二者有机的结合起来或二者结合偏重一方来进行处理。另外对于影响肢体血液循环和呼吸运动的环形缩窄焦痂要即刻进行切开减张术，减张要充分，必要时可切开肌膜行肌间隔减张术。

（三）机制

烧伤的深度依据皮肤的解剖结构，从浅层到深层，分为Ⅰ度、浅Ⅱ度、深Ⅱ度、Ⅲ度。对创面的治疗一直是治疗和预防感染并围绕组织修复进行研究。产生了各种敷料和促进组织生长的药物治疗和各种不同的皮肤移植方法。

第二节　儿童烧伤的中晚期康复治疗

一、儿童烧伤康复的物理治疗

（一）概述

物理康复治疗是应用力、电、光、声、磁和热动力学等物理因素来治疗患者的方法。其中，徒手的运动疗法不在列，物理康复治疗就是利用了物理学中的力学因素；利用各种冷、热方法进行的各种治疗也就是热动力学因素的治疗方法；还有电、光、声、磁等治疗方法，都是利用了相应的物理学基础进行的治疗方法。目前主要应用于烧伤儿童康复的物理治疗方法包括：电疗法、激光疗法、水疗法、超声疗法、传导疗法。

1. 电疗法　应用电治疗疾病的方法称为电疗法。根据所采用电流频率的不同，电疗法分为低频、中频、高频三大类，此外还有直流电疗法和静电疗法。主要应用于儿童烧伤康复的为中频电疗法和直流电疗法。

2. 超声波疗法　利用每秒振动频率在 20kHz 以上的声波作用于人体达到治疗疾病促进康复的方法称为超声波疗法。

目前超声波疗法有单纯超声波治疗、超声药物导入治疗、超声雾化治疗以及超声与其他治疗联合的疗法。

3. 超声药物导入疗法　选择药物时应注意对金属无腐蚀性的药，以免损坏声头。常用的药物有组胺、烟酸、乙酰胆碱、抗生素类、可的松类和维生素类的药物。如针对烧伤后瘢痕增生可选择凝胶制剂的药物，例如复方肝素钠、硅酮凝胶等。

4. 传导热疗法　将加热后的介质作用于人体表面，使热传导到疾患部位以起到治疗作用，促进康复的方法称为传导热疗法。可用于传导热疗法的介质有水、泥、蜡、砂、盐、中药、化学盐袋等。

5. 水疗法　利用水的物理特性以各种方式作用于人体，以治疗疾病、促进功能康复的方法称为水疗法。

（二）指南

音频电疗可起到消炎、消肿、镇痛止痒、促进汗腺分泌的作用，有较好的减轻临床症状的作用。直流电和药物离子导入法的显效率 96%，有效率 100%。但对已形成色素沉着、去色素或增生性瘢痕者则效果较差。频谱治疗仪可使组织产生共振而起消炎、促进血液循环的作用。既可用于冻伤，也可用于烧伤早期创面感染的治疗。电子流及负离子对烧伤早期创面有止痛、消炎、减少渗出、增加免疫功能的作用。其产生的凉爽感觉可有效消除创面的灼痛不适（冯瑞等）。

物理康复治疗也为主动、被动肢体功能训练。超声离子导入治疗（时间每次 15 分钟，每日 2 次）、空气压力波治疗（时间每次 20 分钟，每日 2 次）（曹卫红，蒋玉洁，张丹丹，等）。

（三）机制

应用力、电、光、声、磁和热动力学等物理因素来帮助患儿达到功能的回复的治疗的方法。

二、儿童烧伤康复的作业治疗

（一）概述

儿童烧伤康复的作业治疗是儿童烧伤康复的主要内容，也是后期实施功能重建的必要手段。作业治疗是指为烧伤患儿为了恢复功能，有目的、有针对性地从日常生活及活动中选择一些治疗项目作为作业进行训练，帮助患儿逐步恢复生活和学习能力，达到最终重返学校和社会的目的。因此，这是烧伤恢复期的康复治疗。作业治疗是连接患儿个人、家庭和社会的桥梁，通过患儿参与的训练活动，不仅提高其生活自理和运动能力，还能提高自我观念、自我控制能力、社交技巧及生活满足感。作业包括在体能上、心理上、行为上、感知上、情感上或社交上的训练，例如手工艺制作等。现在一些模拟娱乐和体育以及生活场景的计算机虚拟治疗已经应用于烧伤患儿的康复治疗。

（二）指南

为了开具正确的作业治疗处方，要确定治疗目标与项目。确定治疗剂量。确定治疗时间和频率，早期介入作业治疗，可进一步促进患儿的功能恢复。

作业治疗时需要注意作业疗法的患儿主动性，作业疗法内容的选择必须参照患儿的体力、病情、兴趣、生活与学习的需要，因人而异，包括橡皮泥塑形训练、弹力网训练、握球捏球训练、书写训练、生活家居训练及职业技能训练等。

作业疗法的方式因场地不一样而因地制宜。患儿具有不同程度的身心障碍，行作业疗法时必须有医务人员或家人监护和指导，对患儿加以保护，防止发生意外。疗程中要定期评定，根据病情的变化及时调整修订治疗处方。作业疗法的同时，还可以开展物理治疗、心理治疗、康复工程、药物疗法等治疗，可以协同治疗，提高治疗效果。

不同年龄的烧伤儿童的作业治疗有所不同，分为婴幼儿期、学龄期儿童和青春期儿童的作业疗法。

作业治疗的形式可以根据日常生活的活动作为作业治疗内容能力来提高日常生活活动能力。根据功能性作业活动来进行，可根据烧伤患者功能障碍的受限程度、兴趣爱好等来选择适宜的作业活动。可根据手工艺活动和患儿的兴趣进行。可以运用娱乐性活动来实现作业治疗。

（三）机制

通过每天以作业的形式锻炼患儿，循序渐进地达到和恢复功能就是儿童康复的主要内容。

（沈卫民）

第三节 儿童烧伤康复的常用康复治疗方法

一、压力治疗

（一）概述

压力治疗的概念：在身体病患部位的外部施加压力以治疗疾病的方法称为压力治疗。这种皮肤表面加压疗法具有相当悠久的历史，早在 1607 年 Fabricine 就提出持续对瘢痕加压可促进手功能的恢复，1968 年 Larson 等开始应用压力疗法治疗烧伤后瘢痕增生，取得了良好的临床效果。烧伤后的肢体肿胀可采用局部加压的方式治疗。压力绷带、压力套、压力衣等进行的压力疗法可用于烧伤后瘢痕。通过持续加压使局部毛细血管受压萎缩、减少局部血流量，造成瘢痕组织局部缺氧，抑制胶原纤维的合成，减轻瘢痕的形成。

（二）指南

常用的压力疗法措施有弹力绷带、弹力套和压力衣，压力治疗中要使用的有效压力是0.67~2.00kPa。儿童不推荐高压力治疗，压力治疗每日的持续时间是 18 小时。治疗时间一般需 8~24 个月以上，直至瘢痕基本软化为止。压力疗法配合硅酮敷料效果更好。

（三）机制

压力是一种物理概念，但压力可使组织缺血，制止组织生长，因此可以用于对瘢痕的治疗。

二、儿童烧伤康复的心理治疗

（一）概述

心理疗法又称精神疗法,是运用心理学的理论和方法,促进被烧伤儿童在认知、情绪、行为、人际关系等有关问题上发生改变的方法。烧伤儿童心理治疗要解决的是儿童烧伤后疼痛和恐惧,以及恢复后的瘙痒和各种部位可产生瘢痕增生及挛缩,影响容貌而易受其他儿童歧视,心理受创并产生自闭倾向。

儿童心理治疗是通过治疗者建立和发展与烧伤儿童之间的关系来帮助其深刻认识自己,找出一条合理表达其情绪的途径,建立一个较为合理的心理平衡状态。

（二）指南

心理治疗和心理护理是相一致的,精心的心理护理会给心理治疗带来很好的依从性和治疗效果,目前采用的两种方式,即单独、家庭与集体的混合治疗方式和分析、认知行为、情绪与关系治疗方式。

单独、家庭与集体的混合治疗方式就是采取单独与儿童会谈、父母参与的家庭会谈以及许多儿童参与的集体治疗方式进行。

分析、认知行为、情绪与关系治疗方式就是儿童的情况不同所选择的治疗模式也不尽相同。首先要对患儿家长进行认知行为的心理治疗,患儿的父母担心子女的身心健康及未来生活,往往会出现恐惧、精神退行性改变、抑郁、自责、焦虑等负性情绪。因此,儿童的心理治疗模式要先家长再儿童。

对大龄儿童既可选用以支持为主的情绪治疗或分析性治疗,也可选用行为治疗或以人际关系为着眼点的家庭治疗等。

（三）机制

心理治疗对儿童的正常发育非常重要,有了正常的心理,才能有健康的发育。烧伤后的患儿更应注重心理治疗,利用正常的心理治疗方法,让患儿更好的回归社会。

三、矫形器在烧伤儿童康复中的应用

（一）概述

被动运动可预防挛缩和粘连的形成;维持和增加关节活动度;改善肢体血液循环,消除肢体肿胀;保持肌肉休息时的初长度,为主动运动作准备。被动运动一部分由治疗师完成,但多数由矫形器来完成。矫形器是指采用具有一定强度材料制作,装配在人体外部用以协助治疗的各类器械总称。矫形器主要用于保持不稳定的肢体于功能位、提供牵引力以防止软组织挛缩、运用力的杠杆原理预防或矫正肢体畸形、帮助无力的肢体运动等,从而达到辅助治疗、增进功能的目的。过去,矫形器名称很多,国际上曾称为支具(brace)、夹板(splint)、矫形器械(orthopaedic appliance)、支持物(supporter),国内也曾称为支架、辅助器等,根据我国国家标准 GB/T 16432—2016(等同采用国际标准 ISO 9999:2011),已统称为矫形器(orthosis)。

（二）指南

矫形器在儿童烧伤康复中非常重要。在儿童烧伤中常根据不同的需要选择矫形器的类型,提供外固定的支撑,让损伤的组织得到充分的休息,防止组织的肿胀,促进组织的修复,避免再次损伤使用静止型矫形器(static splint)。帮助对位、提供肢体活动的助力或阻力，使得关节在控制范围内进行主动和被动相结合的活动，达到治疗的目的使用动力型矫形器(dynamic splint)。通过持续牵伸挛缩组织于最大伸展位，并根据挛缩组织张力的改变重新塑形以适应新的张力，保持挛缩组织始终处于最大牵伸位置，从而增加关节的被动活动范围要选择系列静止型矫形器(serial static splint)。改良的静止型矫形器为一种渐进性静止型矫形器(static progressive splint)可以结合一些被动活动，从而增加关节的被动活动度，当关节的被动活动度有了改变，可以调节矫形器上的配件来，改变关节所处的角度，以适应新的关节活动度，不需要改变矫形器本身的结构(不用重新塑形)。

(三)机制

矫形器是人为设计的器械来矫正、保护、完成人体的一些功能，起进行被动运动、固定和支持作用。它可以通过限制关节的异常活动范围，稳定关节，减轻疼痛或恢复其承重功能，起到保护肢体器官作用的同时还能预防、矫正畸形，也能增进和代偿肢体的功能。应用动力性矫形器可以让患者保持关节的活动度，增进挛缩关节的活动功能。矫形器也可用于代偿某些丧失的功能，协助病人提高步行、饮食等日常生活能力。如采用腕手矫形器可为烧伤后手部畸形病人提供一定的握持功能，协助进食及日常生活；足踝矫形器可协助患者行走。

四、儿童烧伤的家庭康复

(一)概述

长期的康复治疗应该在家庭进行，这也是康复治疗的延续。把一部分作业治疗的内容带入家庭，是儿童康复后融入社会的前期准备。对儿童来说，家庭是他们成长生活的地方。家庭是第一线的康复场地，没有父母、没有家庭的支持就无从开展儿童康复。家庭康复服务是社区康复服务的主要组成部分，是实践的基本形式和有效的途径，同样应包括综合康复各个方面。烧伤儿童在出院前应该规范地制定家庭康复计划，出院后应该继续在家中进行治疗。还可以将方案与烧伤儿童的父母或家庭成员，或社区的全科医师、康复人员一起研究，由他们实施，起指导和咨询的作用。因此，可以在社区建立康复训练培训学校，儿童康复最关键的家庭成员可接受培训、承担训练。家庭康复训练要从简单易行、涉及面广、综合性强的促进日常生活的动作开始，进而控制瘢痕增生、关节挛缩、增强肌力等，逐步争取全面康复。此外，坚定父母和儿童的康复信心是也非常必要的。

(二)指南

培训父母，在家庭中帮助烧伤儿童进行康复，出院前制定家庭康复训练计划，在家人协助下，采用最简单的方法进行训练，定期返回医院让康复治疗师、全科医师指导，依靠烧伤儿童主动运动和被动运动，完成进一步的康复计划。家庭的训练项目主要包括运动训练，生活自理的训练，交流的训练。运动训练可以进行一些简单的训练，必要时还可以借助于简单的康复器械进行运动训练。回家以后可以进行生活自理能力训练，如穿衣、洗浴、进食、如厕、干家务等。也可以把一些简单的作业治疗带入家庭，如手工、搭积木、玩具、游戏等为主趣味性作业训练。此外，交流和防羞涩的训练也比较重要。烧伤儿童功能障碍的加重、瘢痕的过度增生及烧伤后各种不便，都会有心理问题的产生，会出现心理和交流的障碍。因此，家庭成员、父母或其他监护人可多与儿童交流，家人和儿童应有一定时间的交流，从而帮助烧伤儿童重返社会。

（三）机制

在家庭中帮助烧伤儿童康复是康复后期主要的工作,如果做不好将直接影响康复的效果。因此,在家庭中为烧伤儿童重返社会做前期和进入社会的心理疏导准备,是家庭康复的主旋律。

（沈卫民）

第四节　儿童烧伤康复评定

一、烧伤康复评定的概念

（一）概述

儿童烧伤康复治疗的主要内容包括儿童烧伤康复评定,以及儿童烧伤康复的各种治疗方法,包括物理治疗、心理治疗、压力治疗、矫形器治疗等。首先应进行儿童烧伤康复评定,通过了解病情和体格检查来评估烧伤程度和功能损失程度,为下一步进入康复治疗作准备。

（二）指南

儿童烧伤评定包括:了解病情评估烧伤程度;了解烧伤的部位和开始如何治疗,病程进入什么阶段;具体详细了解烧伤的部位、深度、面积及前期治疗的经过;要介入康复治疗是在烧伤早期、中期,还是康复期。同时对各个器官、肢体的功能进行评定,为康复提供第一手资料。

（三）机制

儿童烧伤评定是用来评定儿童烧伤后的功能状态,以及判断进行康复的阶段,是通过对恢复器官功能和心理能力来实现的。

二、儿童烧伤康复评定的主要内容

（一）了解病史

1. 概述　强调了解病情,就是了解儿童的烧伤程度和治疗程度,为下一步治疗和康复治疗作准备。

2. 指南　了解病情是为了评估烧伤程度。应了解烧伤的部位和开始如何治疗,病程进入什么阶段。具体详细了解烧伤的部位、深度、面积及前期治疗的经过。小儿烧伤以热液烫伤最为多见,不同部位小儿深度烧伤,最终形成瘢痕程度亦不同。小儿烧伤创面愈合后易形成瘢痕部位有下颌颈部、胸骨前部及四肢关节活动处。因此,确定康复内容,制定计划、分步实施,对于小儿瘢痕治疗来说十分重要。通过综合、系统、连贯的瘢痕治疗,最终达到理想的治疗效果。

3. 机制　了解病史就是要知道烧伤的原因、经过和烧伤后的程度,为下一步康复作准备。

（二）日常生活活动能力评定

1. 概述　评定儿童日常生活活动能力(ADL),包括进食、梳妆、洗漱、洗澡、如厕、穿衣等日常活动能力,低龄儿童的翻身、抬头、爬和坐。从床上坐起、转移、行走、驱动轮椅、上下楼梯等功能性移动能力。常用的 ADL 评定量表为 Barthel 指数(巴塞尔指数)评定。

2. 指南

（1）ADL 评定的适应证：所有需要作业治疗的患者都适用于日常生活活动能力评定法。

（2）ADL 评定的禁忌证：意识障碍、严重痴呆、疾病处于急性期的患儿。

（3）ADL 评定的方法：利用 Barthel 指数评定。Barthel 指数不仅可以用来评定治疗前后的功能状况，而且可以预测治疗效果、住院时间及预后。Barthel 指数包括 10 项内容，根据是否需要帮助及其帮助程度分为 0、5、10、15 分四个功能等级，总分为 100 分。得分越高，独立性越强，依赖性越小。

如果患者不能达到项目中规定的标准时，给 0 分。60 分以上提示患者生活基本可以自理，60~40 分者生活需要帮助，40~20 分者生活需要很大帮助，20 分以下者生活完全需要帮助。Barthel 指数 40 分以上者康复治疗的效益最大。

还可利用功能独立性测量来进行评定。

功能独立性测量（functional independence measurement, FIM）在反映残疾水平或需要帮助的量的方式上比 Barthel 指数更详细、精确、敏感，是分析判断康复疗效的一个有力指标。FIM 不但评定由于运动机能损伤而致的 ADL 能力障碍，而且也评定认知功能障碍对于日常生活的影响。

FIM 包括 6 个方面，共 18 项，其中包括 13 项运动性 ADL 和 5 项认知性 ADL。

评分采用 7 分制，即每一项最高分为 7 分，最低分为 1 分。总积分最高分为 126 分；最低分 18 分。得分的高低是根据患者独立的程度、对于辅助具或辅助设备的需求以及他人给予帮助的量为依据。

3. 机制　用儿童日常生活活动的表现来设计评估标准，判断儿童的生活能力，来评估儿童各器官的功能能力，有助于客观地评价儿童的功能丧失情况和需要如何康复。

（三）手功能评定

1. 概述　儿童烧伤后手的康复，需要先评估手的功能，包括手运动功能评定、手感觉功能评定、手关节活动度评定、手灵巧度评定及手的整体功能评定。

2. 指南　目前儿童烧伤后手的整体功能评估，使用密歇根手功能表（the Michigan hand outcomes questionnaire, MHQ）、Carroll 手功能评定法、Jebsen 手功能测试及 Sollerman 手 ADL 能力测试。

使用 MHQ 能够评估工作能力，疼痛和外形美容效果。Carroll 手功能评定法是对任务的抓握、抓握 / 松开的评价。Jebsen 手功能测试主要是对手的活动功能的评估。而 Sollerman 手 ADL 能力测试则更细致，它有 20 个子项目的评估，对运动和烧伤手的功能可以进行全面评估。还有美国手外科学会（American Society for Surgery of The Hand System, ASSH）的总主动活动度评估：正常活动度为 260°（掌指关节 =85°，近侧指间关节 =110°，远侧指间关节 =65°），260° 是很好，196°~259° 较好，131°~195° 一般，<130° 差。

3. 机制　手功能如何，需要客观指标来评定，各种评价指标都有其优缺点。但都能反应手部的功能情况。儿童可以使用这些量表来评估手的功能。

（四）关节活动度评定

1. 概述　关节活动度是患儿活动能力的基础。关节活动度评定可采用角度尺进行测量。儿童的关节活动度普遍较成人大，测量时应注意观察是否为关节的全范围活动。

2. 指南　推荐选择用健康评价问卷（the health assessment questionnaire, HAQ）进行评估指节间至少 60°，掌指的关节和拇指掌指的联合至少 45°，腕关节至少 40° 和肘关节至少 125°。

3. 机制　肢体的功能一大部分是靠关节来实现的。因此,关节功能的评估直接影响到儿童四肢的功能。如何评估,对进一步康复非常重要。

（五）肌肉神经评定

1. 概述　烧伤儿童的神经肌肉情况如何,也是今后康复的内容,因此需要评估。肌肉力量评定包括徒手肌力检查及握力计测定以及一些仪器测量。

2. 指南　徒手肌力检查及握力计测定可以用一些量表来实现,这些量表包括运动功能测试(motor function measure, MFM)、北极星移动评估量表(north star ambulatory assessment, NSAA)、汉默史密斯功能运动量表(Hhammersmith functional motor scale, HFMS)。神经肌肉的电生理检测常用的有肌电图、神经传导测定、诱发电位检查等。

3. 机制　通过体格检查可以得到第一手的神经肌肉功能情况,后续依据一些电生理检测可达到对神经肌肉功能的精确评估。

（六）残肢、假肢的评定

1. 概述　假肢和残肢的评定直接关系到今后假肢的安装和患肢的功能恢复程度。因此做好康复前的评估,对残肢的功能恢复非常重要。

2. 指南　残肢的评定:残肢的状况对假肢的安装和假肢的代偿功能有直接的影响。残肢的评定包括以下内容:残肢外形、关节活动度、残肢畸形、皮肤情况的评定、残肢长度、肌力评定、残肢痛、幻肢痛。残肢外形:以圆柱状为佳,而不是圆锥形。关节活动度:关节活动度受限会对假肢的代偿功能产生不良影响。残肢畸形:膝上截肢伴有屈髋外展畸形,膝下截肢伴有膝关节屈曲畸形或腓骨外展畸形,假肢的穿戴很困难;当小腿截肢伴有同侧股骨干骨折向侧方成角畸形愈合,将对假肢的动力对线造成影响。皮肤情况的评定:皮肤瘢痕、溃疡、窦道、游离植皮、残端皮肤松弛、臃肿、皱褶均影响假肢的穿戴;皮肤的血液循环状况和皮肤的神经营养状况更为重要;当残肢皮肤失去神经支配,感觉减弱甚至消失时,由于假肢对皮肤的压迫容易出现溃疡,影响假肢穿戴。残肢长度:残肢长度对假肢种类的选择,对假肢的控制能力、悬吊能力、稳定性、代偿功能均有影响。肌力评定:上肢肌力减弱可使对假手的控制减弱,臀大肌、臀中肌肌力减弱,可出现明显的步态异常。残肢痛、幻肢痛:皮肤瘢痕、残端骨刺形成、神经瘤形成,均是引起残端痛的原因,造成假肢穿戴困难。

在截肢后可以使用气囊式临时假肢,对以后佩戴假肢很有益处。假肢的评定分临时假肢评定和永久假肢评定。

穿戴临时假肢后的评定:临时假肢接受腔适合度的评定——接受腔的松紧度是否适宜,是否全面接触,全面承重,有无压迫及疼痛。假肢悬吊能力的评定——假肢是否有上下松动,出现唧筒现象。假肢对线的评定——生理力线是否正常,站立时有无身体向前或向后倾倒的感觉。残肢情况的评定——皮肤有无红肿、硬结、破溃、皮炎及疼痛,残肢末端有无因与接受腔接触不良、腔内负压而造成的局部肿胀等。步态评定——观察行走时的各种异常步态,分析产生的原因,予以纠正。上肢假肢背带与控制系统是否合适。假手功能评定——假手位于身体不同位置时的不同功能,协调性、灵活性,尤其是日常生活的能力评定。

永久性假肢的评定:经穿戴临时假肢后的康复训练,残肢的周径在连续穿戴临时假肢3周不再改变时,可进行永久假肢更换。对永久假肢的评定内容,应强调对上肢假肢主要是进一步的日常生活活动能力的评定,对于一侧假手,主要是观察其辅助正常手动作的能力。

下肢假肢代偿功能评定：假肢接受腔的适合度、悬吊能力。步行能力：以行走路程的千米数进行评定。步态分析：主要指标为左右对称性指数，残端承重能力测试、平衡功能测试。对假肢部件及整体质量进行评定，使患者能取得满意的、质量可靠的、代偿功能良好的假肢。

3. 机制　评估残肢和假肢是为了更好地恢复功能。评估残肢是为了更好地使用假肢。而评估假肢是为了更好地使患儿利用假肢。

（七）瘢痕的评定

1. 概述　儿童瘢痕评估和成人一样，是烧伤后治疗的一个重要方面。全面的瘢痕评估有多个方面，涉及许多量表，但一般包括烧伤后局部皮肤和瘢痕的病理生理学改变、瘢痕对儿童日常生活的影响以及对生长发育的影响。儿童瘢痕评估有两种评估方法，即主观法和客观法。

2. 指南　目前儿童瘢痕评估的主观法仍使用温哥华瘢痕量表（VSS）和患者 - 观察者瘢痕评估量表。温哥华瘢痕量表是客观的评估方法，此量表采用色泽、厚度、血管分布和柔软度四个指标对瘢痕进行评估：色泽 0 分为瘢痕颜色与身体正常部位皮肤颜色近似；1 分为色泽较浅；2 分为混合色泽；3 分为色泽较深。厚度 0 分为正常，<1mm 是 1 分，1~2mm 是 2 分，2~4mm 是 3 分，>4mm 是 4 分。血管分布：0 分为瘢痕肤色与身体正常部位近似；1 分为肤色偏粉红；2 分为肤色偏红；3 分为肤色呈紫色。柔软度：0 分为正常；1 分为柔软的，在最少阻力下皮肤能变形的；2 分为柔顺的，在压力下能变形的；3 分是硬的，不能变形，移动呈块状，对压力有阻力；4 分为弯曲，组织如绳状，瘢痕伸展时会退缩；5 分为挛缩，瘢痕永久性短缩导致残废与扭曲。量表总分 15 分，评分越高表示瘢痕越严重。

3. 机制　选择适合儿童量表来评估儿童的各个器官的功能，是为下一步康复提供支持和依据。

三、评定中的注意事项

（一）概述

儿童烧伤的评定一定要客观，要和烧伤的治疗联系在一起，要了解烧伤的程度和有无感染和恢复的情况以及恢复时有无康复治疗。因此评定中的注意点就十分重要。

（二）指南

1. 注意烧伤的时期。要注意早期、中期和恢复期烧伤患儿，这样康复的内容会不一样。

2. 评估时要注意身体功能和心理状态的共同评定，为确保其准确性，评定最好由一位治疗师进行。

3. 儿童每次评定时间要尽量缩短，不要引起疼痛，否则就不能评估下去。

4. 在康复过程中，贵在坚持，应反复多次的进行康复评定，及时掌握患儿的功能状态，不断完善、修正和坚持康复治疗计划。

5. 烧伤儿童的评定时应注意，年龄较小的儿童和年龄较大的儿童要区分开来评估。年龄小的儿童应侧重观察其基本生活功能状况。

（三）机制

在儿童烧伤早期、中期和恢复期，及时的治疗以及规范的处理将直接影响下一步的康复治疗。因此要注意康复评估。

（沈卫民　季　易）

第五节　烧伤儿童的心理康复与重回社会

儿童深度烧伤后可产生不同程度的瘢痕,影响容貌。跨关节的瘢痕常引起挛缩,影响正常功能,严重者可致生长发育受到影响。烧伤儿童因此在生活中易受其他儿童歧视,心理受创并产生自闭倾向。从长远来看,儿童可能面临多年的康复和重建手术,甚至可能需要适应永久性毁容或功能障碍,由此也引起不同程度心理负担甚至导致人格障碍。有研究显示,约31%~47%的烧伤儿童有急性应激障碍(acute stress disorder, ASD),10%~20%的患儿6个月内发生创伤后应激障碍(post-traumatic stress disorder, PTSD),符合《精神疾病诊断和统计手册》(DSM-Ⅳ)诊断标准的精神疾病发生率为42%,抑郁症为30%,焦虑症为28%,自杀未遂为11%。很多严重烧伤儿童由于难以重返学校,不能受到正常教育,成人后更难适应社会,可能对儿童和整个家庭造成持续的压力。因此烧伤儿童的心理康复对于其能否树立基本自信、获得健康的人格发育及真正重回社会极为重要。

一、烧伤儿童心理障碍的表现

创伤性应激反应在幼儿常表现为恐惧、分离焦虑、易怒及侵略性行为等,而学龄儿童和青少年可表现为情感麻木、自杀意念等,伴有恐惧、内疚、悲痛、羞愧、困惑等负性情绪。与创伤事件相关的线索可引起强烈及持久的心理痛苦或生理反应,所以患儿往往回避创伤事件的相关人和事。导致创伤性应激的主要是儿童对创伤的主观感受,而非创伤的客观严重程度。烧伤所致心理障碍可持续对儿童产生影响,甚至可影响其终身。伤后不同阶段的心理障碍可有不同表现。

(一)入院及重症监护阶段(急性期)

此阶段儿童及其家长可经历下列有可能导致创伤应激的事件:

1. 突如其来的烧伤,引起痛苦甚至威胁生命;
2. 看到自己身体难以置信的创面;
3. 痛苦而可怕的治疗过程;
4. 看到、听到或经历住院环境中令人恐怖的各种场景;
5. 住院后环境的改变,与家长或其他家庭成员的分离。

上述创伤性事件使儿童产生恐惧、噩梦、易激惹和愤怒等表现。

(二)创面修复阶段

此阶段患儿要经历体位制动、频繁换药及手术等,这些可导致患者产生沮丧、焦虑及恐惧。患者及家属在这一时期所经历的心理问题需要治疗及干预,从而使患者能够很好配合住院期间可能十分漫长而痛苦的治疗过程,并为出院及重返社会做好准备。

(三)康复及重返社会阶段

出院后重新回归家庭、社区和学校,烧伤儿童要面对瘢痕所致形象改变及功能障碍。此阶段的心理障碍常有以下表现:不自主的反复痛苦回忆,噩梦,分离性反应(感觉或举动类似创伤事件重复出现),注意力不集中,过分警觉及睡眠障碍;社交恐怖症,表现为不愿意参与社交活动,没有兴趣与其他儿童玩耍;不定时反复出现的惊恐障碍,表现为突然出现害怕或不适感,在几分钟内达到高峰,出现下列症状中的至少4种——心率加速、出汗、震颤、气短、哽噎感、胸部不适、腹部不适、头昏、发冷或发热、感觉异常、现实解体或人格解体、害怕失去控制、疯狂及濒死感；焦虑障碍，表现为对很多事物的过分焦虑和担心，伴有下列症状中的至少一种：坐立不安、易疲倦、注意力不集中、易怒、肌肉紧张及睡眠障碍。唯恐自己的言行及焦虑会引起负面评价，这种害怕或焦虑往往与实际情况不相称。

二、烧伤儿童心理障碍的特点

烧伤儿童的心理障碍有以下特点：由于儿童的年龄小，尚缺乏充分的言语表达能力，难以用言语表达内心的感受，即使有情绪障碍，也很少诉说，最多只会向自己的父母申诉。

儿童心理状态易受到父母的影响，与父母行为有密切关系，其心理障碍可能与家庭环境有关。

三、烧伤儿童心理康复治疗的方法

儿童的情况不同，所选择的治疗方法也不尽相同。既可选用以支持为主的情绪治疗或分析性治疗，也可选用行为治疗或以人际关系为着眼点的家庭治疗等。选择不同的治疗方法时，既要考虑儿童心理障碍的性质，又要考虑儿童的年龄。对于婴幼儿，最好采用情绪治疗。四五岁的儿童可应用行为治疗模式。对六岁以上儿童，除采用行为治疗方法外，还可与其交谈，弄清问题所在。对八岁以上儿童，治疗方法要根据问题的本质进行调整。但无论年龄多大，即使是十岁以上的儿童仍不合适采用成人的分析性治疗。治疗师可运用分析性治疗的原理来了解儿童的心理，但不能直接运用于治疗过程中。在临床上实际实施治疗时，要考虑各种因素而选择恰当的治疗方法，可单独使用某种方法，也可以多种方法混合使用。治疗师应了解各种方法的原理及特点，熟练掌握各种方法的治疗要领。

四、儿童烧伤后不同阶段的心理康复治疗

（一）入院及重症监护阶段的早期心理治疗

在此期间，儿童医疗创伤应激可影响创面愈合、治疗依从性、疼痛管理和其他健康状况。

早期（伤后 1~2 周），此时患者的生命体征不稳定，突如其来的受伤使患者产生恐惧、焦虑、失眠、紧张的心理问题。正确认识病情能让患者解除恐惧，医务人员应对患者及其家属耐心讲解有关烧伤的知识，使其详细了解自己的病情，消除病人对因烧伤知识不了解而造成的焦虑及恐惧心理。对无需隔离的轻中度烧伤及小儿烧伤患者，可酌情允许家属留院陪护，对于隔离治疗的重症患儿，应通过定时视频探视等方式让患者与家人保持联系，避免突如其来的烧伤及入住全隔离的陌生病房加重患者的焦虑和紧张。

在入院和重症监护阶段，儿童及其家长可经历多种会导致儿童医疗创伤应激的潜在创伤性事件（potentially tramatic events，PTEs）。创伤事件后基于早期干预的认知行为疗法在急性期可能有效。早期干预应包括：心理学教育、促进积极应对策略、父母参与、对创伤相关记忆的完全暴露。

在儿童入住重症监护病房或普通烧伤病房的儿童，应保持患儿与家人充分、透明的交流，或由家人或照顾者陪同。如果患儿非常警觉，照顾者应协助烧伤医疗团队安抚患儿。同时，让患儿及家属适应烧伤病房及医院环境。

（二）创面修复阶段的心理康复治疗

随着病情逐渐稳定，手术和监护逐渐减少，相对的康复治疗逐渐增多，患者慢慢了解自己的损伤程度和对未来可能产生的影响，因此往往表现出抑郁，敏感，恐惧及睡眠障碍等。医护人员可通过解释、支持、鼓励安慰、暗示等方式缓解患者的过度紧张及焦虑心情，帮助其正确面对。研究显示，个体化的心理咨询与心理疏导后患者的焦虑值较干预前明显降低，患者的躯体功能维度、心理功能维度及整体生活质量都可有较大提高。

（三）康复及重返社会阶段的心理康复

在出院后的 1~2 年里，患者往往有情感上的问题，在身体存在各种限制的情况下需要适应家庭，学校环境，同时还会受到 PTSD 的影响。许多患者会的出现不同程度情绪低落、烦躁、孤僻。在没有得到及时有效地治疗时会进一步加重放大。这些心理问题需要患者和心理治疗师建立长期的治疗关系。

关于创伤后应激障碍，咨询学校人员和初级保健医生，一旦获得同意，即可开始以创伤为重点的心理治疗。包括认知行为疗法、心理动力学心理治疗和 / 或家庭治疗，多模式方法也可考虑药物治疗。研究参考文献表明父母参与的治疗有助于解决儿童创伤的相关症状。

与成人患者相比，瘢痕等对儿童的心理伤害更大，可影响到其正常的人格发育和教育。受伤前独立的儿童或青少年会因为不能像从前一样参与一些活动（如：自己穿衣、在操场上玩耍）而质疑自我价值。在整个过渡过程中，为儿童及其家长提供心理教育和支持对于保证支持性的、有组织的重返过程十分重要。在重返校园过程中，阶段性重返是有益的。可使儿童、家长以及学校以一个可控的节奏逐步回归正常。住院期间安排儿童和老师的沟通交流，可能的话，随后安排儿童和班级的沟通，确认几名了解儿童烧伤后需要的关键朋友，并且在儿童重返学校后可作为他的"伙伴"。儿童出院后安排返校，并逐渐延长在校时间。

小儿烧伤后同伴支持对其心理康复也是有益的，在青少年期尤为重要。因为青少年时期他们发展个性和自我意识的阶段，被同伴接受对青少年来说至关重要。对年轻的烧伤幸存者，同伴支持可以分为非烧伤同伴的支持和其他烧伤同伴的支持。烧伤同伴的支持包括儿童夏令营等。以夏令营的形式让烧伤儿童在一起活动，能够帮助他们增强勇气和自信，减少孤独感，逐步适应烧伤带来的变化并重新回到学校和社会。烧伤儿童夏令营最早见于1982 年美国北卡罗来纳州举办的 Camp Celebrate 周末营，此后烧伤儿童夏令营的形式得到推广，世界各地开展了定期举办的烧伤儿童夏令营，主要位于美国、加拿大和欧洲。中国台湾于 1995 年起每年举办烫伤儿童夏令营，近年来也吸引了来自中国香港、中国大陆及韩国等其他国家和地区的烧伤儿童参加，对帮助烧伤儿童心理康复起到了积极作用。由于种种原因，国内烧伤患者出院后得到的社会支持很少。夏令营对于数量庞大的中国大陆烧伤儿童应该是很受欢迎的形式。但由于缺乏经费来源和人力物力，如何推广尚需进一步探索。

娱乐治疗师使用患儿的支持系统和兴趣来激励和鼓励患者实现目标，包括自身应对或调整、非药物疼痛管理、运动锻炼、情绪表达、同伴支持以及社区 / 工作 / 学校回归。

患者的各种互助组织有利于患儿家属相互鼓励，树立信心。如国内一些治疗单位帮助患者成立的病友会、定期举办的烧伤患者工作坊等，在患儿家属的心理支持方面均起到良好的作用。

五、烧伤儿童心理康复治疗的形式

烧伤儿童心理治疗的方式包括单独、家庭与集体治疗。

（一）单独治疗

当治疗师与儿童交谈时，有的父母会禁不住替儿童回答，或作多余的提示，影响观察结果，妨碍治疗者与儿童建立关系。单独会谈有利于观察儿童在没有父母在场时会如何表现自己的行为，也可增加儿童愿意与治疗者谈自己问题的可能性。一般来说，对四五岁以上的儿童即可采取单独会谈的方式，特别是十几岁的少年往往不愿意父母在场，听其与治疗师的谈话，宜进行单独会谈。但年幼儿常害怕单独与陌生人相处，不愿父母离开，治疗师勉强与其独处，可能会影响患儿的情绪，往往达不到预期的治疗目的。

（二）家庭治疗

与儿童进行单独会谈时，仍需分别与父母进行会谈。一方面可向父母解释儿童心理问题的性质及治疗的方向，另一方面可对父母进行辅导，协助治疗。单独治疗家庭治疗可同时进行，也可由社会工作者或其他人员承担。家庭会谈有利于直接观察父母与儿童的行为及关系，了解与障碍有无联系，又可以寻找机会当场指导父母与儿童相处、教育儿童，达到治疗目的。

（三）集体治疗

1名治疗师可同时与10个左右的烧伤儿童集体交谈，但治疗师需要有一定的经验，把握好集体治疗的要领。集体治疗效率高，同时烧伤儿童之间的互相交流对于舒缓压力和增强信心有重要作用。

六、烧伤儿童心理康复治疗的注意事项

由于心理治疗的特殊性，在对儿童进行心理治疗的过程中，心理治疗师应遵循以下原则。

要与儿童建立良好关系。儿童对父母的依赖性还很强，不会轻易与外人接近，治疗者要特别注意与儿童建立起良好关系。良好关系的建立可使儿童意识到治疗者真正关心他，所做的一切均是为了他的身心健康。初次会面时，如果儿童不放心让自己的父母离开，最好让父母与其坐在一起，顺便可观察儿童与父母的关系；慢慢熟悉之后，再让父母离开。治疗者最好不要穿白色制服。治疗室摆一些儿童喜爱的玩具，挂一些儿童喜爱的画，可使儿童感到亲切，消除惧怕心理。

要充分考虑儿童的发育水平。要根据儿童的发育阶段给予适当的心理治疗。比如四五岁的儿童喜欢听故事，玩小娃娃，治疗应在游戏中进行；但对于十几岁的少年，这样的治疗方式就显得太幼稚、无聊，不宜实施。

（一）利用间接方法交流

年幼儿童尚不善于使用言语表达思想，治疗师要通过非言语的表情与动作来了解；即使稍长大后，已经没有言语问题，也因其自我的功能尚未成熟，仍不习惯于直接向别人表达自己的情感与欲望，治疗者要能熟练应用间接方法了解儿童。

（二）善用学习并注重情感治疗

由于儿童的言语及认知观念尚未成熟，也难于靠自我的力量来操纵自己的情感与欲望，不能像青少年或成人一样，经由解释、辅导来改善自己的行为。主要依靠奖励、禁止、处罚来改善儿童行为。因此要善用行为治疗所依据的"学习原则"与技巧进行治疗。如果患儿年龄更小，则要用"情感治疗"方法，主要给婴幼儿以关切、照顾、爱护，使婴幼儿感到满足、安心。年幼儿如能有基本的安全感，其心身状况就自然而然的恢复常态，无须过多考虑如

何去改善行为与情绪问题。

（三）父母的参与与合作

由于儿童的生活深受父母的影响，对儿童的治疗，在可能的情况下要尽量让父母参与，取得他们的合作，以改善儿童心理的不良状况。儿童越幼小，越需要父母的参与。尤其是，如果儿童父母的养育方式如过分娇宠或过严，则必须有父母的参与，否则无济于事。

七、烧伤儿童家长的心理障碍及所需帮助

在儿童受伤后，其父母同样会经历急性应激障碍、抑郁、焦虑和过度愧疚的感情。这些反应会影响儿童的治疗。

（一）具体表现

1. 患儿与父母往往出现相同的心理症状，如 PTSD、焦虑或抑郁，有情绪共生关系。

2. 患儿父母尤其是母亲的心理状态对儿童心理治疗起到关键作用。

3. 患儿父母对患儿对于创伤的认识起到关键作用。

4. 烧伤儿童常常存在急性及慢性的心理问题，影响其生活质量。

5. 患儿的父母有急性及慢性心理问题，近 25%~45% 的患儿父母在受伤后 6 个月内有临床治疗水平的 ASD、PTSD、焦虑及抑郁，创伤后应激症（posttraumatic stress symptoms, PTSS）表现为内疚、愤怒，特别是母亲，在受伤后 1 个月内——48% 的母亲，26% 父亲存在创伤后应激症，应加强对父母的社会支持，并且其心理治疗需求未被满足。

（二）推荐意见

对患儿近亲的心理支持内容包括：①就家庭成员提供建议和支持接受孩子外表变化；②提供有关瘢痕和外观的建议和信息；③支持其了解烧伤后儿童的变化及社会舆论的动态；④提供家庭成员处理心理不适的建议。

（三）治疗方案

1. 针对 PTSD 的治疗方案　参考基于生物心理社会医学模式的被医疗机构普遍认可的模型，儿童社会心理预防健康模型（the pediatric psychosocial preventative health model, PPPHM）、儿童医学创伤应激综合模型（integrative model of pediatric medical traumatic stress, PMTS）、创伤后应激障碍相关模型（the relational PTSD model）建立干预方案，目的是普筛后针对早期有症状的家庭进行干预以期减轻其创伤性压力，对有重大创伤性压力的家庭进行长期干预，强调以家庭为治疗单位，患儿及其父母或其他重要关系人在烧伤后儿童心理治疗过程中均至关重要。

（1）第一阶段（在入院及重症监护段阶）：大部分患儿的症状会随病程的进展而减轻，因此本阶段关键是预防及监测。预防是指针对所有烧伤儿童及家人，以提供信息为基础的干预手段，监测是指在患者意识清醒后及时进行心理问题筛查，并在出院前复查，及时发现风险。此阶段的干预措施主要：

1）提供创伤护理等医疗相关信息，改变创伤性事件的主观感受以减少急性应激障碍和创伤后应激障碍的发生。

2）尽量让家人陪伴患儿，减少分离焦虑，增加家庭对儿童的支持。

3）及时心理问题筛查，早发现、早干预。对所有儿童和父母进行筛查，以确定是否存在 ASD 或 PTSD 的危险因素。对有危险因素或存在明显 ASD 的家庭进行有针对性或选择性的干预。

（2）第二阶段（创面修复阶段）：烧伤发生的最初四周内，针对"处于持续性创伤应激反应危险中"的烧伤儿童及父母采用发育敏感的创伤聚焦的认知行为疗法可能有效，其干预措施包括：

1）针对患儿父母，提供心理教育，帮助父母理解和改善他们自己及儿童的反应。

2）提供常用的应对策略，以预防或管理有创伤应激的父母及孩子的痛苦。

3）提供资源教授父母如何帮助他们的孩子，谈论并创造一个关于他们的事故和医疗方式的故事。

（3）第三阶段（康复及重返社会阶段）：筛查和治疗有重大创伤后应激障碍的患儿及其父母，即对有显著临床治疗指征，存在持续或不断升级的痛苦，需要心理治疗师长期支持的家庭。干预措施包括：

1）监测儿童和父母的痛苦程度。

2）教育和规范父母行为和父母亲关系在事故发生后如何变化，帮助父母识别任何无益的行为（例如过度保护，过度负罪，焦虑的行为模式）并讨论改变的目标。

3）教导父母如何有效地管理孩子的具体问题。

2. 基于互联网的患儿家长心理支持　采用认知行为疗法（CBT）和接纳承诺疗法（ACT）的原理和技术的心理教育信息和技能培训，包含验证、可视化、正念、隐喻和接受策略、暴露训练和渐进式放松等技术，融合烧伤和康复的信息、创伤后的心理反应、内疚感、压力、睡眠问题以及烧伤后的家庭沟通等方面。

（谢卫国）

参 考 文 献

1. O' Flaherty LA, van Dijk M, Albertyn R, et al. Aromatherapymassage seems to enhance relaxation in children with burns: anobservational pilot study[J]. Burns, 2012, 38(6): 840-845.

2. 陈朗, 周国富, 郑倩, 等. 1330例烧伤住院患儿流行病学调查[J]. 中华烧伤杂志, 2018, 34(2): 111-113.

3. 韩军涛, 谢松涛, 淘克, 等. 小儿颈胸部深度烧伤的手术治疗[J]. 中华烧伤杂志, 2011, 27(5): 388-389.

4. Barbara AL, Areta KV. Paediatric burn rehabilitation[J]. Pediatric Rehabilitation, 2002, 5(1): 3-10.

5. van der Heijden MJE, Alette de Jong, Heinz Rode. Assessing and addressing the problem of pain and distress during wound care procedures in paediatric patients with burns[J]. Burns, 2018, 44(1): 175-182.

6. 胡大海, 易南, 朱雄翔. 实用烧伤康复治疗学[M], 北京: 人民卫生出版社, 2015.

7. 林国安. 小儿烧伤流行特点和早期处理[J]. 中华损伤与修复杂志(电子版), 2018, 13(4): 247-252.

8. 王艳萍, 黄琴, 陈燕花, 等. 指屈肌腱修复术后早期作业治疗的疗效观察[J]. 中华物理医学与康复杂志, 2015, 8: 614-616.

9. van Niekerk K, Dada S, Tönsing K, et al. Factors perceived by rehabilitation professionals to influence the provision of assistive technology to children: a systematic review[J]. Physical & Occupational Therapy In Pediatrics, 2018, 38(2): 168-189.

10. 魏亚婷, 付晋凤, 李曾慧平. 儿童面部烧伤瘢痕的压力治疗研究进展[J]. 中华烧伤杂志, 2017, 33(5): 277-280.

11. Kumar S, Gupta SH, Viswambaran M, et al. Management of postburn perioral contracture using a customized static commissural splint and intralesional injections of triamcinolone[J]. The Journal of Prosthetic Dentistry,

2018, 119(3)：488-491.

12. Willis FB, Fowler B. Longitudinal outcomes following a randomized controlled trial of dynamic splint stretching for carpal tunnel syndrome[J]. Hand, 2016, 11(3)：290-294.

13. Golish SR. Pivotal trials of orthopedic surgical devices in the United States：predominance of two-arm non-inferiority designs[J]. Trials. 2017, 18(1)：348.

14. 程文凤, 赵东旭, 申传安, 等. 14 岁以下儿童大面积烧伤的多中心流行病学调查[J]. 中华医学杂志, 2017, 97(6)：462-467.

15. 徐庆连, 宋均辉. 小儿烧伤后瘢痕增生特点与康复治疗方案[J]. 中华烧伤杂志, 2018, 8. 509-512.

16. 陈土容, 黄美欢, 曹建国. 神经肌肉病运动功能评估量表的应用进展[J]. 中国康复理论与实践, 2018, 24(9)：1043-1047.

17. Dodd H, Fletchall S, Starnes C, et al. Current concepts burn rehabilitation, part Ⅱ：long-term recovery[J]. Clinics in Plastic Surgery, 2017, 44(4)：713-728.

18. Haag A C, Landolt M A. Young children's acute stress after a burn injury：disentangling the role of injury severity and parental acute stress[J]. Journal of Pediatric Psychology, 2017, 42(8)：861-870.

第十一章　烧伤康复的人文关怀

第一节　烧伤康复医学人文关怀的概念

一、人文关怀的内涵

人文关怀是一个抽象而复杂的复合概念，是哲学与医学的有机结合，是人文关怀理念在医学领域的具体应用，可通过各个要素的逐一分解使抽象概念具体化。

人文，乃为人之本，是人类文化中的先进与核心的部分。而人文关怀则是一种主动关心人的意愿、意识或责任，并在具体行动中体现出来的价值观和态度，是人性的本质属性要求。

关怀是医学的本质，也是医学活动的原动力，是一种关系、一种道德法则、一种人际互动，是人类社会所特有的一种特性。

烧伤康复医学人文关怀，存在广义和狭义两种解释，狭义上的烧伤康复医学人文关怀主要是烧伤医护人员在医疗过程中对病患的人文关怀，而广义上的烧伤康复医学人文关怀则是指在医学中应当包含的人文关怀或者是人文关怀理论在医学中的运用。医学中的关怀包括3层含义：第一层是照顾，即治疗行为；第二层为关心和爱护，表现为对待患者的态度及情感的付出；第三层为小心谨慎，即对自身行为负责的一种责任感。

因此，烧伤康复人文关怀是指"以人为本"，以专业胜任性、整体协调性、关怀意愿性、治疗目的性、社会责任性等为特征，希望烧伤患者获得身心整体健康与实现个人生命价值的关爱情感及其照护、帮助烧伤患者获得身心和谐的一种专业行为。对烧伤康复医学的人文关怀的理解不能局限于友好的态度、轻柔的动作、过硬的技术，应该是理解患者的文化背景、尊重患者的生命价值、表达治疗者的关爱情感、协调患者的人际关系、满足患者的个性需求，以人道主义精神对患者的生命与健康、权利与需求、人格与尊严真诚关怀和照顾。

二、医学人文的兴起

两千多年前，希波克拉底在医学生誓言中提到：医生除了是医疗知识和技术的提供者外，也是一位聆听者和观察者，除了听取患者病情方面的主述，还包括理解患者身心的痛苦煎熬、家人的担忧以及观察疾病对患者生活的影响。这说明在医学的起源阶段，医生的使命除了治病救人以外，还需要具有关心同情患者的情怀。

在我国，自古就有"医乃仁术""济世救人、仁爱为怀""视病吾亲"等思想，这些都是我国古代医学人文关怀思想的见证。可见，古今中外，无不强调医学对患病人群的关怀抚慰，医学就其终极目的和社会意义而言，本身就是对人性的关怀照护。然而，随着时代发展、科学进步，医学的发展呈现出重技术轻人文的倾向。在我国，自20世纪80年代以来，随着生物技术、信息技术高速发展、市场经济体制对医疗卫生行业的冲击、卫生事业改革等因素的影响下，医学领域内对技术的信奉和依赖愈演愈烈，忽略了医学人文属性的发展，医患关系紧张其至对立。另一方面，随着人们对医学研究的深入，也愈来愈认识到医学技术的局限性：第一，现代科学和医学技术无法治愈所有的疾病，更多的人将"带病延年"，他们需要更多的是医护人员的关怀照护；第二，人类疾病是生物、心理、社会、环境和行为习惯等多种因素综合作用的结果，单靠技术手段难以彻底预防和治疗疾病，需要医护人员同时关注患者的心理社会因素；第三，世界卫生组织（World Health Organization，WHO）对健康的新界定呼唤医护人员给予服务对象心理精神的关怀与支持。由此可见，人类很多健康问题不是单纯依靠医学技术就能解决的，人文关怀的作用不容忽视，现代医学开始呼唤人文关怀的回归。

第二节　烧伤康复医学人文关怀的现状

烧伤康复医学是把人作为一个整体来研究。它研究患者功能障碍的所有侧面及其治疗补偿办法，使其虽然有的生理功能不能恢复（或不能完全恢复）仍可以以科学的方式达到生活自理、重返社会。它注重人的整体综合能力的评价与康复。因而，也称为"个体水平的医学"。烧伤康复医学面临的重要问题是如何帮助患者重返社会，因此其最终目的是使烧伤患者通过功能改善和环境条件的改变重返职业、家庭和社会，从而恢复其"全部生存权利"。这样的康复帮助患者获得生命权、自由权、财产权、尊严权、获助权、公正权。烧伤康复医学的特点包括：以功能为中心（function-oriented）、跨学科性合作（协作组工作方法）、社会性强（包括平等参与融入社会）。

然而，从事烧伤工作的医护人员的人文关怀能力并非与生俱来，而是需要在后天环境中不断养成。目前，我国对烧伤康复从业人员人文关怀能力尚缺乏系统培训。在人文关怀的理论学习很少，对人文关怀的内涵及其价值认识不足。可喜的是，大家已经意识到多元化的教育方式对于提升人文关怀内涵及价值的认识很有帮助。另一方面，烧伤康复医学人文关怀的措施缺乏深入系统的研究，有医护人员表示不懂倾听技巧，沟通交流过程中会出现用词不当的现象。但值得高兴的是，目前医护人员已经把烧伤康复人文关怀看作是一种新的理念和工作方式。在这种观念的指导下，不仅依靠技术，更重要的是依靠爱心和人道主义精神，以及社会的支持、帮助和鼓励，也就是人文关怀促进烧伤患者改善功能、振奋精神，达到生活自立的目标，并在社会上取得平等的地位。

第三节　人文关怀在烧伤康复医学中的基本要求

一、医学伦理学

医学伦理学也称医学道德科学或医学道德哲学，是研究医学道德的形成、本质及其发展规律的科学。它是医学与伦理学相互交叉形成的一门学科。主要研究医务人员与病人及其家属之间的关系；医务人员相互之间的关系；医务人员和社会之间的关系；医务人员和医学科学发展之间的关系。人文关怀与医学伦理息息相关，因为伦理的核心在于对生命、尊严及权利的重视。因此伦理水平的高低是衡量医护人员在康复治疗过程中人文关怀的职责履行、实施能力及效果的重要标志。

二、医学模式

医学模式是指人们的医学观和医学思维方式以及医疗卫生体制结构。在医学发展历史上的经历了4种发展模式：神灵主义医学模式——自然哲学医学模式——生物医学模式（旧医学模式）——生物、心理、社会医学模式（新医学模式），在医学模式的演变过程中始终以认识人的健康与疾病，维护人类生命之美为主旨，因此人文关怀在漫长的医学模式演变过程中作为一条重要的主线被不断关注。

三、医患价值观

价值观是人们对价值问题的根本看法，包括对价值的构成、实质、标准等方面的认识。从医患双方的价值观来看，医务人员价值观大部分仍停留在传统的医疗诊治模式上，对医患之间的特殊关系认识不足，忽视患者的心理和感情需求。

患者的价值观对诊疗程序抱着怀疑的态度，这种态度不仅影响到治疗本身，而且影响患者处理个人期望与医学本身现实状况的态度，又往往不能获得医护人员给予的尊重、关怀及战胜疾病的信心。

医患双方价值观的差异不仅直接影响到人们的正常就医活动，还严重影响了医院的生存发展，更是社会和谐的一大障碍。因此以人文关怀为基石，建立以共同价值观为本的和谐医患关系是烧伤康复医学发展的目标。

四、医患沟通

医患沟通是建立和谐医患关系的前提，建立人文关怀机制首先必须重视医患之间的沟通交流。良好的医患沟通有助于医务人员调整自己和患者的医学观念，也有助于医患之间更好地互相理解，协调关系，保证医疗活动顺利进行。作为医务人员应当注重和患者全方位的沟通，及时了解并满足患者被理解、受重视、受尊重的需求，同时在诊治过程中耐心询问病情，听取患者的倾诉。医生要注意沟通的方式和技巧，主动告知患者其检查手段、疾病情况、治疗措施等，充分保障患者的知情同意权。

五、法律的要求

医护人员的法律资格是法律赋予烧伤康复从业人员在执业过程中的权利和义务。当前医疗形势特点：规范、紧张、竞争、严峻、法治。随着科学的发展、社会的进步以及人民法律观念的日益增强，运用法律武器保护自己的正当权益已逐渐成为人们的共识，这就要求烧伤康复从业者必须具备良好的职业精神和法律修养，了解掌握相关法律法规，规范治疗行为，在诊疗过程中明确常见的法律问题，保障病人与自身的合法权益，确保诊疗安全。

第四节　烧伤康复医学人文的领域

医学人文是医学专业、临床实践与医学教育活动自身固有的、内在的本质属性与医疗文化本质特征，是因医学临床实践严重偏离或违背医学专业伦理、职业道德而引发的医学人文关怀议题。医学人文学科是作为现代医疗卫生服务体系与更为宏观的现代社会福利制度历史发展必然出现的结果。简言之,医学人文是宏观制度安排、主流价值理念、医学专业精神、专业伦理与职业道德、医疗文化传统、公共财政制度和社会氛围的综合体,是主流社会价值理念社会化与内化过程。最为重要的是,医学人文的核心与实质是关怀、照顾,是专业责任与专业伦理、职业道德。

医学人文关怀的原则是以人为本、全心全意为人民服务、应充分尊重病人选择权、回应和满足病人需要、改善病人及其家庭生活质量、为病人提供个性化优质服务和医学专业精神等。

第五节 关怀型医护工作者的基本要求

一、价值观

价值观是指个人对客观事物(包括人、物、事)及对自己的行为结果的意义、作用、效果和重要性的总体评价,是对"什么是好的、是应该的"总看法,是推动并指引一个人采取决定和行动的原则、标准,是个性心理结构的核心因素之一。它使人的行为带有稳定的倾向性。价值观是人用于区别好坏,分辨是非及其重要性的心理倾向体系。它反映人对客观事物的是非及重要性的评价,人不同于动物,动物只能被动适应环境,人不仅能认识世界是什么、怎么样和为什么,而且还知道应该做什么、选择什么,发现事物对自己的意义,自我规划,确定并实现奋斗目标。这些都是由每个人的价值观支配的。价值观决定、调节、制约个性倾向中低层次的需要、动机、愿望等,它是人的动机和行为模式的统帅。一旦确定则反过来影响调节人进一步的需求活动。

二、医患关系

医患关系,狭义的是特指医生与患者之间的相互关系,广义的系指以医生为主的群体(医疗者一方)与以患者为中心的群体(就医者一方)在治疗或缓解患者疾病过程中所建立的相互关系。近年来,医患关系日益紧张,医患纠纷大幅增加,已成为全社会的热点问题之一。医务人员是影响医患关系的一个重要因素。

三、知识的选择与储备

培养和塑造医学生的人文精神,实现人文与医学完美的融合,弘扬人文精神,培养医学生克己奉公、热爱生命、尊重病人的内在素质和崇高医德。中国人文素质教育适应医学发展的新要求,培养医学生高尚的道德情操、社会责任感、使命感,探索人类生命活动和疾病防治的规律,促进人类健康,服务社会。加强医学生人文素质教育是适应社会医学模式转变的体现。医学体现了对人类价值以及患者的生命关怀。在20世纪80年代后,医学不但具有明显的自然科学属性,还具备了人文属性,成为综合性较强的学科体系。当前,医学模式由传统的生物学模式转变为生物—心理—社会医学模式。这种转变,也使人们对医疗服务和健康标准的要求不断提高,扩大了医疗服务的服务范围。加强医学生人文素质教育是促进医学生全面发展的需要。医学不同于其他科学,医学研究的对象是人。没有广泛而深厚的自然科学、人文科学和社会科学知识与技能,要适应生物—心理—社会医学模式是不可想象的。21 世纪医学生要有在德、智、体、美等各方面全面发展的综合素质。人文素质是一种基础性素质,对于其他素质的形成与发展有很大的影响力和渗透力,对于提高大学生的专业素质、心理素质和思想道德素质等方面有重要作用。因此,加强医学生人文素质教育可以促进医学生的全面发展。加强医学生人文素质教育是有效应对医患关系紧张的要求。

四、关怀能力

加强医学生人文素质教育是医学教育发展的趋势。当前社会所需要的临床医生必然是有很强的综合服务能力和人文素质的复合型人才,人文教育的重要性成为医学和教育界的共识。学校更加注重学生独立学习能力,创新精神和综合能力的培养,更加注重培养医学生同患者之间的沟通交流能力。

五、其他

当前医患关系比较紧张,病人及其家属乃至整个社会对临床诊疗的不了解,对诊治的期望值过高,使得医务工作者需要承担的工作压力、医疗风险、社会压力过大。这种社会现状,要求医务工作者同时要面对复杂的医疗诊治和复杂的医患关系。当前苛刻的医疗卫生环境需要医学生具有良好的医学人文素质,从而能够合理、恰当、从容地面对患者及其家属,保证顺畅地进行沟通和交流,消除医疗过程中由于信息不对称而产生的误解。

第六节　烧伤康复人文关怀的管理

一、医学人文关怀管理组织

烧伤带给患者的不仅是疾病的痛苦,还有容貌的改变,肢体功能的丧失等严重的负性影响,随着医疗模式的改变,医生不是单纯治病救人,而更要维护健康和尊重生命,对人文精神和科学精神提出更高的要求。因此正确发挥烧伤康复人文关怀在医疗行业中的作用,这不仅是医护人员的职业道德提升和医疗机构核心竞争力增长的必然要求,也是现代医疗服务的发展方向。建立以医院为主体的管理组织,以人为本的管理核心,为患者提供人性化的就医环境,把人文关怀医疗服务融入患者治疗的全过程,在治疗护理过程中,加强与患者的,倾听患者的主诉,充分关心病人的生命和健康、权利和需求、人格和尊严,以充分体现人文精神的关心、关爱和照顾。

二、医学人文关怀的评价

医疗人文关怀评价是指以现代心理学和行为科学为基础,用各项指标客观测评医院医务人员人文关怀的科学手段。具体来说,要从医院医务人员的人文关怀服务、人文关怀服务宗旨和目标、人文关怀服务项目和措施、人文关怀服务能力等方面全方位、多视角地考察其人文关怀。国内外医院医务人员人文关怀评价主要体现在运用各种人文关怀评价工具,如量表以及问卷形式。

目前国外人文关怀量表涉及认知、能力和道德情感方面,从人本主义角度出发体现了对患者全方位照护的评价；其中包括了知识、态度、耐心、真诚、信任、尊重、支持、沟通、同理心等多个维度的内容。

（一）国外医院医务人员人文关怀主要评价工具研究

1. 关怀评估问卷（caring assessment report evaluation q-sort，CARE-Q）　1984 年，Larson 研制的 CARE-Q 是第一个也是目前应用最多、最广的测评工具。CARE-Q 为 Q 分类法量表，可自评或他评，主要用于测评医疗人文关怀行为。

2. 关怀行为评价量表（caring behavior assessment，CBA）　关怀行为评价量表由 Cronin 和 Harrison 发展并被广泛使用，问卷共 53 项医疗行为分为 6 个方面：

（1）人道主义、利他主义的价值观、信心树立等；

（2）帮助、信任关系的建立和保持；

（3）鼓励病人情感的表达；

（4）健康教育；

（5）支持、保护性、矫正性环境的提供；

（6）满足基本需要的医疗。

3. 关怀能力量表（caring ability inventory，CAI）　1990 年，Nkongho 研制了 CAI，旨在评价医务人员人文关怀的能力。CAI 的理论基础是人文关怀的相关文献、Nkongho 的四大理论假说以及 Mayeroff 的八大关怀评价性要素。

4. 关怀满意度问卷（CARE satisfaction instrument，CARE/SAT）　Larson 和 Ferketich 在 CARE-Q 的基础上发展了 CARE/SAT，可用来测评医务人员人文关怀感知，也成为患者满意度测评工具。CARE/SAT 将医疗人文关怀定义为给予患者身心医疗，促进患者安全感的关爱行为。

（二）国内医院医务人员人文关怀主要评价工具研究

1. 汉化国外量表。

2. 自行研制量表。

3. 自制调查问卷。

（黎　宁　谢肖霞　梁月英）

参 考 文 献

1. Davis BA, Kiesel CK, McFarland J, et al. Evaluating Instruments for Quality：Testing Convergent Validity of the Consumer Emergency Care Satisfaction Scale［J］. J NurseCare Qual，2005，20（4）：364-368.

2. Latham C L P. Predictors of patient outcomes flowing interaction with nurses［J］. Western Journal of Nursing Research，1996，18（5）：548-564.

3. Williams S A. Quality andcare：patients' perceptions［J］. Journal of Nursing CareQuality，1998，12（6）：18-25.

4. Persky G J, Nelson J W, Watson J, et al. Creating a profile of a nurse effective incaring［J］. Nursing Administration Quarterly，2008，32（1）：15-20.